Erinnern und Vergessen

Gefördert von

Impressum

Die Deutsche Nationalbibliothek verzeichnet diese Publikation in der Deutschen Nationalbibliografie; detaillierte Daten sind im Internet über https://portal.dnb.de/ abrufbar.

Hentrich & Hentrich Verlag Berlin Leipzig
Inh. Dr. Nora Pester
Gerichtsweg 28, 04103 Leipzig
info@hentrichhentrich.de
http://www.hentrichhentrich.de

Lektorat: Caroline Gutberlet, Berlin
Gestaltung: Michaela Weber, Leipzig
Druck: Winterwork, Borsdorf

1. Auflage 2020

Printed in Germany
ISBN 978-3-95565-406-1

Zentralwohlfahrtsstelle der Juden in Deutschland (ZWST)

Erinnern und Vergessen

Psychosoziale Arbeit mit Überlebenden der Shoah und ihren Nachkommen

Konzept und Redaktion:
Doron Kiesel und Noemi Staszewski

HENTRICH & HENTRICH

Inhalt

Grußworte

Ebi Lehrer, *Präsident der ZWST*

Im Rahmen des 100-jährigen Jubiläums der ZWST im Jahr 2017 fasste der Historiker Prof. Michael Brenner die Geschichte der ZWST in prägnanter Art und Weise zusammen: „Deutsch-Jüdische Geschichte wird häufig als eine Geschichte des rasanten Aufstiegs im 19. und frühen 20. Jahrhundert beschrieben. Es ist die Geschichte von Intellektuellen und Industriellen, von Denkern und Bürgern, oftmals reduziert auf Namen wie Moses Mendelssohn und Leo Baeck, Martin Buber und Franz Rosenzweig, Heinrich Heine und Franz Kafka, Sigmund Freud und Albert Einstein. Aber die Geschichte der deutschen Juden kann auch anders erzählt werden als die Geschichte einer intellektuellen und wirtschaftlichen Elite. Es ist auch die Geschichte der ostjüdischen Zuwanderung, der Verarmung der deutsch-jüdischen Mittelschicht, des wirtschaftlichen Existenzkampfes, des mühsamen Wiederaufbaus und schließlich der Integration einer Bevölkerungsgruppe, die um ein vielfaches größer ist als die im Land befindliche Gemeinschaft. In solch einer alternativen Geschichte des deutschen Judentums ist die Zentralwohlfahrtsstelle der unbesungene Held."

Unser seit mehr als 100 Jahren gültiges Leitbild „Zedaka" leitet uns an, in erster Linie für die Menschen da zu sein, die eine besondere Unterstützung benötigen. Dazu gehören Kinder, Jugendliche, junge Familien, Frauen, Menschen mit Behinderung, Senioren, Personen, die Antisemitismus erleben, Geflüchtete, Menschen in Armut oder anderen Notsituationen. Die soziale Arbeit mit und für Überlebende der Shoah nimmt seit der Wiedergründung der ZWST im Jahr 1951 einen besonderen Platz ein und ist eine der von Brenner beschriebenen „unbesungenen Leistungen" der ZWST.

Über 70 Jahre nach der nationalsozialistischen Terrorherrschaft und der systematischen Vernichtung der europäischen Juden müssen wir feststellen, dass die Bilder des Schreckens und die Erinnerung an Flucht und Erniedrigung bei Shoah-Überlebenden weiterhin präsent sind und mit zunehmendem Alter zurückkehren.

Auf Initiative unseres langjährigen Direktors Beni Bloch sel. A. und des damaligen Repräsentanten der Claims Conference in

Deutschland, Dr. Karl Brozik sel. A., sowie durch die maßgebliche Unterstützung des Psychoanalytikers Dr. Nathan Durst sel. A. entstand das Konzept der psychosozialen Kontakt- und Begegnungszentren für Shoah-Überlebende, der sogenannten Treffpunkte. Die am Pilot-Standort in Frankfurt am Main gesammelten Erfahrungen haben bis heute einen wichtigen Einfluss auf die Professionalisierung der Fachkräfte in unseren Mitgliedsgemeinden und helfen dabei, ähnliche Modelle an anderen Standorten aufzubauen. Mittlerweile existieren dank finanzieller Unterstützung der Claims Conference und der Stiftung „Erinnerung, Verantwortung und Zukunft" (EVZ) deutschlandweit 32 „Treffpunkte": Anlaufstellen für Shoah-Überlebende und ihre Angehörigen, die aufgrund von psychischen und gesundheitlichen Einschränkungen oft unter Einsamkeit leiden. Viele Betroffene sind von Grundsicherung im Alter abhängig, was die Teilhabe am öffentlichen Leben zusätzlich einschränkt. Rund 3.000 Personen nehmen regelmäßig das Angebot der Treffpunkte wahr.

Seit 2019 geht der Frankfurter Treffpunkt als Pilot-Standort einen neuen intergenerationellen Weg. Im Rahmen des Projekts „Zeitzeugentheater" (Witness Theatre) kommen Überlebende und Jugendliche zusammen, hören gemeinsam Lebensgeschichten von Überlebenden und erarbeiten unter professioneller Begleitung Szenen, die Sequenzen aus Überlebenden-Biografien erfahrbar machen und in einer Theateraufführung münden. Das erste Zeitzeugentheater wurde Anfang Februar in Frankfurt gezeigt. Die ZWST richtet alle zwei Jahre eine internationale Konferenz aus. 2019 war die Konferenz dem Thema „Erinnern und Vergessen" gewidmet und bot Betroffenen, Fachkräften und Multiplikatoren einen fächerübergreifenden Austausch zur psychosozialen Arbeit mit Shoah-Überlebenden. Im Mittelpunkt standen praxisrelevante Kenntnisse um Prozesse des Erinnerns und Vergessens im Rahmen der Begleitung und Betreuung von Shoah-Überlebenden und ihren Angehörigen. In Diskussionen, Vorträgen, Workshops und Exkursionen ging es um Fragen zum wissenschaftlichen Diskurs, zum Umgang mit biografischen Narrativen, der transgenerationellen Kommunikation, des Zusammenhangs von Traumata und der Bedeutung sozialpolitischer Veränderungen.

Dass nur wenige Wochen nach dem Anschlag auf die Synagoge in Halle eine rechtspopulistische Partei mit einem rechtsradikalen Spitzenkandidaten, der eine erinnerungspolitische Wende von 180 Grad fordert, mehr als 23 Prozent erhielt, unterstreicht die dringende Notwendigkeit, unsere Arbeit mit Shoah-Überlebenden durch eine Konferenz - und nun auch mit der vorliegenden Publikation - stärker in die Öffentlichkeit zu tragen.

Ihnen allen wünsche ich eine erkenntnisreiche und bereichernde Lektüre!

„Gerade in dieser Zeit ist das Erinnern so wichtig. In einer Zeit, in der sich Intoleranz und Hass neu breit machen."

Sascha Decker, ***Leiter Förderung der Aktion Mensch***

Für mich war es etwas ganz Besonderes, am ersten Tag der Konferenz „Erinnern und Vergessen" dabei zu sein. Denn es ist das eine, vom Holocaust zu lesen - in der Schule, an der Universität oder in den Medien. Etwas ganz anderes aber ist es, mit Überlebenden und deren Angehörigen - Kindern und Enkeln - zusammenzukommen. Von Lebensgeschichten und erschütternden Überlebensgeschichten zu hören. Und davon, wie dieses Erlebte von anderen, einer nachfolgenden Generation verarbeitet, neu erzählt und sogar auf die Bühne gebracht wird.

Auf dieser Konferenz hat die ZWST, wie ich finde, für das mit Menschenverstand kaum zu Fassende eine gute Mischung gefunden: zwischen Zuhören und Ausprobieren, Vorträgen und Workshops, Exkursionen in der Stadt Frankfurt und einem kulturellen Rahmenprogramm.

Mich als Theologe interessiert natürlich das Thema „Erinnerung im biblischen Kontext" besonders. Wie wurde mit Erinnerungen umgegangen? Wie kann nicht verdrängbare Erinnerung verarbeitet werden? Und wie kann sie im Dialog eine stärkende Verbindung auch zu den nachfolgenden Generationen herstellen?

Das Zeitzeugentheater ist eine sinnvolle Idee, über Generationen hinweg in einen Austausch zu kommen: Erlebtes weiterzugeben, zu verarbeiten, von jungen Leuten neu erzählen zu lassen und zu dokumentieren. Ich habe mir sagen lassen, dass diese Weitergabe wohl leichter fällt im Gespräch mit den Enkelkindern als mit den eigenen Kindern. Bei den eigenen Kindern ist die Schwelle häufig noch zu groß. Es ist in jedem Fall ein mutiges, ein aufregendes Vorhaben, für das ich gutes Gelingen wünsche.

Die Aktion Mensch hat diese Konferenz gefördert und fördert auch das Zeitzeugentheater sehr gern. Gerade in dieser Zeit ist das Erinnern so wichtig. In einer Zeit, in der sich Intoleranz und Hass neu breit machen.

Ich wünsche Ihnen wertvolle Anregungen, Mut zu Begegnungen zwischen Jung und Alt und die richtige Mischung von Erinnern und Verarbeiten, wo ob der tiefen Traumatisierung nicht vergessen werden kann.

„Diese Gesellschaft läuft Gefahr zu vergessen, wie es wirklich war. Aber es gibt sie noch, Menschen, die auf das Schmerzlichste erfahren haben, wie es wirklich war. Und die das bis heute spüren."

Andreas Eberhardt, ***ehemaliger Vorstandsvorsitzender der Stiftung „Erinnerung, Verantwortung und Zukunft"***

„Waren Vorfahren von Ihnen unter den Opfern des Nationalsozialismus?" Diese Frage haben wir den Deutschen in unserer Studie „MEMO Deutschland" gestellt. Knapp 36 Prozent der Befragten dieser repräsentativen Stichprobe bejahen sie. Ihre Familie gehört also - so die Familienerzählung - zu den Opfern. Warum? 18,5 Prozent meinen dies, weil Familienangehörige Opfer von Bombenangriffen geworden waren. Und 17,5 Prozent der Familien zählen sich zu den Angehörigen von Geflüchteten oder Vertriebenen. Nur 8 Prozent geben an, dass Familienangehörige zu einer Verfolgtengruppe gehörten.

„Haben Vorfahren von Ihnen während der Zeit des Nationalsozialismus potenziellen Opfern geholfen?" Diese Frage beantworten mehr als ein Viertel aller Deutschen - 28,7 Prozent - mit „Ja".

Warum hat es so wenig Widerstand in dieser Zeit gegeben? Wir haben gefragt: „Was würden Sie sagen, warum haben Menschen damals nichts gegen die systematische Ermordung von Menschen getan?" - Sie hatten Angst vor einer Bestrafung oder Verfolgung durch das NS-Regime. Das meinen 95,4 Prozent der Befragten. 95,4 Prozent!

Die Deutschen waren in der Zeit von 1933 bis 1945 ein Volk von Opfern und Helfern. Nur die wenigsten Deutschen hatten offenbar etwas mit den nationalsozialistischen Verbrechen zu tun. So jedenfalls wird in den meisten deutschen Familien heute die Geschichte des Nationalsozialismus privat tradiert. Und: Die meisten Deutschen konnten sich nicht widersetzen, da sie in Furcht vor Repression und Lagerhaft durch die Nazis lebten. Auch das meint heute offenbar die große Mehrheit der Deutschen.

75 Jahre nach der Befreiung - nach vielfältigen gesellschaftlichen Auseinandersetzungen um Formen des Gedenkens, nach der Etablierung einer Erinnerungskultur mit lokalen, regionalen und internationalen Gedenkstätten, schulischen und außerschulischen Bildungsprogrammen, unzähligen Zeitzeugenbegegnungen, umfangreichen Forschungsprojekten, politischen und

gesellschaftlichen Debatten um Entschädigung der vielen Opfergruppen - erleben wir die Wiederkehr von Narrativen der 1950er Jahre. Mehr noch, Antisemitismus, Rassismus, Populismus und Nationalismus erleben eine nicht für möglich gehaltene Renaissance in Deutschland.

„Erinnern und Vergessen" lautet der Titel der vorliegenden Publikation. Diese Gesellschaft - zumindest ein Teil dieser Gesellschaft - läuft Gefahr zu vergessen, wie es wirklich war. Aber es gibt sie noch, Menschen, die wissen, die erfahren haben, auf das Schmerzlichste erfahren haben, wie es wirklich war. Und die das bis heute spüren. Und dann gibt es die ZWST, die sich weit über das zu erwartende Maß hinaus engagiert, aus ihren Erfahrungen heraus neue Ansätze entwickelt und ihre Expertise über den eigenen Arbeitsbereich hinaus auch anderen, extrem traumatisierten Menschen zugutekommen lässt. Dafür gebührt ihr hohe Anerkennung, und ich möchte dafür auch einen ganz persönlichen Dank aussprechen.

Es gibt ein Vergessen, das heilsam, das notwendig ist für die menschliche Psyche. Es kann sogar zuweilen ein Weiterleben erst ermöglichen. Und es gibt ein Vergessen, das toxisch ist. Die Folgen wurden uns auf drastische, fatale Art, direkt vor unserer Haustür in Halle, gezeigt. Wir müssen und wir werden mit allen unseren Möglichkeiten diesem toxischen Vergessen entgegenwirken.

„It just never ends. It's never completely safe for Jews. It's in the DNA. Not just America's DNA but the world's." - „Es hört einfach nicht auf. Es ist nie wirklich sicher für Juden. Es ist in der DNA. Nicht nur Amerikas DNA, sondern in der DNA der Welt." Der diese deprimierenden, verzweifelten Worte sagt, ist Judah Samet. Er hat als Kind das Konzentrationslager Bergen-Belsen überlebt. Als 80-Jähriger entkam er nur knapp dem Massaker in der Synagoge von Pittsburgh.

Zur Betreuung, zur Pflege von Überlebenden gehört nicht nur, mit all unseren Kräften ihre persönlichen Lebensumstände zu verbessern. Denn ihnen fühlen wir uns in besonderer Weise verpflichtet. Dazu gehört auch, unsere Werte und Rechte, unsere demokratischen Gesellschaften zu schützen und zu verteidigen, um ihnen ein Leben ohne Resignation, ohne Furcht und ohne weiteres Leid zu ermöglichen.

Ich danke der ZWST sehr, dass sie auch mit dieser Publikation dazu beiträgt.

„Die Erinnerung an die Shoah und die wertschätzende Behandlung der Überlebenden und ihrer Nachkommen sind wichtiger denn je."

Nargess Eskandari-Grünberg, *ehrenamtliche Stadträtin der Stadt Frankfurt a. M. und Mitglied des Frankfurter Magistrats*

Ab dem 30. Januar 1933 wurden die Juden aus der deutschen Gesellschaft systematisch ausgegrenzt. Im November 1938 brannten die Synagogen, Hunderte Juden wurden ermordet, Zehntausende in Konzentrationslager verschleppt. Wer nicht rechtzeitig eine Möglichkeit zur Flucht fand, verschwand in den Todeslagern der Nationalsozialisten. Viele derjenigen, die hätten flüchten können, blieben in Deutschland. Sie hatten nicht glauben wollen, dass sie inmitten ihrer Nachbarschaft, ihrer Freunde, ihres Zuhauses nicht sicher waren. Doch von wenigen Ausnahmen abgesehen gab es keine Hilfe von diesen Nachbarn, sehr viele beteiligten sich an den Verbrechen und profitierten davon. Während die Synagogen brannten, standen sie oft daneben, klatschten Beifall und genossen das Spektakel. Der Novemberpogrom war so auch eine Art Generalprobe dafür, dass nur kurze Zeit später die Mehrheit der Deutschen den Mord an den Juden als Täter und Zuschauer unterstützte.

Nur eine Handvoll Juden hat die Shoah überlebt, oft nur einer aus großen Familienverbänden. 1945 hatten sich nur wenige, die als Überlebende in den DP-Lagern weilten, vorstellen können, auf Dauer in Deutschland zu bleiben. Der größte Teil wartete auf seine Auswanderungspapiere für ein neues Leben in Palästina, den USA, Kanada oder Australien. Aber es gab auch Männer und Frauen, die - obwohl sie sich über ihre eigenen Pläne noch nicht im Klaren waren - zuallererst einmal jüdische Gemeinschaft suchten, jüdisches Leben leben wollten.

Im Herbst 1945 wurde vielerorts schon Rosch haSchana begangen, das jüdische Neujahrsfest, oft mit Hilfe jüdischer Soldaten aus den alliierten Armeen, weil am Ort keine zehn zum Gebet erforderlichen Männer mehr lebten. Auch wenn sich die Juden noch lange Jahre mit dem existenziellen Thema „Gehen oder Bleiben?" auseinandersetzten: Es entstand dennoch aus vorsichtigen, äußerst bescheidenen Anfängen wieder jüdisches Leben. Mutige Männer und Frauen wagten einen Neuanfang in dem Land, das sie so lange für ihre Heimat gehalten hatten und das sie dann als Land von Mördern erfahren mussten. Es entstanden Gemeinden, und es wurden in den ersten Nachkriegsjahrzehnten auch wieder Synagogen gebaut.

Niemand hätte es sich 1945 träumen lassen, dass je wieder große Gemeinden in Deutschland entstehen, viele Juden in Deutschland leben würden. War die jüdische Gemeinschaft Ende der 1980er Jahre auf weniger als 30.000 Mitglieder gesunken, so leben heute mehr als 100.000 Juden in Deutschland. Gemeinden wurden neu oder wieder gegründet und neue Synagogen gebaut. Diese Vergrößerung der jüdischen Gemeinschaft in Deutschland ist auf die Einwanderung von Juden aus den Staaten der ehemaligen Sowjetunion Anfang der 1990er Jahre zurückzuführen. Die Bundesregierung gewährte ihnen in Deutschland ein dauerndes Bleiberecht. 73 Jahre, solange die Sowjetunion bestand, waren sie abgeschnitten von ihren jüdischen Wurzeln. Den meisten von ihnen waren weder ihre Religion noch ihre Traditionen vertraut. Das bedeutete für die alteingesessenen Gemeinden, ihren neuen Mitgliedern nicht nur bei der Integration in die deutsche Gesellschaft zu helfen, samt der Notwendigkeit, Arbeit und Wohnung zu vermitteln, sondern es galt auch, sie ins Gemeindeleben einzugliedern. Dieser Prozess dauert an und ist noch lange nicht abgeschlossen; denn es liegt auf der Hand, dass es Schwierigkeiten gibt, wenn eine Gemeinschaft sich mehr als verdreifacht. Wir freuen uns sehr über diese Zuwanderung; denn erstmals seit dem Ende der Shoah sind die jüdischen Gemeinden nicht mehr überaltert, sondern finden sich alle Generationen in Synagogen und Gemeindezentren.

Eine Voraussetzung für diesen Neuanfang war das Wachhalten der Erinnerung an die Shoah. Sie ist auch heute noch die Grundbedingung dafür, dass Juden wieder in Deutschland leben, jüdische Gemeinden in Deutschland existieren und gedeihen können. Dies erfordert eine stete Erinnerungsarbeit, gerade auch in Zeiten, in denen sich die Grundlagen der Erinnerungskultur verändern und auch teilweise wieder infrage gestellt werden. Die Arbeit an der Erinnerung muss sich nicht nur den Herausforderungen durch die zunehmende zeitliche Entfernung, durch das Verschwinden der Zeitzeugen und durch die kulturelle Ausdifferenzierung der Gesellschaft stellen. Sie muss vor allem auch den offenen Angriffen im Zeichen von Rechtspopulismus und neuem Nationalismus entgegentreten.

In Zeiten, in denen sich Antisemitismus wieder offener und auch wieder gewalttätiger zeigt, ist die Erinnerung an die Shoah und die wertschätzende Behandlung der Überlebenden wichtiger denn je.

Die traumatisierenden Ereignisse und Erlebnisse der unter uns lebenden Überlebenden erfordern eine umfassende Kenntnis ihrer biografischen Narrative, sodass deren medizinische, therapeutische und sozialpädagogische Betreuung auf ihre Bedürfnisse und Notlagen einzugehen vermag.

Die vorliegende Publikation wird die hierzu notwendigen Kompetenzen vertiefen und Orientierungswissen anbieten.

Ich wünsche Ihnen lehrreiche und inspirierende Erkenntnisse!

Doron Kiesel / Noemi Staszewski

Erinnern und Vergessen oder die Illusion der Gewissheit

Zusammenhänge und Differenzen

Das Ende des Zweiten Weltkriegs am 8. Mai 1945 und die Erkenntnis, dass ein Großteil der europäischen Juden durch die Nationalsozialisten ermordet wurde, markieren in der Geschichte des 20. und des beginnenden 21. Jahrhunderts zwei tiefe historische Zäsuren, die Eingang in das kollektive Gedächtnis Europas gefunden haben und das europäische Geschichtsbild prägen. Die Erinnerung mit ihren Lücken und Leerstellen erscheint dabei als ein Mittel, um Vergangenes darstellen und kritisch reflektieren zu können. Kollektive und individuelle Gedächtnisinhalte werden dabei vor allem in mündlichen Tradierungen, schriftlichen Erzählungen und medialen Produktionen gestaltet, die für die Konstitution von Identität und die (Re-)Konstruktion der historischen Vergangenheit bedeutsam sind. Diese gesprochenen oder geschriebenen Texte zielen darauf ab, spezifische Gedächtniskonstellationen mit entsprechenden Wertungen für das „kollektive Bewusstsein" zur Verfügung zu stellen, und tragen auf diese Weise zur Stabilisierung konkreter Vergangenheitsdeutungen bei. Andere Retrospektiven konterkarieren vorherrschende Erinnerungsmuster und stellen überkommene Vergangenheitsversionen infrage. Ihrerseits macht es sich die Psychoanalyse zur Aufgabe, die verdrängten und verborgenen Erinnerungen einer Gesellschaft oder der in ihr lebenden Individuen zum Sprechen zu bringen, indem sie die „blinden Flecken" im Gedächtnis ausleuchtet und dabei hilft, sie wiederzubeleben.

Die Literatur zu dieser Thematik verweist immer wieder auf die Konstruktion von Erinnerungen, auf das komplexe Verhältnis zwischen historischen Fakten und Erfahrungen, die Spannung zwischen kollektivem und individuellem Gedächtnis sowie auf die Abhängigkeit der jeweiligen Retrospektiven von einem kultur- und epochenspezifischen Hintergrund. Geschichte erscheint dabei nicht eindeutig und linear, also als ein absolut abgeschlossener Entwicklungsprozess, sondern als eine immer noch gegenwärtige Vergangenheit, deren Bruchstücke mittels der Erinnerung und der Erzählung zum Vorschein gebracht werden (können). Die Deutung der Vergangenheit erweist sich mithin als Voraussetzung für die adäquate Erfassung der eigenen Gegenwart. Viele erinnerungsbezogene Äußerungen von Zeitzeugen und Überlebenden lassen erkennen, dass es häufig unmöglich ist, Vergangenheit, Gegenwart und Zukunft auseinanderzuhalten. Im Gegenteil, alle zurückliegenden Ereignisse durchdringen und bedingen sich. Die Vergangenheit ist als das, was sie zu sein scheint, abhängig von der Gegenwart; und ebendiese Gegenwart ist von den historischen Ereignissen geprägt, die ihr zugrunde liegen. Das Bild, das in der Gegenwart von vergangenen Ereignissen entsteht, ist kein Abbild bzw. keine simple und eindeutige Reproduktion des Geschehens, sondern eine spezifische Form der Konstituierung von Bedeutung, in der durch das jeweils Erinnerte eine bestimmte „Färbung" des Vergangenen zustande kommt.

Mit Blick auf die narrative Konfiguration von Kriegs- und Verfolgungserfahrungen - egal ob in der Alltagserzählung oder im fiktionalen Text - ist noch ein weiterer Umstand zu beachten, nämlich der, dass der „gemeinsame Krieg nicht von allen gemeinsam erfahren [worden ist]".[1] Die Menschen, so stellt der Historiker Reinhart Koselleck heraus, können auf einer synchronen Ebene sehr verschieden in das eingebunden sein, was Krieg bedeutet. Es macht danach einen Unterschied, ob es um Erinnerungen bzw. „Erfahrungen des Grabenkrieges, des Bombenkrieges, des Lebens und Sterbens in den Lagern, der Rüstungsarbeit" geht.[2]

Während also die öffentliche Inszenierung von Erinnerung in der Regel als ein dynamischer prozess- und gegenwartsorientierter Akt erscheint, verdeutlichen die erzählten Geschichten der Einzelnen auch, dass die historische Subjektivität als unabdingbare Voraussetzung historischer Erkenntnis gelten kann. Auch daher changiert die Erinnerung zwischen historischer Objektivität und emotionaler Subjektivität, zwischen Authentizität und Deutung.

Bezogen auf die Gegenwart, kann davon ausgegangen werden, dass sich die Wahrnehmung der Enkel der „Tätergeneration" im Hinblick auf die Shoah und den Nationalsozialismus verändert hat: Die Anknüpfungspunkte im biografischen oder kollektiven Narrativ beziehen sich nicht mehr auf die Handlungen, Einstellungen oder unterlassenen Hilfeleistungen der historischen Akteure (Tätergeneration), sondern auf die Gegenwart der Rezipienten.

---

1 Reinhart Koselleck: Vergangene Zukunft. Zur Semantik geschichtlicher Zeiten (1992), Frankfurt a. M. 2010, 265.

2 Ebd., 266.

Wenn also Nachfahren der Tätergeneration nichts mehr von der Erinnerung an die Geschehnisse des Nationalsozialismus wissen wollen, begründen sie dies damit, dass sie ihre eigenen Sorgen und Interessen haben und die Erinnerungen der älteren Generationen für sie keine Relevanz hätten.

Die (nicht) vermittelten Erfahrungen, die man weder als singulär abtun noch generalisieren kann, bilden die Grundlage zeitgenössischer Erinnerungsproblematik. Es zeigt sich in pointierter Weise, dass die Zahl derer wächst, die sich nicht mehr über geschichtliche Erinnerungen prägen lassen wollen, sondern durch den fast ausschließlichen Bezug auf ihre Gegenwart und die nähere Zukunft der eigenen Existenz. Ganz anders verhält es sich mit den Nachkommen der Überlebenden. Sie können das familiale Narrativ weder abschütteln, noch sind sie emotional in der Lage, eine eigene Zukunft zu entwerfen, ohne auf die Erfahrungen ihres Kollektivs immer wieder Bezug zu nehmen.

Offensichtlich haben geschichtliche Erinnerungen nur dann eine Chance zu überleben, wenn sie die Biografien und Soziografien der Menschen berühren, wenn sie etwas mit diesen Menschen, ihren Sehnsüchten und Hoffnungen zu tun haben. Die Gefahren, die mit dieser subjektbezogenen Erinnerung verbunden sind, liegen auf der Hand, da die Interessen der Menschen von gut bis böse, von solidarisch bis destruktiv reichen können.

Wenn gewaltbereite rechtsradikale Menschen die Erinnerung an den Nationalsozialismus pflegen, dann erfolgt diese Erinnerung im schärfsten Gegensatz zu jener Erinnerung an den Nationalsozialismus, die aus der Perspektive der Shoah-Überlebenden und damit der Opfer geschieht. Hier löst sich die positive Konnotation des Erinnerungsbegriffs auf. Die Erinnerung hat eine Macht zum Guten wie zum Schlechten, wenn Menschen und Menschengruppen sich die Deutungshoheit über eine ganz bestimmte Erinnerung selbst verleihen.

Wer was und wie erinnert, wer aus welcher Perspektive Erinnertes herausgreift und Bestimmtes vergisst, ist immer eine Frage der gegenwärtig lebenden Menschen und ihrer sozialen Erfahrungen. Wer nicht in einem solidarischen Begegnungsraum zu Hause ist oder wenigstens Anteile davon erlebt, kann auch die Erinnerung nicht gemeinschaftlich gestalten. Wenn die emotionale, solidarische Verbindung zwischen den Generationen nicht mehr gelebt und erfahren wird, wenn also mit einem erlebnisbezogenen Generationenbruch zu rechnen ist, dann gibt es auch kein

Interesse mehr an einer solidarischen, auf Erinnerung bezogenen Zukunft. Ohne die Erinnerung an konkrete Menschen verschwindet auch das diesbezügliche kollektive bzw. kulturelle Gedächtnis. Wenn sich Letzteres nur noch in staatlich verordneten Ritualen und Symbolhandlungen zeigt, verkommt es gerade darin zum Klischee.

Nur die soziale und emotionale Anschlussfähigkeit an bestimmte Erinnerungsmuster verleiht der kulturellen Erinnerung ihre kollektive Basis, was umso mehr gilt, wenn die Individuen selbst keine unmittelbare Erinnerung an das zu Erinnernde haben. Emotional aufgeladene Postulate wirken dagegen kontraproduktiv, wenn dahinter keine Beziehungskultur zwischen den Betroffenen und Angehörigen späterer Generationen aufgebaut wurde.

Der Orts- und Zeitgebundenheit der Erinnerung steht eine Ausdrucksform der Erinnerung gegenüber, die quer durch alle Räume und Zeiten rituelle und örtliche Kontinuitäten aufbaut. Es sind relativ stabile, wenn auch immer wieder flexible Netzwerke der Erinnerung, in denen durch vorgegebene Ortsgebundenheit bzw. durch die immer wieder erzählten Geschichten ganz bestimmte Perspektiven eingenommen werden. Die Erinnerungsgemeinschaft verfügt damit über eine im sozialen Gedächtnis verankerte soziale Konstruktion, die bis in die Formen der gesellschaftlichen Organisation hinein Wirkung zeitigt.

Deutung und Bedeutung - Strategien des Überlebens

> „If there is a single theme that dominates all my writings, all my obsessions, it is that of memory - because I fear forgetfulness as much as hatred and death. To forget is, for a Jew, to deny his people - and all what it symbolizes - and also to deny himself."[3]

75 Jahre nach dem Ende des Zweiten Weltkriegs und der millionenfachen Verfolgung und Ermordung der europäischen Juden und Jüdinnen sowie anderer ausgegrenzter Gruppen durch die Nationalsozialisten scheinen die Auseinandersetzungen rund um die Themen Gedächtnis, Erinnerung, Vergessen und deren persönlichen und gesellschaftlichen Dimensionen einen besonderen Stellenwert zu erhalten. Zu einem Zeitpunkt, da immer weniger

3 Elie Wiesel: From the Kingdom of Memory, New York 1990, 9.

Augenzeugen in der Lage sind, ihre individuellen Erfahrungen zu teilen, erhalten in Schrift, Wort oder Bild konservierte Zeugnisse der Shoah eine immer größere Bedeutung. Sie öffnen eine Tür zu Erinnerungen und Ereignissen, beleuchten einen Ausschnitt des Geschehens und bieten damit - mit dem, was berichtet wird, und dem, was ausgelassen wird - zugleich eine Interpretation des Vergangenen an. Was wir erinnern oder vergessen, kann dabei sowohl bewusst oder unbewusst, absichtlich um einer bestimmten Wirkung willen, abhängig von einer momentanen Stimmung oder einem Zusammenhang, identitätsstiftend, Selbstschutz und vieles andere mehr sein.

Bewusste Erinnerung kommt ohne Auslassungen bzw. scheinbares Vergessen nicht aus. Unser Gehirn scheint nur in Ausnahmefällen genügend Kapazität zur Verfügung zu stellen, um alles Geschehene zu verarbeiten und jederzeit abrufbar zu machen. Oft werden Erinnerungen aus einer spezifischen Situation heraus aktiviert und wir haben nur teilweise die Kontrolle darüber, was wir erinnern oder anscheinend vergessen. Dieser Widerspruch findet einen Widerhall in der Lebenswelt von Überlebenden der Shoah, deren komplexe Traumatisierung sich in ambivalenten Zuständen zwischen erinnern und vergessen wollen - sollen - können - dürfen bzw. deren Negationen manifestiert. Dabei sind, wie dies auch Aleida Assmann konstatierte, Erinnern und Vergessen kein Gegensatzpaar, sondern Aspekte „unterschiedlicher Bewusstseinslagen“.[4] Erinnerungen wie auch ihr Vergessen sind Bestandteile sowohl unseres individuellen als auch kollektiven Gedächtnisses.[5]

Im Frankfurter Treffpunkt für Überlebende der Shoah sind die Erinnerungen häufig subkutan. Sie sind nur selten Gegenstand der Gespräche, die hier geführt werden, dafür aber allgegenwärtig, fühlbar und hörbar, laut-lautlos, ständig präsent und doch nicht sichtbar - jedenfalls auf den ersten Blick. Sie tauchen sporadisch, oft assoziativ auf, wie Vignetten oder „szenisch“, wie Kurt Grünberg es in seinen Arbeiten zur szenischen Erinnerung der Shoah formuliert.[6] Erinnern wie Vergessen geschieht fragmen-

4 Aleida Assmann: Formen des Vergessens, Göttingen 2016, 16.
5 Vgl. Maurice Halbwachs: Das kollektive Gedächtnis [franz. OF, Paris 1939], übers. a. d. Franz. v. Holde Lhoest-Offermann, Frankfurt a. M. 1991.
6 Exemplarisch siehe Kurt Grünberg: „Szenisches Erinnern der Shoah: Über transgenerationale Tradierungen extremen Traumas“, in: Oliver

tarisch, bewusst, gewollt oder auch unbewusst, manchmal sogar überfallartig, getriggert durch ein Ereignis, unkontrolliert und damit vielleicht beängstigend oder schmerzhaft. In Zeitzeugengesprächen oder bei Beratungen zu Entschädigungsverfahren erleben wir immer wieder Situationen, in denen Berichte über die Zeit der Verfolgung und Entrechtung durch Sprachlosigkeit und oft von Tränen begleitet oder unterbrochen werden.

Heinz Weiß vergleicht in seinem Aufsatz „Vergessen und Nicht-Vergessen-Können" traumabedingtes Vergessen, das aus einer Leere und/oder Dunkelheit im inneren Raum rührt, in Abgrenzung zum Begriff des Verdrängens mit einer Mond- oder Sonnenfinsternis und nennt diese Form des Vergessens „ekliptisches Vergessen": „weil sich hier – wie bei einer astronomischen Finsternis – ein präsentes Objekt vor ein anderes schiebt, das dadurch nicht minder gegenwärtig ist, aber unsichtbar bleibt. Anders als die Verdrängung, die das Vergessene aufbewahrt, entspricht das ekliptische Vergessen einem leeren Raum, einer Art Vakuum oder Hohlraum in der menschlichen Seele, der sich mit der Präsenz des scheinbar Wirklichen füllt."[7]

Ein lebendiges Beispiel für diese These hat uns Trude Simonsohn gegeben. Als Überlebende von Theresienstadt und Auschwitz war sie bereits vor der Deportation ins Ghetto und Konzentrationslager als politische Gefangene inhaftiert worden. Auch nach der Befreiung war sie gesellschaftlich und politisch aktiv, ging jahrzehntelang als Zeitzeugin in Schulen und trat bei öffentlichen Veranstaltungen auf. Dabei berichtete sie vor allem über ihre Erfahrungen im Widerstand, während ihrer Inhaftierung in der Festung und später über ihre Arbeit mit Jugendlichen in Theresienstadt. Über die Zeit in Auschwitz schwieg sie lange mit der Begründung, außer an die Rampe könne sie sich an nichts erinnern. Erst sehr spät war sie in der Lage, auch über einiges dort Erlebte zu berichten. War es Verdrängung, Vergessen, Selbstschutz, Angst vor den Bildern, die da hochkommen könnten, von allem ein bisschen oder eben doch die „Sonnenfinsternis"?

Decker (Hg.): Psychoanalyse. Texte zur Sozialforschung, Bd. 16, 2012, H. 1 (28), 47–63, auch unter: https://www.yadvashem.org/de/education/newsletter/14/scenic-remembrance.html (zuletzt aufgerufen am 8.7.2020).

7 Heinz Weiß: „Vergessen und Nicht-Vergessen-Können. Eine psychoanalytische Perspektive", in: Jasmin Alley/Kurt Wettengl (Hg.): Vergessen. Warum wir nicht alles erinnern, Ausst.-Kat., Frankfurt a. M. 2019, 163–167, hier 166.

Heinz Weiß beschreibt die Erinnerung an traumatische Erlebnisse wie folgt: „Dieses traumatische Erinnern ist die gleißende Helle jenseits der Finsternis, Flashbacks,[8] die das Auge blenden, unwirklich und zugleich doch unheimlich wirklich. Ist es eine Erinnerung, die halluziniert wird, oder eine Halluzination, die sich als Erinnerung ausgibt?“[9] Damit gibt er uns einerseits einen Hinweis auf die Überwältigungen, die solche Erinnerungen mit sich bringen, die zerstörerische Gewalt, die von den wieder auftauchenden Bildern ausgeht und das mühsam erarbeitete Gleichgewicht bedrohen, das es Überlebenden der Shoah ermöglicht, ihren Lebensalltag zu bewältigen, das „Überleben zu überleben“,[10] sich einzulassen auf ein Leben danach mit einer neuen Familie - welche die ursprüngliche, größtenteils ermordete nicht ersetzen kann -, mit einem erträglichen Arbeitsalltag, mit Lebensfreude und Freunden. Zugleich weist er uns auf einen zweiten Aspekt des Erinnerns hin: den Zweifel an der Echtheit der Erinnerungen, die so ungeheuerlich sind, dass sie kaum wahr sein können, und das Dilemma, das sie mit sich bringen, sich nicht erinnern zu wollen, aber von den eigenen Erlebnissen und denen derer, die nicht mehr sprechen können, berichten zu müssen, damit dieses Grauen nicht vergessen wird. Wie es Elie Wiesel in der eingangs zitierten Passage formuliert, empfinden viele Überlebende eine Verpflichtung - teilweise durch den Auftrag, den sie von Eltern oder Mithäftlingen erhielten - zu überleben, um der Welt von den menschenverachtenden Quälereien und dem unvorstellbaren Morden berichten zu können. Dieser Auftrag ist gleichsam eine Legitimation für das eigene Überleben. Ein gordischer Knoten, scheinbar unlösbar und antagonistisch und eine schwere Bürde, die das Leben danach prägt. Nicht wenige sind daran zerbrochen.

Hela Maringer ist eine Frau, die es geschafft hat, die Erinnerungen in ihr Leben nach der Befreiung zu integrieren und Verantwortung von den Nachgeborenen der Täter und der Gesellschaft zu verlangen. In Oświęcim (Auschwitz) 1921 geboren, wurde sie vom Ghetto Szrodula in ein Arbeitslager nahe Breslau und von

---

8 Mit „Flashback“ wird in der Psychologie ein Phänomen bezeichnet, das durch einen Schlüsselreiz hervorgerufen wird. Es beschreibt ein plötzliches, nicht kontrollierbares Wiedererleben eines vergangenen Ereignisses oder damit verbundener Emotionen.

9 Weiß: „Vergessen und Nicht-Vergessen-Können“ [FN 7], 166.

10 Imre Kertész: Die exilierte Sprache. Essays und Reden, Frankfurt a. M. 2004, 80.

dort im Januar 1944 mit einem Frauentransport ins Zwangsarbeiterlager Peterswaldau (dem heutigen Pieszyce, einem Außenlager des Konzentrationslagers Groß-Rosen) deportiert, wo sie für den Nürnberger Rüstungskonzern Karl Diehl arbeiten musste. Schon damals, als junge Frau, hat sie heimlich Namen von Mithäftlingen aufgeschrieben. Bei einer Selektion hatte ihre Mutter ihr gesagt, sie würde überleben. Sie müsse sich alles merken, was um sie herum passiere, um der Nachwelt berichten zu können, was ihrer Familie und allen anderen Juden angetan worden war. Als Karl Diehl 1997 die Ehrenbürgerschaft der Stadt Nürnberg verliehen werden sollte, ging Hela Maringer an die Öffentlichkeit. Sie konnte die Verleihung der Ehrenbürgerschaft zwar nicht verhindern, erreichte aber in langen Verhandlungen mit dem in der Zwischenzeit milliardenschweren Rüstungskonzern Entschädigungszahlungen für die noch lebenden ehemaligen Zwangsarbeiter*innen. Ihre „Liste" aus Peterswaldau, die mit ihr überlebt hatte, war dafür ein wichtiges Dokument. Sie befindet sich heute in Yad Vashem. Die Vereinbarung mit Diehl wurde zur Blaupause für den Zwangsarbeiterfond der Bundesregierung und der Stiftungsinitiative der deutschen Wirtschaft, der zur Gründung der Stiftung „Erinnerung, Verantwortung und Zukunft" (EVZ) führte. Auch nach diesem Erfolg engagierte sie sich immer wieder für andere Überlebende zur Durchsetzung ihrer Entschädigungsansprüche.

Hela Maringer und Trude Simonsohn sind außergewöhnlich starke und kämpferische Frauen, denen es gelang, nach dem Krieg eine Familie aufzubauen, zu arbeiten und sich gesellschaftlich einzubringen. Einige Überlebende engagieren sich als Zeitzeug*innen, sprechen in Schulen oder bei öffentlichen Veranstaltungen über ihre Erfahrungen während der NS-Verfolgung. Aber auch von ihnen erfahren wir nur Bruchstücke dessen, was sie erlebt und erlitten haben. Ihre Erinnerungen scheinen im Hintergrund – wie Fetzen von Filmen – abzulaufen, finden aber den Weg nicht bis zur Sprache. Wir erkennen manchmal Spuren davon in dem sich verändernden Ton der Stimme, dem fahl werdenden Gesichtsausdruck oder den Tränen in den Augen des Erzählenden. Ihre Erinnerungen sind nicht vergessen, auch nicht verdrängt oder aus dem Gedächtnis getilgt; sie sind sehr lebendig, manchmal viel zu lebendig, um damit zu leben; zu grauenhaft, zu schmerzhaft, um ausgesprochen zu werden.

Dieses scheinbare Vergessen – oder besser: das Nicht-Erzählen, Nicht-Verbalisieren von Erinnerungen – ist bei Überlebenden oft ein Schutz, der die labile Balance zwischen Vergangenem und Gegenwärtigem zu halten hilft. Als Jugendliche kamen mir die Erinnerungsfetzen immer wie Puzzleteile vor, die nie so ganz zusammenpassen wollten; Blitzlichter, die aufflackern, manchmal wie aus dem Nichts, um dann gleich wieder zu verschwinden, scheinbar ohne Zusammenhang. Kurt Grünberg hat diese Art der Mitteilung biografischer Erfahrung von Überlebenden „szenisches Erinnern"[11] genannt und damit zugleich neben den verbalisierbaren Erfahrungen auch alle anderen Formen der Vermittlung von Erlebtem, das nicht in Worte Fassbare, einbezogen. Gerade dieses nicht ausgesprochene, averbale, atmosphärische, nur durch Körpersprache, mimisch oder mit einem Geräusch Vermittelte hinterlässt bei den Nachkommen und den professionellen Begleiter*innen eine besondere und nachhaltige Spur. Sie bilden die Grundlage transgenerationaler Übertragung von Traumata.

Im Alltag psychosozialer Begleitung von Überlebenden sind Erinnerungen allgegenwärtig. Sie treten spontan auf, getriggert durch ein Wort, ein Geräusch, einen Namen, die Farbe einer Serviette, den Geruch einer Speise. Traumasensible Begleitung bedeutet für die Professionellen ein hohes Maß an Aufmerksamkeit und Akzeptanz und die Bereitschaft, zuzuhören und zuzusehen, was im jeweiligen Moment mitgeteilt werden soll oder kann, verbalisiert oder als beredtes Schweigen. Das bedeutet, selbst in schwierigen Situationen den Menschen empathisch zu begegnen und das Mitgeteilte auf der Folie biografischen und historischen Wissens einzuordnen, um angemessen auf die Situation reagieren zu können. Solche spontanen Erinnerungen können sowohl in losen Kontexten, beim Kaffeetrinken oder Malen, als auch in individuellen Gesprächssituationen oder Beratungen auftauchen.

Während eines Kaffeenachmittags in der Zeit von Schawu'ot[12] saßen mehrere Damen um einen Tisch herum und unterhielten sich über Käsekuchenrezepte. Mit oder ohne Sahne, Backpulver oder lieber Soda? Wie geht der Käsekuchen am besten auf und fällt nach dem Abkühlen nicht zusammen? Es wurde viel gelacht, Rezepte wurden ausgetauscht. Plötzlich begann eine der Damen zu erzählen, dass sie auf dem Transport nach Auschwitz, drei Tage im Viehwagon, solchen Hunger gehabt haben. Ihre Tante hätte

11 Grünberg: „Szenisches Erinnern der Shoah" [FN 6].
12 Wochenfest, bei dem die Verkündung der Torah am Berg Sinai gefeiert wird.

irgendwann angefangen, vom Tscholent[13] zu Hause zu erzählen, wie gut er geschmeckt hat und wie sie ihn zubereitet haben. Auch andere in der Runde hatten ähnliche Erlebnisse und fingen an, über Gespräche vom Essen während der Transporte zu berichten. Plötzlich unterbrach eine Dame, die ebenfalls nach Auschwitz deportiert worden war und bislang noch nichts gesagt hatte, aufgebracht das Gespräch mit den Worten: „Könnt ihr nicht endlich aufhören, über Tscholent zu reden!" Es wurde still, sehr still. Alle Beteiligten wussten, dass es nicht um den Tscholent ging, sondern um die Erinnerungen, die durch die Gespräche über Käsekuchen hochkamen und so unerträglich waren, dass sie lieber aufhörten zu reden.

Diese Szene verdeutlicht, wie dünn die Haut zwischen dem Heute und dem Damals, dem „dorten"[14] ist. Jede noch so harmlos erscheinende Alltagssituation kann zu einem Trigger für traumatische Erinnerungen werden, kann Flashbacks auslösen, den Stresspegel erhöhen oder Ängste wachrufen. Deshalb vermeiden viele Überlebende Situationen, von denen sie im Voraus wissen, dass sie böse Erinnerungen wachrufen. Behördengänge sind oft ein Problem, oder Gutachtergespräche, bei denen es um den Gesundheitsstatus zum Beispiel zur Pflegegradbestimmung oder um Entschädigungsverfahren geht. Für manche war dies ein Grund, nicht zu den Überlebenden-Cafés zu kommen. Sie wollten „diese Geschichten" nicht hören, nicht erinnert werden. Die Versuche, solche Situationen zu vermeiden, rühren nicht daher, etwas verbergen zu wollen, sondern zeigen uns deutlich, wie unmöglich es für Überlebende ist, sich nicht zu erinnern, vergessen zu können. Die traumatisierenden Erfahrungen sind so präsent, dass sie nur mit viel Mühe und einer unglaublichen Willenskraft und Selbstkontrolle im Zaum gehalten werden können.

In Beratungssituationen stehen wir immer wieder vor dem Dilemma, Erinnerungen wachrufen zu müssen. Fragen nach Geburtsorten, Geburtsnamen, Wohnorten, Deportationen, Ghettos oder Konzentrationslagern, aber auch Fluchtwegen und Verstecken lösen Erinnerungen aus, bringen unser Gegenüber zum Erzählen und sehr oft zum Weinen. Alle schmerzlichen Verlus-

13 Traditionelles osteuropäisches Schabbat-Gericht.

14 Mit diesem jiddischen Wort bezeichnen viele Überlebende sowohl die Zeit als auch die Orte der Erniedrigung, Verfolgung und Vernichtung während der Shoah. Er wird auch oft als Synonym für die Shoah benutzt.

te werden wieder ins Heute gespült, und oft fragen Überlebende sich und uns, ob es sich wirklich lohnt, diese Qualen für ein paar Euro mehr zu ertragen. Denn nicht für alle liegt die Heilung in der Erinnerung. Sie würden gerne vergessen - wenn sie könnten.

Das ist die eine Seite, die andere ist die Angst, dass ihre Geschichten und die ihrer Familien, dass das ihnen zugefügte Leid vergessen werden, dass all die Erniedrigungen, Entbehrungen, Verluste umsonst waren. Erinnern und Vergessen stellen sich hier also vor allem als ein Spannungsverhältnis zwischen den historischen Fakten, den biografischen Erzählungen und deren Rezeption in der Gesellschaft dar. Wenn Erfahrungen der Überlebenden marginalisiert, ihre Echtheit angezweifelt, sie vergessen oder sogar geleugnet werden, verlieren Überlebende neben der Anerkennung auch das mühsam erworbene Vertrauen in ihr Umfeld, in dem ihre Stimme gehört und ihre Narrative von Generation zu Generation weitergetragen werden.

Schwerpunkte

Die vorliegenden Beiträge reflektieren die soziologischen und psychologischen Voraussetzungen des Erinnerns und Vergessens und richten ihr Augenmerk sowohl auf die Überlebenden der Shoah als auch auf die Personen, die in einer täglichen oder häufigen Beziehung zu ihnen stehen. Dies können familiale sowie therapeutische, medizinische, sozialpädagogische oder pflegerische Beziehungen sein. Übereinstimmend weisen die Autorinnen und Autoren darauf hin, dass die kontinuierliche Weiterbildung der mit Überlebenden und deren Nachkommen arbeitenden Professionellen die Voraussetzung für eine gute und würdevolle Begleitung, Betreuung und Pflege darstellt.

Mit dem zeitlichen Abstand zu den traumatisierenden Erfahrungen und dem zunehmenden Alter der Überlebenden verändern sich deren Bedürfnisse und damit auch die Schwerpunkte psychosozialer Arbeit mit diesen Menschen. Alters- und traumabedingte Veränderungen der Lebenswelten fordern auch veränderte Herangehensweisen der Professionellen in der Alltagsbetreuung. Hierzu zählt etwa, dass Menschen ihre Erfahrungen im Laufe ihres Lebens immer wieder neu bewerten. Zugleich drängen die Child Survivors mit ihren spezifischen Ansprüchen und Narrativen in die Betreuungsangebote. Auf sie muss in angemessener, traumaspezifischer und also modifizierter Weise eingegangen werden. Erinnerungsarbeit, der sensible Umgang mit biografischen Erzählungen und deren Anerkennung spielen dabei eine wesentliche Rolle und müssen im Spannungsfeld mit anderen Narrativen sowohl individuell als auch gesellschaftlich eingeordnet werden.

Die Durchdringung dieser Thematik erweist sich im therapeutischen, medizinischen, sozialpädagogischen und pflegerischen Arbeitsfeld als äußerst anspruchsvoll, da neben historischem Wissen ein umfassendes Verständnis für die individuellen Verarbeitungsprozesse der betreuten Individuen erforderlich ist. Im professionellen Umgang mit traumatisierten Shoah-Überlebenden fällt auf, welche Bedeutung selbst erlebte oder von anderen Überlebenden geteilte Erfahrungen in der Lebenswelt der Betroffenen spielen. Diese vermögen die eigenen Identitätskonzeptionen zu stabilisieren oder zu irritieren. Sie dienen dazu, unerträgliche Erinnerungen zu verdrängen oder biografische Details hervorzuheben.

Die in dieser Publikation versammelten Beiträge geben unter anderem Einblicke in den wissenschaftlichen Diskurs über die Konsequenzen des individuellen und gesellschaftlichen Verarbeitens der Erinnerungen an den Nationalsozialismus und die Shoah sowie der daraus resultierenden Traumata; thematisieren den professionellen Umgang mit Überlebenden mit Blick auf deren Selbstkonzepte und ihre jeweiligen biografischen Narrative; fragen nach der Praxisrelevanz des Wissens um Prozesse des Erinnerns und Vergessens in der Betreuung von Überlebenden und deren Angehörigen; weisen auf den Zusammenhang zwischen den erlittenen Traumata, den Lebensumständen nach der Befreiung und den jeweiligen biografischen Erzählungen hin; schließlich verdeutlichen sie, was das gesellschaftlich bedingte kollektive Vergessen oder die Umdeutung der Geschichte für die Überlebenden und ihre Familien bedeutet.

Kurt Grünberg

Danach – Vergessen, Erinnern, Tradieren
Extremes Trauma und Kultur im postnationalsozialistischen Deutschland*

Der Titel des vorliegenden Beitrags dürfte sogleich Fragen aufwerfen, etwa welche Bedeutung darin dem prominenten „Danach“ innewohnt. Dieses Danach verweist auf einen massiven Bruch in der Geschichte der Menschheit. Auschwitz, die systematische Vernichtung eines Volkes mit einem Blausäurepräparat zur Schädlingsbekämpfung, markiert einen Bruch in der Weltgeschichte, sowohl aufseiten der Wenigen, die wider Erwarten überlebt haben, als auch bei jenen, die „nach Auschwitz“ geboren wurden. Das Gerede von der sogenannten Gnade der späten Geburt verfehlt das Thema schon seit jeher. Die Shoah hat die Welt grundlegend verändert. Das lediglich als zeitlicher Bruch - falsch - verstanden werden könnende Danach beinhaltet eben auch den Graben, der sich fortan unter den Menschen und zwischen den Völkern aufgetan hat, ein Graben, der kaum zu überwinden sein wird. Nach Auschwitz gibt es keine „Normalität“; falls überhaupt, dann lediglich eine Normalität des Antisemitismus.[1]

Die Shoah, das Menschheitsverbrechen der Nationalsozialisten, bezeichnet Dan Diner sehr zutreffend als „Zivilisationsbruch“: „Die bürokratisch organisierte und industriell durchgeführte Massenvernichtung bedeutet so etwas wie die Widerlegung einer Zivilisation, deren Denken und Handeln einer Rationalität folgt, die ein Mindestmaß antizipatorischen Vertrauens voraussetzt; ein utilitaristisch geprägtes Vertrauen, das eine gleichsam grundlose Massentötung, gar noch in Gestalt rationaler Organisation, schon aus Gründen von Interessenkalkül und Selbsterhaltung der Täter ausschließt. Ein sozial gewachsenes Vertrauen in Leben und Über-

---

* Der vorliegende Beitrag basiert auf einer langjährigen Kooperation und zahlreichen Diskussionen mit Dr. Friedrich Markert und Elli Kaminer-Zamberk, mit Simon E. Arnold, Lena Dierker, Tom David Uhlig, mit Jakob Eisemann und Matilda Urban. Für die wertvolle Zusammenarbeit bin ich allen sehr dankbar.

1 Vgl. Detlev Claussen: „Ein neuer kategorischer Imperativ. Die politische Linke und ihr Verhältnis zum Staat Israel“, in: Micha Brumlik/Doron Kiesel/Cilly Kugelmann/Julius H. Schoeps (Hg.): Jüdisches Leben in Deutschland seit 1945, Frankfurt a. M. 1986, 230-242, hier 232.

leben bedingende gesellschaftliche Regelhaftigkeit wurden ins Gegenteil verkehrt: Regelhaft war die Massenvernichtung - Überleben hingegen dem bloßen Zufall geschuldet.[2] Auch die vielzitierte und -diskutierte Aussage Theodor W. Adornos, nach Auschwitz ein Gedicht zu schreiben, sei barbarisch,[3] berührt den tiefen Kern dessen, was jedwedes Danach unwiederbringlich und tiefgreifend zu prägen haben würde.

Angesichts dieser durch die Monstrosität der nationalsozialistischen Verbrechen herbeigeführten Zäsur musste die Generationenzählung der Juden neu beginnen. Während Nazi-Täter und -Mitläufer immer wieder den „Schlussstrich" propagierten, hatten sich die Opfer - wie sodann ihre Angehörigen und Nachkommen - den psychosozialen Spätfolgen der NS-Verfolgungen zu stellen, ob sie wollten oder nicht. Das oftmals an der Oberfläche vorzufindende Schweigen von Überlebenden wurde meist missverstanden und entstellt als angebliche Verweigerung der Kommunikation. Tatsächlich jedoch waren und sind es die Anderen, in der Nomenklatur Jean Amérys möglicherweise die als „Gegen-Menschen" zu verortenden, die nicht wissen wollen. So führte Améry in seinem Werk *Jenseits von Schuld und Sühne* (1977) voller Empörung aus: „Es geht euch nichts an, was geschah, denn ihr wußtet nicht oder wart zu jung oder noch nicht einmal auf dieser Welt? Ihr hättet sehen müssen und eure Jugend ist kein Freibrief und brecht mit eurem Vater".[4] Anders als das *Ver*-Schweigen der Geschichte aufseiten der NS-Täter und -Mitläufer, die ihre Verstrickung in den Verfolgungszusammenhang zu verbergen trachten, ist das - vermeintliche - Schweigen der Überlebenden gänzlich anders zu verstehen: Verfolgte suchen Schutz vor Retraumatisierungen und müssen erkennen, dass es kaum Menschen gibt, die auch nur annähernd nachempfinden, geschweige denn verstehen können, was sie erlebt und durchlitten haben. Vor allem aber stellt dieses Schweigen das Medium dar, in dem sich die Verfolgungsgeschichte der Überlebenden im Hinblick darauf entfaltet, wie das Vergangene die jeweilige Gegenwart, die sozialen Beziehungen und damit auch die Zukunft prägt. In jeweils neu sich konstitu-

2 Dan Diner: Zivilisationsbruch: Denken nach Auschwitz, Frankfurt a. M. 1988, 7.

3 Theodor W. Adorno: „Kulturkritik und Gesellschaft" (1951), in: Ders.: Gesammelte Schriften, Bd. 10.1, Frankfurt a. M. 1997, 11-30, hier 30.

4 Jean Améry: Jenseits von Schuld und Sühne. Bewältigungsversuche eines Überwältigten, Stuttgart 1980, 149.

ierenden, vor allem unbewusst gestalteten „Szenen" finden (meist nonverbale) Mitteilungen über die Verfolgungserfahrungen ihren je spezifischen Ausdruck, werden mittels solcher Szenen den Anderen nahegebracht und über die Generationen tradiert.[5]

Dieser Beitrag soll verdeutlichen, warum extreme Traumatisierungen weder auf „die traumatische Situation" noch auf „das traumatische Einzelereignis" reduziert werden können, und dass sie nicht nur *in* den Opfern, sondern in ihren sozialen Beziehungen, in Szenen des Miteinanders, in der Gesellschaft, in der Kultur, also in „der Welt" zu suchen sind. Diejenigen, die etwa mit Verfolgungsopfern psychotherapeutisch arbeiten, sollten also nicht nur auf die Überlebenden schauen, sondern auch auf und in uns und die Welt, in der wir leben. In der Folge wird beschrieben oder zum Teil auch nur kursorisch angedeutet, welche Bedeutung in diesem Kontext aus psychoanalytischer Perspektive dem Vergessen und Erinnern zukommt. Sodann folgen einige Überlegungen zur Differenzierung von Trauma und Extremtraumatisierung sowie zum Thema Antisemitismus. Zur Auseinandersetzung mit dem Erleben und Speichern schwerer Traumatisierungen ist es auch notwendig, zumindest kurz die Konzepte Dissoziation und Re-Assoziation zu streifen. Zum Schluss wird das psychoanalytische Konzept des „Szenischen Erinnerns der Shoah" erläutert, das darauf abzielt, tiefgründiger verstehen zu wollen, wie Überlebende szenisch ihren Verfolgungserfahrungen Ausdruck verleihen und damit das Unsagbare tradieren. Mit der Vorstellung, *für den Zeugen zu zeugen*, sind sie oftmals alleingelassen.

1. Vergessen und Erinnern

Eine Alltagsbetrachtung des Vergessens und Erinnerns, etwa wenn jemand einen anderen Menschen um Verzeihung bittet, weil er etwas vergessen hatte, woran er eigentlich hätte denken sollen, unterscheidet sich grundlegend von der psychoanalytischen Perspektive. Im erstgenannten Fall scheint mit dem Erinnern und einer Entschuldigung das Problem zunächst einmal in Ordnung gebracht und erledigt. In der Psychoanalyse hingegen

---

5 Vgl. Kurt Grünberg: „Schweigen und *Ver*-Schweigen. NS-Vergangenheit in Familien von Opfern und von Tätern oder Mitläufern", in: *Psychosozial* 20 (1997), H. 68, 9-22; Ders./Friedrich Markert: „Child Survivors - geraubte Kindheit: Szenisches Erinnern der Shoah bei Überlebenden, die als jüdische Kinder oder Jugendliche Opfer der Nazi-Verfolgungen waren", in: *Psyche* 70 (2016), H. 5, 411-440.

wird die Sache jetzt erst interessant. So hatte sich Sigmund Freud in der *Psychopathologie des Alltagslebens* (1904) eingehend mit alltäglichen Fehlleistungen des Vergessens, Verlegens, Versprechens, Verschreibens usw. befasst, um deutlich zu machen, dass Vergessen eben nicht *un*motiviert erfolgt. Aufgrund psychischer Konflikte wird Unliebsames, Unerhörtes, anstößiges Wissen mittels eines Abwehrmechanismus, der Verdrängung, in das Unbewusste verschoben, um sich sodann dem unmittelbaren Erinnern zu verweigern. Dieses Wissen ist also gar nicht wirklich „verschwunden", sondern aufgrund bestimmter, jeweils zu analysierender Konflikte in einem bestimmten Zusammenhang nicht zugänglich. Die „Ausrede", etwas vergessen zu haben, „zählt" also gewissermaßen nicht. Das psychodynamisch Bedeutsame vergessen Menschen nicht.

Erfahrungen gesellschaftlicher Gewalt, von Verfolgung oder Extremtraumatisierung, stellen Menschen in Bezug auf das Erinnern des erlittenen Leids vor enorme Herausforderungen, wiederholt sich doch im Leben „danach" oftmals die Erfahrung des Ausgestoßen- und Alleinseins, des Nicht-Dazugehörens. Auch wenn die unmittelbare Drohung nicht mehr notwendig die der Ermordung und Vernichtung sein mag, so erinnert das empfundene Gefühl noch Jahrzehnte später an das, was unhintergehbar damals geschehen war. Zudem ist leider zu konstatieren, dass massiver werdende antisemitische Drohungen und Angriffe entsprechende Befürchtungen ehemals Verfolgter zunehmend realistischer werden lassen.

Die folgende Fallvignette soll illustrieren, dass Verfolgungserfahrungen der Shoah in die früheren Opfer eingebrannt bleiben. Es ist schwer, vermutlich gar unmöglich, Vertrauen in die Welt zurückzugewinnen, hat man zuvor den „Einbruch des Weltvertrauens"[6] erlitten. Insbesondere von den Anderen oder „denen" – in den Worten des früheren Patienten Herrn O. – könne man kaum etwas Gutes erwarten.

„Was soll ich denen erzählen?"

Herr O., der vor längerer Zeit für die Dauer von etwa eineinhalb Jahren bei mir in psychotherapeutischer Behandlung war, war ein sehr zurückgezogen lebender, einsamer Mensch, der als einziger seiner Familie die Shoah überlebt hatte. Er hatte es sich zur Angewohnheit gemacht, teilweise

6 Ebd., 164.

schon Stunden vor Beginn der Therapiestunde im Wartebereich des Sigmund-Freud-Instituts zu sitzen, bevor ich ihn ins Sprechzimmer bat. Er wollte „auf keinen Fall zu spät kommen", sagte er, „nichts verpassen". Vielleicht wollte er auch einen *Übergangsraum* herstellen zwischen seiner Welt draußen und seiner inneren Welt, um die es in der Psychotherapie ging, seine innere Welt, die jedoch stets verbunden war mit dem Erinnern an den Jahrzehnte zuvor erlittenen Einbruch seines Weltvertrauens.

Herr O. war drei Jahre lang in Polen im Versteck gewesen, dann aber doch von einer Gruppe polnischer Kinder „geschnappt" worden, die hinter ihm hergerannt und immer wieder „ein Jude, ein Jude" gerufen hätten. Und dabei habe er sich all die Jahre doch nur nachts aus seinen Kellerlöchern auf die Straße gewagt, um sich etwas Essbares zu beschaffen. Ich erinnere mich an meinen kurzen Moment des Erstaunens, als er mir mitteilte, *erleichtert* gewesen zu sein, ins Konzentrationslager zu kommen: „Endlich brauchte ich mich nicht mehr zu verstecken." In der Folge durchlitt er in mehreren Lagern furchtbare Verfolgungserfahrungen, sei dann aber „nicht mehr vollkommen allein gewesen mit [s]einer Angst".

Die Angst, „entdeckt zu werden", blieb sein vorherrschendes Gefühl. Er heiratete eine nichtjüdische Frau, die ihn offenbar liebevoll umsorgte, mit der er sich aber nicht austauschen konnte. Überhaupt habe er außer in unseren Stunden niemals mit jemand anderem über das gesprochen, was er durchgemacht hatte und wie er sein Leben *danach* empfand. Immer wieder wiederholte Herr O. mir gegenüber diesen einen Satz, teilweise, ohne dass er in den unmittelbaren Kontext zu passen schien: „Was soll ich *denen* erzählen?" Niemand könne verstehen.

Einmal habe er von seinem Sohn, der in einer jüdischen Einrichtung arbeitete, einen großen Briefumschlag geschickt bekommen, auf dem als Absender diese Institution genannt wurde. Daraufhin habe er nächtelang nicht schlafen können: Ob „*die* es" jetzt wüssten?

Wenn in Israel am Jom haShoah Sirenen ertönen und für einige Minuten der Verkehr auf allen Straßen des Landes still steht, bräuchten Überlebende einen solchen Anstoß sicherlich nicht, um das Schicksal ihrer ermordeten Familien zu erinnern. Dennoch sind kollektive Formen des Gedenkens auch für die am Leben gebliebenen Opfer bedeutungsvoll, weil diese mit der gesellschaftlichen Anerkennung dessen verbunden sind, was über viele Jahre systematisch in Zweifel gezogen und gar als Erfindung der Juden hingestellt wurde, um Geldzahlungen zu erpressen ... Die nationalsozialistische Verfolgung von Jüdinnen und Juden war eine Realität, deren Leugnung nicht hinzunehmen ist. Jahrelang lehnten deutsche Gutachter Anträge von Verfolgten auf finanzielle Entschädigungen - die sogenannte Wiedergutmachung - mit der Begründung ab, angeführte psychopathologische Befunde könnten nur *anlagebedingt* verursacht worden sein, nicht durch Erfahrungen der äußeren Realität; sie müssten von frühkindlichen Erfahrungen herrühren, oder es handele sich um eine „Rentenneurose" zum Erschwindeln von Unterhaltszahlungen.[7]

Doch nicht nur die Profession der Psychiater war eifrig damit befasst, die langfristigen Folgen der Shoah zu relativieren oder zu leugnen. Historiker, die sich mit der Forderung nach einer Historisierung des Nationalsozialismus hervortaten, standen den Psychiatern in nichts nach. Im sogenannten Historikerstreit Mitte der 1980er Jahre ging es um das Bestreben, sich der Last der deutschen Geschichte durch Leugnung der Einzigartigkeit der Shoah zu entledigen. Aus diesem Grund trat Jürgen Habermas in einem Artikel in der Wochenzeitung *Die Zeit* vom 11. Juli 1986 der Position Ernst Noltes scharf entgegen, der Auschwitz als eine Antwort auf die „asiatische Tat" Stalins, auf den bolschewistischen Gulag dargestellt hatte. Die systematische Massenvernichtung von Juden, von Roma und Sinti war neben die Tötung von Soldaten und zivilen Opfern von Bombenangriffen gestellt worden. Alle sollten gleichermaßen Opfer gewesen sein. Samuel Salzborn spricht in diesem Zusammenhang von dem „Opfermythos der Deutschen",

7 Vgl. K. R. Eissler: „Die Ermordung von wievielen seiner Kinder muss ein Mensch symptomfrei ertragen können, um eine normale Konstitution zu haben?", in: *Psyche* 17 (1963), H. 5, 241-291; Milton Kestenberg: „Diskriminierende Aspekte der deutschen Entschädigungspraxis: Eine Fortsetzung der Verfolgung" (1982), in: Martin S. Bergmann/ Milton E. Jucovy/Judith S. Kestenberg (Hg.): Kinder der Opfer, Kinder der Täter. Psychoanalyse und Holocaust, übers. a. d. Amerik. v. Elisabeth Vorspohl, Frankfurt a. M. 1995, 74-99; William G. Niederland: Folgen der Verfolgung: Das Überlebenden-Syndrom. Seelenmord, Frankfurt a. M. 1980.

der zu den „Gründungsmythen der Bundesrepublik“ gehöre.[8] Im Zuge des Historikerstreits wurde immer wieder behauptet, Kritiker*innen versuchten, wissenschaftlich gebotene Vergleiche zu unterbinden. Tatsächlich jedoch ging es „denen“ gar nicht um das Vergleichen, sondern um Gleichsetzungen, es ging ihnen um die Nivellierung wesentlicher Differenzen.

In einem Interview mit der Tageszeitung *taz* vom 15. Januar 2017 findet sich eine aufschlussreiche Einschätzung Saul Friedländers über Ernst Nolte: „Die Position, die auf der rechten Seite im Historikerstreit vertreten wurde, war apologetisch, keine Frage. Aber kaum jemand wusste, dass Nolte so ein tiefer Antisemit war. Die antisemitische Dimension war aus dem Historikerstreit evakuiert worden“. An gleicher Stelle kritisiert Friedländer mit Bezug auf einen gemeinsamen Briefwechsel den Historiker Martin Broszat. Darin habe dieser ausgeführt, „die Erinnerung der Opfer - und damit sind an dieser Stelle die Juden gemeint - müsse respektiert werden. Und es könne auch sein, dass man aus ihnen hie und da etwas lernen kann. Aber diese Erinnerung sei mythisch. Sei ein ‚vergröberndes Hindernis‘ auf dem Weg zu einer rationalen Historiografie der deutschen Historiker“.[9]

Auch die später insbesondere unter Psychotherapeut*innen geführte Kriegskinder-Debatte verfolgte letztlich ähnliche Ziele der Relativierung der Shoah. Noch heute scheint sich kaum jemand daran zu stören, dass kurz vor dem 8. Mai 2020 - also 75 Jahre nach dem Tag, der für die einen die Kapitulation[10], für die anderen ein Tag der Befreiung war[11] - die ARD und vermutlich auch andere Fernsehsender Dokumentationen ausstrahlten, die zugleich an die sogenannten deutschen Zeitzeugen wie an die Verfolgten erinnern sollen. Gefasst wird dies unter dem Titel „Kinder

---

8 Samuel Salzborn: Kollektive Unschuld. Die Abwehr der Shoah im deutschen Erinnern, Berlin/Leipzig 2020, 12.

9 „Saul Friedländer über Erinnerungskultur: ‚Ich war ein Luftmensch‘“, in: *taz*, 15.1.2017: https://taz.de/Saul-Friedlaender-ueber-Erinnerungskultur/!5371505/ (zuletzt aufgerufen am 26.6.2020).

10 Es konnte nicht überraschen, dass Oliver Hirschbiegel seinem im Jahr 2004 präsentierten Film über die letzten Tage Hitlers im „Führerbunker“ den Titel *Der Untergang* gab. *Der Untergang* bot vielen Deutschen die Möglichkeit, sich in Gestalt des von Bruno Ganz gespielten Führers bzw. seiner Sekretärin Traudl Junge mit dem Scheitern großer Ideen zu identifizieren.

11 Wenngleich der Begriff „Befreiung“ die Worte des Auschwitz-Überlebenden Norbert Wollheim vom 26. August 1945 in Erinnerung ruft: „Wir sind gerettet, aber wir sind nicht befreit.“

des Krieges" - als wäre die Shoah als Teil des „Krieges" darunter zu subsumieren, was die gemeinsame Überschrift rechtfertigte ...

Auch in Analysen wurden und werden reale historische Erfahrungen von Analysand*innen oft nur unzureichend berücksichtigt. Es gehe um die „innere Wahrheit", die „psychische Realität", wird dann herausgestellt. Umso mehr ist die Arbeit der US-amerikanischen Psychoanalytikerin Emily Kuriloff zu würdigen, die der bedeutsamen Frage nachging, welchen Einfluss persönliche Verfolgungserfahrungen von Psychoanalytiker*innen auf deren spätere Theoriebildung hatten.[12] In diesem Kontext hatte Kuriloff im Jahr 2010 unter anderem den Psychoanalytiker Dori Laub interviewt, der über seine Analyse bei einem aus Schweden stammenden Psychoanalytiker ausführte, dieser habe im Unterschied zum „Mainstream" die Verfolgungsgeschichte Laubs in Rumänien sehr ernst genommen.[13]

Die Position, dass man den Erinnerungen der Opfer nicht wirklich Glauben schenken könne, ist ebenfalls weit verbreitet. So beschreibt Dori Laub unter der Überschrift „Testimony and Historical Truth" den Verlauf einer Fachkonferenz, auf der er die Videoaufzeichnung eines Interviews des Fortunoff-Videoarchivs für Holocaust-Zeugenaussagen an der Yale University mit einer Überlebenden präsentiert hatte.[14] Zu Beginn des Interviews sei die Überlebende so behutsam aufgetreten, „daß sie kaum eine Spur hinterließ".[15] Erst später, als sie über den bewaffneten Aufstand von Lagerhäftlingen gegen die Wachmannschaften vom 7. Oktober 1944 in Auschwitz-Birkenau sprach, habe sie plötzlich sehr aufgebracht, präsent und lebendig gewirkt. Sie habe damals vier Schornsteine des Krematoriums explodieren und in Flammen aufgehen sehen. Nach dieser Schilderung sei die Frau wieder in ihr depressives Schweigen verfallen.

Ein anwesender Historiker habe sich zu Wort gemeldet. Dies belege, so der Historiker, wie wenig man sich auf solche Aussagen

---

12 Emily A. Kuriloff: Contemporary psychoanalysis and the legacy of the Third Reich: history, memory, tradition, New York/London 2014.

13 Ebd., 41 ff.

14 Shoshana Felman/Dori Laub: Testimony. Crisis of witnessing in literature, psychoanalysis, and history, New York 1992, 59 ff. (dt. im Kap. „Zeugnis ablegen oder Die Schwierigkeiten des Zuhörens", in: Ulrich Baer (Hg.): „Niemand zeugt für den Zeugen". Erinnerungskultur und historische Verantwortung nach der Shoah, Frankfurt a. M. 2000, 68-83).

15 Ebd., 70.

von Zeitzeugen verlassen könne. In Auschwitz sei nur einer der vier Schornsteine gesprengt worden.

Das erinnert daran, wie Überlebende der Shoah während der NS-Prozesse oftmals von Strafverteidigern der Angeklagten mit solchen Detailfragen in die Enge getrieben wurden. Als komme es bei der Bewertung von Nazi-Verbrechen auf die exakte Anzahl von brennenden Schornsteinen eines Krematoriums an oder etwa darauf, ob es sich bei einem bestimmten Vorfall um den morgendlichen Appell oder eine Selektion am späten Nachmittag gehandelt habe. Mit ihrer Art der Darstellung hat die von Dori Laub interviewte Überlebende einen tiefen Einblick in das damalige Geschehen gewährt: wie ohnmächtig ausgeliefert die Häftlinge waren, wie deprimiert und hoffnungslos; und dass es in dieser Zeit, nach vielen Jahren der Existenz im Konzentrationslager, ein kaum zu fassendes Ereignis war, wenn Häftlinge gegen ihre Bewacher des Sonderkommandos revoltierten. Eine eindrucksvollere Darstellung des Aufstands und dessen Bedeutung scheint mir kaum vorstellbar.

Es ist wie mit den oben zitierten Darstellungen über das angebliche Schweigen von Überlebenden. Es kommt darauf an, nicht nur die Oberfläche zu betrachten, sondern sich auf die Abgründe, auf die Tiefendimension des Leidens einzulassen und zu versuchen, das Unfassbare zu erfassen, für das Unsagbare einen Ausdruck zu finden.

Was zuweilen vergessen zu sein scheint, ist nicht wirklich verschwunden. In bestimmten Konstellationen und Konfliktlagen ist der Zugriff auf „vergessene" Erinnerungen erschwert. Den Opfern extremer Traumatisierungen geht es jedoch meist anders. Wie gern würden sie vergessen können, was man ihnen und ihren Nächsten angetan hat. Jean Améry spricht von der „unverlierbaren Zeit".[16] Es sei „noch immer nicht vorbei. Ich baumele noch immer, zweiundzwanzig Jahre danach, an ausgerenkten Armen über dem Boden, keuche und bezichtige mich. Da gibt es ‚kein Verdrängen'".[17]

16 Améry: Jenseits von Schuld und Sühne [FN 4], 15.
17 Ebd., 68.

2. Trauma, Antisemitismus, Extremtraumatisierung

Der Begriff des Traumas wird seit vielen Jahren inflationär verwendet. Mehr oder minder jedes Ereignis oder Geschehen, das Menschen besonders plagt, sei ein traumatisches. Dabei wird weder nach dem Schweregrad von Traumatisierungen unterschieden noch danach, ob es sich um Naturereignisse oder von Menschen absichtsvoll herbeigeführte Akte handelte. Differenzen werden eingeebnet; weil jeder irgendwann in seinem Leben einmal schlimme Erfahrungen machen musste, erscheinen folglich alle gleichsam als traumatisiert. Am Ende säßen alle im gleichen Boot: Täter, Opfer, Zuschauer ... Welchen Sinn hätte es also noch, Zusammenhänge, Ursachen, Wirkungen, Bedeutungen von Diskriminierung, Ausgrenzungen, rassistische oder antisemitische Zuschreibungen oder gar Verfolgungsszenarien zu analysieren?

Solche Entdifferenzierungen von Begriffen sind ebenso wenig zufällig wie die von Freud aufgezeigten Fehlleistungen, weisen sie doch auf kultur- und gesellschaftspolitische Veränderungen hin, die entsprechende Dynamiken entfalten. Hier wird die Exklusion von Menschen, die nicht dazugehören sollen, vorangetrieben, zumindest zu Anfang sprachlich. Gruppen, Ethnien, Völker, die angeblich gleiche Eigenschaften aufweisen und für gewisse gesellschaftliche Ereignisse verantwortlich seien, werden zu Sündenböcken für unliebsame Erscheinungen gemacht. Mechanismen und Techniken der Massenpsychologie finden Anwendung, die in der globalisierten und digitalisierten Welt in kaum vorstellbarem Ausmaß Verbreitung erfahren. Dabei werden komplexe Zusammenhänge stets auf schlichte Erklärungen verkürzt, sodass das, „was man immer schon wusste", nämlich wer an allem schuld sei, Bestätigung findet.

In Zeiten von Krise und Verunsicherung finden Verschwörungstheorien weite Verbreitung. Sie beinhalten oftmals an irgendeinem Punkt den Verweis auf vermeintlich mächtige Juden, ist doch der Hass auf die Juden das beste Bindungsmittel für Massen. Trotz oder im Sinne eines Schuldabwehr-Antisemitismus auch gerade wegen Auschwitz werden Juden als diejenigen dargestellt, die für missliche Verhältnisse der Welt verantwortlich und daher schuldig seien. Sie lebten über die Welt verstreut, knüpften „seit jeher" über jedwede Grenze hinaus Verbindungen, die den „jüdischen" Interessen nützten. Sie seien hinterhältig, rücksichtslos, könnten sich überall anpassen, sodass sie nicht als Juden erkannt würden. Wenn sie wiederum nicht im Verborgenen lebten, würden sie ohne Rücksicht auf ihre Umwelt an uralten Traditionen festhalten, ohne sich je anzupassen. Mit ihrem abstrakten Gott, von dem man sich kein Bild machen darf, mit ihrer Bindung an das Gesetz erscheinen sie ignorant und unbelehrbar, ohne die Menschen um sie herum überhaupt wahrzunehmen, und lebten in einer veralteten, rückwärtsgewandten Welt. Oder sie werden zum Synonym für die Moderne, für das abstrakte Kapitalverhältnis. Dann können sie ebenso die Gestalt der „bolschewistischen Gefahr" annehmen wie im nächsten Moment als „Krake" oder „Heuschrecke" des „internationalen Finanzkapitals" erscheinen. Wenn die Juden nicht als Volk attackiert werden sollen, tritt an deren Stelle der Staat Israel, dem in Form antizionistischer Kritik, als „Israelkritik", ohne Mühen der Platz des „bösen Juden" in der Staatengemeinschaft zugewiesen wird.

Im vorliegenden Zusammenhang ist von Bedeutung, dass nicht nur antisemitische Zuschreibungen virulent sein können, sondern dass je nach Bedürfnislage allgemeingültige Begriffe bestimmte Umdeutungen erfahren, um als Entwertung antisemitisch verwendbar zu sein. So gehört es inzwischen zum bundesdeutschen Alltag, dass der Begriff „Opfer" etwa auf Schulhöfen zu einem Schimpfwort umgedeutet worden ist. Der Willkür sind also kaum Grenzen gesetzt.

Doch zurück zum Trauma-Begriff. Ein Trauma ist vor allem als Wunde zu verstehen, und zwar als eine seelische Wunde, die möglicherweise niemals verheilt. Dies kann der Fall sein, wenn es nicht möglich ist, das Trauma in das Seelenleben eines Menschen zu integrieren. Traumatische Ereignisse sind zu unterscheiden von traumatischen Prozessen oder deren Folgen. M. Masud R. Khan prägte den Begriff des „kumulativen Traumas",[18] in dem es um das Versagen der mütterlichen Fürsorgefunktionen in der präverbalen Phase der Mutter-Kind-Beziehung geht. Unmittelbar traumatisierend sei nicht ein singuläres Ereignis. Die traumatisierende Wirkung entfalte sich erst aufgrund einer Häufung zahlreicher Einzelereignisse und sei erst aus der Retrospektive als solche erkennbar.

Mit seinem Konzept der „sequentiellen Traumatisierung" hat der Psychoanalytiker Hans Keilson (1979) einen weiteren wesentlichen Zusammenhang verdeutlicht. Für die Schwere und Persistenz eines Traumas sei nicht nur die Zeit ausschlaggebend, in der

18 M. Masud R. Khan: „The concept of cumulative trauma", in: *Psychoanalytic Study of the Child* 18 (1963), 286-306.

sich die Traumatisierungen zutrugen, sondern auch die Zeit davor sowie die Monate und Jahre nach der Verfolgung seien von großer Bedeutung. Dieser Aspekt scheint mir gerade in Deutschland besonders wichtig zu sein, wenn Überlebende der Shoah für ihr Leben danach das „Land der Täter" gewählt haben. In welchem anderen Land der Erde gäbe es diese unmittelbare Nähe zwischen ehemaligen Nazi-Tätern bzw. -Mitläufern auf der einen und überlebenden Juden und deren Familien auf der anderen Seite? Seit Auschwitz könne, so Dan Diner, „tatsächlich von einer ‚deutsch-jüdischen Symbiose' gesprochen werden - freilich einer negativen: für beide, für Deutsche wie für Juden, ist das Ergebnis der Massenvernichtung zum Ausgangspunkt ihres Selbstverständnisses geworden; eine Art gegensätzlicher Gemeinsamkeit - ob sie es wollen oder nicht. [...] Solch negative Symbiose [...] wird auf Generationen hinaus das Verhältnis beider zu sich selbst, vor allem aber zueinander, prägen."[19]

Zur differenzierten Auseinandersetzung mit den psychosozialen Spätfolgen der Shoah ist es also wichtig, einen Trauma-Begriff zu verwenden, der die oben kurz dargelegte Beliebigkeit von Auslegungen traumatischen Geschehens von vornherein ausschließt. Dieses Kriterium hat bereits Henry Krystal erfüllt, als er mit dem Begriff des „massiven psychischen Traumas" bzw. des „katastrophischen Traumas" der Bedeutung der Bezeichnung „Shoah" nahekam.[20] Gleichermaßen nachvollziehbar ist die Verwendung des Begriffes „genozidales Trauma" zum Beispiel bei Jasmin Bleimling.[21] Um die Möglichkeit einzuschließen, vor dem Hintergrund der nationalsozialistischen Massenvernichtung von Juden oder Roma und Sinti auch Verfolgungserfahrungen einzelner Personen zu fokussieren, ohne den Kontext der Shoah aus dem Blick zu verlieren, verwenden wir meist den Terminus „extremes Trauma" oder „Extremtraumatisierung".[22] Damit wird versucht, dem

19 Dan Diner: „Negative Symbiose. Deutsche und Juden nach Auschwitz", in: *Babylon. Beiträge zur jüdischen Gegenwart* 1 (1986), 9-20, hier 9.

20 Henry Krystal: Massive psychic trauma, New York 1968.

21 Jasmin Bleimling: Gegenübertragung und soziales Trauma. Eine Mikroanalyse des szenischen Erinnerns der Shoah in videografierten Zeitzeugengesprächen, Gießen 2018, 29-31.

22 Vgl. Ilse Grubrich-Simitis: „Extremtraumatisierung als kumulatives Trauma. Psychoanalytische Studien über seelische Nachwirkungen der Konzentrationslagerhaft bei Überlebenden und ihren Kindern", in: *Psyche* 33 (1979), 991-1023; Karin Gässler: Extremtraumatisierung in der Pubertät. Grundlagen spezifischer Erziehungs- und Bildungskon-

Gleichsetzen einander widersprechender Trauma-Konzepte entgegenzuwirken.

3. Trauma, Dissoziation, Re-Assoziation

Dem traumatischen Prozess wohnt die Kraft inne, innere wie äußere Zusammenhänge zu zerstören. Dieses Zerschlagen von Verbindungen ist allerdings zunächst einmal als Versuch des Individuums zu verstehen, sich vor einer Überwältigung durch das Trauma zu schützen. Da dieser Schutzmechanismus bereits im Moment des traumatischen Geschehens eintritt, wird das Trauma auch nicht konsistent, im Zusammenhang gespeichert. Um seelisches Überleben zu sichern, kommt es zum Aufspalten, zum Fragmentieren des affektiven Geschehens-Zusammenhangs. Dissoziierte Inhalte werden voneinander getrennt, eingekapselt und in möglichst tiefen Seelenschichten wie in Krypten „vergraben".[23]

Doch genau jener Mechanismus, der dem Individuum zunächst hilft, das psychische Überleben zu sichern, kann langfristig keinen Zustand grundlegender Sicherheit und verlässlicher Stabilität herstellen. Eingekapselte Trauma-Fragmente, die im *un*verbundenen Zustand sogar das Bild einer „Supernormalität" hervorrufen können,[24] lassen nämlich zugleich ein höchst labiles Gleichgewicht entstehen, eine Balance, die ausgesprochen leicht irritierbar ist. Entsprechende Beobachtungen waren wohl auch für Isidor Kaminer Ausgangspunkt für seine Beschäftigung mit dissoziativen Prozessen.[25] Er beschreibt seine psychotherapeutische Arbeit mit Überlebenden, die in bestimmten Lebenssituationen plötzlich mit „Erinnerungseruptionen"[26] aus der Zeit der Verfolgung in Berührung kommen und daran zu zerbrechen drohen, weil die „Schutzschichten gegen die mit dem Leben nicht zu vereinbarenden Erlebnisse aus der Welt der Vernichtung [...] aufbrechen": „Ein

zeptionen für die nachfolgenden Generationen von jüdischen Verfolgten während des deutschen Nationalsozialismus, Frankfurt a. M. u. a. 1993.

23 Vgl. Nicolas Abraham/Maria Torok: „Mourning or melancholia. Introjection versus incorporation", in: Dies.: The shell and the kernel. Renewals of psychoanalysis, Chicago/London 1994, 125-138.

24 Vgl. Alfred Lorenzer: „Some observations on the latency of symptoms in patients suffering from persecution sequelae", in: *International Journal of Psycho-Analysis* 49 (1968), H. 2-3, 316-318.

25 Isidor J. Kaminer: „Tikun Haolam - Wiederherstellung der Welt. Über-Leben nach der Schoah", in: *Forum der Psychoanalyse* 22 (2006), 127-144.

26 Ebd., 137.

Geruch, ein Ton, ein Wort oder ein Bild konnte urplötzlich eine Flut von Erinnerungen auslösen".[27] Kaminers Ausgangspunkt ist Rabbi Isaak Lurias kabbalistischer „Mythos der Erschaffung, Vernichtung und Wiederherstellung der Welt" - „Tikun Haolam".[28] Nach der Kabbala obliege es den Menschen, danach zu streben, die zersplitterte Urseele über Nächstenliebe und Barmherzigkeit (nach Kaminer „Gebärmutterhaftigkeit"[29]) wieder „ganz" zu machen.

In der experimentellen Traumforschung hat sich Wolfgang Leuschner ebenfalls mit dissoziativen Prozessen befasst.[30] Der zur Dissoziation gegenläufige Prozess sei derjenige der Re-Assoziation, der in Bezug auf die Beschäftigung mit traumatischen Erfahrungen gleichermaßen von entscheidender Bedeutung ist. Wie bereits angedeutet, können traumatische Erlebnisse durch bestimmte Geräusche, Bilder, Gerüche, durch einen Geschmack, durch Stimmen oder Stimmungen aktualisiert werden. Solche Verbindungen oder eben zuweilen auch Beziehungen bedrohen das labile Gleichgewicht traumatisierter Menschen. Dies gilt gleichermaßen für kulturelle oder politische Ereignisse, die vor diesem Hintergrund zu Auslösern von Retraumatisierungen werden können.

Einzelne Fragmente, die im Sinne der Dissoziation Opfer von Verfolgungen vor dem Wiedererleben schützen sollen, büßen diese Wirkung also ein, wenn die voneinander getrennt gespeicherten Einkapselungen wieder in Berührung miteinander kommen. Solche Neuverbindungen können für Menschen vor allem bedrohlich sein, wenn sie von der Wucht der Re-Assoziation selbst überrascht werden. So ist beispielsweise zu vermuten, dass der im Oktober 2019 in Halle erfolgte Anschlag auf an Jom Kippur in der dortigen Synagoge betende Juden nicht nur traumatisiert, sondern Überlebende *re*traumatisiert hat. Im Innern der Synagoge eingesperrt zu sein, während von außen geschossen wurde, was drinnen zu hören und über einen Monitor auch zu sehen war, wird enorme Ohnmacht und heftige Todesängste ausgelöst haben. In sicherer

27 Ebd.

28 Ebd., 127.

29 Ebd., 131.

30 Wolfgang Leuschner: „Dissoziation, Traum, Reassoziation", in: Annegret Eckhardt-Henn/Sven Olaf Hoffmann (Hg.): Dissoziative Bewusstseinsstörungen. Theorie, Symptomatik, Therapie, Stuttgart/New York 2004, 60-73; Ders.: Einschlafen und Traumbildung. Psychoanalytische Studie zur Struktur und Funktion des Ichs und des Körperbildes im Schlaf, Frankfurt a. M. 2011.

Entfernung, aber identifiziert mit den Menschen in der Synagoge, stiegen in mir Bilder auf, wie Nazi-Schergen Juden in Synagogen trieben, die Tür verrammelten und das Gotteshaus mitsamt den darin befindlichen Menschen anzündeten. Wer versucht hatte, durch Fenster nach draußen zu gelangen, wurde erschossen.

4. „Niemand zeugt für den Zeugen", Szene und „Szenisches Erinnern der Shoah"

Für die Verfolgungserfahrungen von Juden während der Shoah gab es nur wenige Zeugen, sind doch die meisten von ihnen selbst nicht mit dem Leben davongekommen. Die verantwortlichen Nazi-Täter zogen und ziehen es vor, ihre Beteiligung an den Verbrechen zu verschweigen (sodass sich der jüdische Autor Jonathan Littell aufgefordert fühlte, aus der Perspektive eines fiktiven SS-Obersturmführers dessen Lebenserinnerungen über Verfolgungstaten in allen Einzelheiten darzulegen[31]). Die Zeugnisse der wenigen Überlebenden wollte man meist nicht hören. Und haben diejenigen, die zuhörten, verstehen können, wovon die Rede war?

So kann es nicht überraschen, dass Paul Celans Gedicht *Aschenglorie* mit der deprimierenden Aussage endet: „Niemand zeugt für den Zeugen".[32] Umso bedeutsamer sind Interviews mit Überlebenden der Shoah, wie sie etwa in dem bereits erwähnten Band *Testimony* von Shoshana Felman und Dori Laub dokumentiert wurden.[33] Laub stellt ein wesentliches Moment solcher Begegnungen mit Überlebenden heraus, wenn er formuliert: „Die Erzählung entsteht im Zuhören und Gehörtwerden" - „ein Wissen entsteht, das in dieser Form noch nicht existierte".[34] Hier wird deutlich, dass „das Trauma" nicht nur *im* Überlebenden zu finden ist, in dessen Körper und Seele, sondern es findet sich und gestaltet sich stets neu im Miteinander, in den Beziehungen, in der Kultur ...

Vor diesem Hintergrund untersuchen wir in unserer psychoanalytischen Forschung insbesondere unbewusst konstellierte „Szenen", die bei der Begegnung mit Überlebenden bzw. infolge dieser Begegnungen entstehen, um damit zu einem tieferen

---

31 Jonathan Littell: Die Wohlgesinnten. Roman, übers. a. d. Franz. v. Hainer Kober, Berlin 2006.

32 Vgl. Baer (Hg.): „Niemand zeugt für den Zeugen" [FN 14].

33 Felman/Laub: Testimony [FN 14].

34 Dori Laub: „Zeugnis ablegen oder Die Schwierigkeiten des Zuhörens", in: Baer (Hg.): „Niemand zeugt für den Zeugen" [FN 14], 68-83, hier 68.

Verständnis der Extremtraumatisierung und seiner Tradierung beizutragen. In Anlehnung an den Ansatz des „szenischen Verstehens" von Alfred Lorenzer[35] und Hermann Argelander[36] entwickelten wir gewissermaßen als Spezialform unser Konzept des „szenischen Erinnerns der Shoah".[37] Im Zentrum beider Konzepte stehen Szenen, in denen Erfahrungen aus der Vergangenheit mit gegenwärtigem Erleben in Zusammenhang gebracht werden. Während Gegenstand des „szenischen Verstehens" vor allem das „üblich Neurotische" bzw. traumatische Erfahrungen sind, die im Wesentlichen einen Erlebnisbereich berühren, der prinzipiell einfühlbar und dem Sprachlichen zugänglich ist, ist der Gegenstand des „szenischen Erinnerns der Shoah" vor allem der Bereich extremtraumatischer Erfahrungen, der sich der unmittelbaren Einfühlung und dem sprachlichen Zugang widersetzt. In Anlehnung an Lorenzer[38] und Langer[39] ist das Konzept des „szenischen Erinnerns der Shoah" eine Theorie des „wortlosen Symbolismus", einer vornehmlich nichtsprachlichen Form der Symbolbildung, die mit der Beschreibung und Analyse der Gegenübertragungen in Sprache gebracht wird.[40]

Wenn die Forschungsanalytiker subjektiv das Gefühl haben, mit dem Entsetzlichen und Unerträglichen der Shoah in Berührung zu kommen, arbeiten sie die Phänomenologie ihrer Gegenübertragungsreaktionen heraus. Mit der Methode der „konzentrierten freien Assoziation"[41] erforschen sie ihre unmittelbaren

35 Alfred Lorenzer: Sprachzerstörung und Rekonstruktion. Vorarbeiten zu einer Metatheorie der Psychoanalyse, Frankfurt a. M. 1970; Ders.: Die Sprache, der Sinn, das Unbewußte. Psychoanalytisches Grundverständnis und Neurowissenschaften, hg. v. Ulrike Prokop, Stuttgart 2002.

36 Hermann Argelander: „Das Erstinterview in der Psychotherapie", Teil 1-3, in: *Psyche* 21 (1967), 341-368, 429-467, 473-512; Ders.: „Die szenische Funktion des Ichs und ihr Anteil an der Symptom- und Charakterbildung", in: *Psyche* 24 (1970), 325-345.

37 Vgl. Grünberg/Markert: „Child Survivors - geraubte Kindheit" [FN 5].

38 Lorenzer: Die Sprache, der Sinn, das Unbewußte [FN 35], 63 ff.

39 Susanne K. Langer: Philosophie auf neuem Wege. Das Symbol im Denken, im Ritus und in der Kunst, Frankfurt a. M. 1965, 86 ff.

40 Vgl. Kurt Grünberg/Friedrich Markert: „Todesmarsch und Grabeswanderung - Szenisches Erinnern der Shoah. Ein Beitrag zur transgenerationalen Tradierung extremen Traumas in Deutschland", in: *Psyche* 67 (2013), 1071-1099.

41 Friedrich Markert: „Hypnoanalyse - Ein Stiefkind der Psychoanalyse. Methoden und Techniken moderner Hypnotherapie und ihre möglichen Anwendungen in der Psychoanalyse", in: *Forum der Psycho-*

Gefühle, Gedanken, Phantasien und auch Körperempfindungen. Sie bringen das in der Gegenwart Geschehende mit der Lebens- und Verfolgungsgeschichte der Überlebenden in Verbindung.

Das traumatische Erinnern ist stets als gegenwärtiger Prozess zu verstehen, der sich auf ein Geschehen in der Vergangenheit bezieht. Im Erinnern spielen also sowohl der aktuelle historisch-gesellschaftliche Kontext als auch die gegenwärtigen kulturellen Bedingungen eine entscheidende Rolle. Prozesse des Erinnerns stellen höchst persönliche, individuelle Begebenheiten dar und berühren zugleich das kollektive und kulturelle Gedächtnis.[42]

5. Trauma-Tradierung - „Von einem Günter Grass erschossen?"

Die hier skizzierten Erforschungen des „szenischen Erinnerns der Shoah" sind auf die transgenerationale Tradierung des extremen Traumas gerichtet. Etwa Mitte der 1960er Jahre waren insbesondere Psychoanalytiker*innen darauf aufmerksam geworden, dass auch Nachkommen von ehemals Verfolgten psychosoziale Spätfolgen der Verfolgung ihrer Eltern aufwiesen.[43] Die US-amerikanische Psychoanalytikerin Judith Kestenberg und ihre Kolleg*innen einer internationalen Forschungsgruppe brachten dazu bedeutsame Erkenntnisse ein. Kestenberg spricht von „Transposition", wenn sich ihre Patienten der Zweiten Generation seelisch wie durch einen „Zeit-Tunnel" in genau jene Bereiche des Verfolgungszusammenhangs ihrer Eltern begaben, der für diese von entscheidender Bedeutung war, obwohl „die Kinder" kein bewusstes Wissen über diese Zusammenhänge hatten.[44] Robert Prince hat aufgezeigt, wie das gegenwärtige Leben der Zweiten Generation

---

analyse 4 (2005), 358-370; Ders.: „Heilungsfördernde Faktoren und Methoden der Hypnoanalyse. (Selbst)Hypnose / (Selbst)Suggestion / Meditation im analytischen Prozess", in: Helga Kremp-Ottenheym/ Marian Juszczak/Manfred Schmidt (Hg.): Heilung und Stagnation in psychoanalytischen Behandlungen, Frankfurt a. M. 2005, 177-205.

42 Vgl. Maurice Halbwachs: Das Gedächtnis und seine sozialen Bedingungen, Berlin/Neuwied 1966; Ders.: Das kollektive Gedächtnis, Stuttgart 1967; Jan Assmann: Das kulturelle Gedächtnis. Schrift, Erinnerung und politische Identität in frühen Hochkulturen, München 1992.

43 Vgl. Kurt Grünberg: Liebe nach Auschwitz. Die Zweite Generation, Tübingen 2000.

44 Judith S. Kestenberg: „Die Analyse des Kindes eines Überlebenden: Eine metapsychologische Beurteilung" (1982), in: Dies./Bergmann/ Jucovy (Hg.): Kinder der Opfer, Kinder der Täter [FN 7], 173-206.

von Vorstellungen bzw. Bildern der elterlichen Verfolgungsgeschichte bestimmt sein kann („Imagery of the Past as an Organizing Principle of the Present").[45] Die Bedeutung der Narrationen in Bezug auf die transgenerationale Trauma-Tradierung wird häufig überschätzt. Entscheidend sind vielmehr die Beziehungsgestaltungen, die in gemeinsam konstellierten Szenen zum Ausdruck kommen.

Da der Prozess der Tradierung nicht unmittelbar zu beobachten ist, muss er psychoanalytisch erschlossen werden. Hier sind die Gegenübertragungsreaktionen von Psychoanalytiker*innen in Begegnungen oder Psychotherapien bzw. Analysen von großer Bedeutung. Mit ihnen kann auf frühere Tradierungsprozesse in den Familien rückgeschlossen werden. Der Fokus liegt auf der Analyse von Szenen, die wir als „szenisches Erinnern der Shoah" konzeptualisieren.

Wie erwähnt, speichern Opfer von Verfolgungen markante Szenen bereits im Moment des traumatischen Geschehens nicht konsistent, das heißt nicht im Zusammenhang, sondern fragmentiert. Im weiteren Verlauf, im traumatischen Prozess, unterliegen die Szenen vielfältigen Umarbeitungen, weil aufgrund neuer Perspektiven jeweils auch neue Aspekte des traumatischen Geschehens wachgerufen werden. Das Erinnern, ein dynamischer Prozess, ist etwas anderes als Erinnerung. Anders als im Falle „einfacherer" Traumata, in denen sich anhand der Bearbeitungen von Träumen zeigen lässt, wie es aufgrund der Herstellung neuer, *sinnstiftender* Verbindungen zu Milderungen traumatischer Ängste kommen kann,[46] kommt es nach extremer Traumatisierung - danach - zu keiner wirklichen Beruhigung, auch und gerade nicht aufgrund der vorangeschrittenen Zeit. Hier heilt die Zeit keine Wunden. Extreme Traumata brechen zuweilen gerade im Alter auf, beispielsweise im Zusammenhang mit Erkrankungen, die an das Ausgeliefertsein kranker Menschen während der Verfolgung, bei Selektionen erinnern. Extremes Trauma zeichnet sich dadurch aus, dass es sich nicht in das Seelenleben integrieren lässt, weil es keinen *Sinn*-Zusammenhang genozidaler Vernichtung gibt. Extremtraumatisches Erinnern bricht in einer bestimmten Situa-

45 Robert M. Prince: The Legacy of the Holocaust. Psychohistorical Themes in the Second generation, Ann Arbor (Mich.) 1985 (1975), 98 ff.

46 Vgl. Ernest Hartmann: Dreams and Nightmares. The New Theory on the Origin and Meaning of Dreams, New York/London 1998.

tion in das aktuelle Leben ein. Aufgrund der momentanen Stimmung, der aktuellen Tageserlebnisse, der Persönlichkeit, der individuellen Lebensbedingungen und vor allem auch bestimmter gesellschaftlich-kultureller Ereignisse entsteht im „szenischen Erinnern der Shoah" eine jeweils neue Gestalt. Hintergrund solcher Neu-Gestaltungen ist jeweils ein Aufbrechen eingekapselter Erinnerungsfragmente und das In-Berührung-Kommen dieser mit anderen dissoziierten Elementen, die zuvor aus dem Verfolgungszusammenhang „gelöst" zu sein schienen.

Wie in einer solchen Situation, kurz nach Erscheinen des „Gedichts" *Was gesagt werden muss* von Günter Grass,[47] ein Überlebender auf dieses Ereignis aus der Welt der Kultur reagierte und wie er im Sinne des „szenischen Erinnerns der Shoah" seinem „Psycholog'" hiernach auf unbewusste Weise, wesentlich nonverbal, zentrale Szenen des ursprünglichen Traumas vermittelte, soll abschließend mit dieser Fallvignette illustriert werden, die ich zusammen mit meinem langjährigen Kollegen Dr. Friedrich Markert erarbeitet habe.[48]

Kurz nach Erscheinen des Grass-Gedichts traf ich Herrn L. im „Treffpunkt für Überlebende der Shoah" in Frankfurt am Main. In seiner Publikation unternimmt Grass eine hinlänglich bekannte Täter-Opfer-Inversion, mittels derer Opfer als Täter und Täter als Opfer stilisiert werden: Die Israelis erscheinen als Bedroher des Weltfriedens, während der damalige iranische Machthaber Ahmadinedschad, der wiederholt zur Vernichtung des Staates Israel aufgerufen hatte, verharmlosend als „Maulheld" bezeichnet wird.

Herr L., der damals regelmäßig in den Treffpunkt kam, demonstrierte mir sehr eindrücklich seine Empörung über Grass, den er fortan als potenziellen Mörder betrachtete. Als Angehöriger der Waffen-SS hätte Grass theoretisch doch auch ihn, Herrn L., erschießen können! Herr L. forderte mich eindringlich auf, tätig zu werden: „Sie sind mein Psycholog', Sie müssen etwas tun!"

In der darauffolgenden Woche trafen wir einander vor dem Gebäude, in dem der Treffpunkt untergebracht war, und fuhren gemeinsam mit dem Aufzug in den vierten Stock. Obwohl ich keinerlei körperliche Anstrengung unternommen hatte, beschlich mich das unbedingte Bedürfnis, mich hinzusetzen, während mich

47 Günter Grass: „Was gesagt werden muss", in: *Süddeutsche Zeitung*, 4.4. 2012.

48 Grünberg/Markert: „Todesmarsch und Grabeswanderung" [FN 40].

Herr L. abermals bedrängte, etwas gegen das Grass-Gedicht zu unternehmen. Ein Schmerz im Oberschenkel, dem ich zunächst keine weitere Bedeutung zumaß, brachte mich dazu, ihn zu bitten, sich gemeinsam hinzusetzen. Doch Herr L. sprang sogleich wieder auf, was der Aufforderung an mich gleichkam, ebenfalls aufzustehen.

In der Intervisionssitzung zwei Tage später folgte ich der Direktive meines Kollegen Markert, zu diesem schmerzhaften Gefühl im Oberschenkel „konzentriert zu assoziieren". Erst jetzt gelang es uns zu erkennen, dass hier „szenisches Erinnern der Shoah" tradiert worden war. Mithilfe der Analyse meines Körper-Gefühls[49] erschloss sich eine Möglichkeit, die unbewussten Beweggründe meines Gegenübers zu erkennen, der mir auf seine Weise etwas nahegebracht hatte, das für ihn seit seinem Todesmarsch untrennbar mit der nationalsozialistischen Verfolgung verbunden war: Diejenigen, die sich damals aus Erschöpfung dem Bedürfnis hingaben, sich zu Boden sacken zu lassen, wurden sogleich von den Wachmannschaften erschossen. Um am Leben zu bleiben, galt es also, sich diesem Sog nach unten - den ich in der geschilderten Szene im Treffpunkt scheinbar grundlos empfunden hatte - mit aller Kraft entgegenzustemmen und auf den Beinen zu bleiben.

Herr L. hat überlebt. Doch muss er sich dieser Kraft, aufrecht und auf den Beinen zu bleiben, noch Jahrzehnte nach dem Ende der Verfolgung tagtäglich vergewissern. Das Sich-Aufrichten und Gehen war zu seinem Überlebensmodus geworden. Erst die Analyse des „szenischen Erinnerns der Shoah" hat diesen für Herrn L. hoch bedeutsamen Zusammenhang erkennbar werden lassen. Sein wiederholtes Aufspringen hatte ich zwar schon früher wahrgenommen, allerdings ohne dessen tiefere Bedeutung zu verstehen. Erst jetzt wurde mir gegenwärtig, warum es für Herrn L. so wichtig war, täglich stundenlang durch die Stadt zu „marschieren", hatte er mir doch oftmals stolz erzählt, er sei zu Fuß zum Treffpunkt gekommen, obwohl er in einem anderen Stadtviertel wohnte.

Es dürfte kaum verwundern, dass Herr L. auf seinen Wegen recht einsam geblieben ist.

---

49 Vgl. Wolfgang Leuschner: „Paul Schilders Körperbild-Modell und der ‚body intercourse'", in: *Psyche* 71 (2017), H. 2, 123-150.

Tilmann Habermas

Die Veränderung von Lebensgeschichten im Laufe des Lebens

Dieser Beitrag versteht sich als Einführung in die Entwicklung und Veränderung der Lebensgeschichten von Menschen im Laufe ihres Lebens. Während Lebensläufe die sozialen und institutionellen Aspekte des Lebens von Individuen betreffen, findet bei Lebensgeschichten eine Auswahl biografisch bedeutsamer Ereignisse und Lebensumstände statt, die erzählerisch miteinander verknüpft werden und von der persönlichen Entwicklung eines Individuums abhängen. Lebensgeschichten können von anderen (heterobiografisch) oder von einem selbst (autobiografisch) erzählt werden. Hier wird es nicht nur um die Lebensgeschichten von Überlebenden der Shoah gehen, sondern auch allgemeiner um das Wissen darüber, wie sich Lebensgeschichten im Laufe des Lebens entwickeln und verändern können. Da ich selbst keine eigenen Forschungen zu Lebenserzählungen Überlebender betrieben habe, werde ich mich, wo immer möglich, auf die entsprechende Literatur beziehen. Es gibt meines Wissens noch keine vergleichenden Studien zu den Besonderheiten der Veränderung von Lebensgeschichten Überlebender der Shoah. Allerdings basieren einige der wichtigsten Studien zur langfristigen Veränderung der Erinnerung auf wiederholten Videointerviews mit Überlebenden.[1]

In diesem Beitrag beschäftige ich mich damit, wie die eigene Lebensgeschichte sich, als subjektive Rekonstruktion und Erzählung der eigenen Vergangenheit, im Laufe des Lebens entwickelt und verändert. Dafür werde ich etwas sagen 1) zur Entwicklung der Fähigkeit, überhaupt eine Lebensgeschichte zu erzählen; 2) zur Konstanz und Entwicklung der eigenen Person als Thema der Lebensgeschichte; 3) zur Veränderung der subjektiven Lebensgeschichte, also des Lebensrückblicks, im Laufe normativ verlau-

1 Brian Schiff: „Telling it in time: Interpreting consistency and change in the life stories of Holocaust survivors“, in: *The International Journal of Aging and Human Development* 60 (2005), 189-212; Brian Schiff/Heather Skillingstead/Olivia Archibald/Alex Arasim/Jenny Peterson: „Consistency and change in the repeated narratives of Holocaust survivors“, in: *Narrative Inquiry* 16 (2006), 349-377; Deborah Schiffrin: „We knew that's it: Retelling the turning point of a narrative“, in: *Discourse Studies* 5 (2003), 535-561.

fender Lebensläufe, was mit Beispielen von Ruthellen Josselson und aus der MainLife-Studie illustriert wird. Abschließend werde ich 4) unter Rückgriff auf die Literatur weitere Aspekte der Veränderung von Lebenserzählungen über die Zeit erörtern, die mit nicht-normativen und traumatisierenden Erlebnissen sowie sozialen und historischen Umständen zusammenhängen.

Mich interessiert die Lebensgeschichte als die umfassendste Form der Darstellung der psychosozialen Identität. Sie beinhaltet nicht nur die wichtigsten Erlebnisse des Lebens, sondern, da sie zugleich darstellt, als was für eine Person man sich versteht, auch gegenwärtige und vergangene Persönlichkeitseigenschaften, die wichtigsten Beziehungen, eingenommene Rollen und wesentliche Werte, nach denen man zu leben getrachtet hat oder nach denen man zumindest das eigene Leben rückblickend bewertet. Die Lebensgeschichte ist zwar immer ein Blick zurück auf die persönliche Vergangenheit, aber eben vor allem auch ein Ausdruck des gegenwärtigen Selbstverständnisses. Da der Lebensrückblick dazu dient, dieses aktuelle Selbstverständnis zu vermitteln, verändert sich die persönliche Vergangenheit, wie sie in Lebensgeschichten aufscheint, im Zuge des Weiterlebens und Sich-Veränderns. Das ist die Grundüberlegung für diesen Beitrag.

Ich werde dabei immer wieder auf meine eigene Forschung zurückgreifen und möchte deshalb die seit 2003 laufende Langzeitstudie von kurzen Lebenserzählungen, die wir MainLife-Studie genannt haben, kurz vorstellen. Die Studienteilnehmenden sind sechs Kohorten zufällig ausgewählter, aber relativ gebildeter Frankfurterinnen und Frankfurter. Die Teilnehmenden setzen sich mit gleichsam „normalen" Wechselfällen des Lebens auseinander, das heißt, wir haben sie nicht danach ausgesucht, ob sie in ihrem Leben besonders belastende Erlebnisse hatten oder nicht. Von ursprünglich 170 und inzwischen immerhin noch 137 Frankfurter*innen haben wir uns alle vier Jahre - zuletzt 2019 - relativ kurze, nämlich 10 bis 25 Minuten lange Lebensgeschichten erzählen lassen. Die Teilnehmenden waren zu Beginn 8, 12, 16, 20, um die 40 und um die 65 Jahre alt.

1. Entwicklung der Fähigkeit, zusammenhängende Lebensgeschichten zu erzählen

Zunächst stellt sich die Frage, wie sich die Lebensgeschichte und biografisches Denken und Urteilen vom einfachen Erinnern unterscheiden. Das Erinnern einzelner Erlebnisse erfordert ein Rekonstruieren von Ereignissen und ihrer subjektiven Wahrnehmung und Bedeutung sowie das Konstruieren einer Erzählung, um sie zu kommunizieren. Solche Alltagserzählungen folgen einem narrativen Schema, nach dem erst der Kontext, dann die Ereignissequenz mit einer Komplikation und gegebenenfalls Lösungsversuche und ein Resultat erzählt werden. Erinnerungen zu erzählen, lernen Kinder, ebenso wie fiktive Geschichten zu erzählen, zwischen dem ersten Spracherwerb und dem Grundschulalter, und zwar wesentlich im Gespräch mit Erwachsenen. Diese helfen den Kindern mit Nachfragen und Ergänzungen aktiv, eine Geschichte zu komponieren.[2]

Im Vergleich zu solchen alltäglichen Erinnerungserzählungen sind ganze Lebenserzählungen wesentlich komplexer und unterliegen zugleich weniger strengen strukturellen Normen. Von Lebenserzählungen erwarten wir, dass sie mehr als aneinandergereihte interessante Geschichten aus dem Leben sind - mit solchen reagieren Achtjährige auf die Frage nach einer Erzählung ihres Lebens. Sie suchen ihre Geschichten meist nach ihrer Emotionalität aus, nicht danach, dass sie biografisch bedeutsam sind. Biografisch bedeutsame Ereignisse sind unter anderem Statuspassagen wie Einschulung, erster Kuss, Führerschein, Abschluss der Berufsausbildung oder des Studiums sowie Heirat und die Geburt der Kinder und Enkel. Sie bilden eine Art normatives Gerüst von Lebenserzählungen und gehören wesentlich zum kulturellen Konzept davon, wie eine Biografie auszusehen hat. Außerdem erwarten wir von Lebenserzählungen, dass sie der linearen Abfolge des Lebens folgen, jedenfalls in ihren Grundzügen, und dass man die Ereignisse zeitlich einordnen kann. Zudem erwarten wir, dass die Ereignisse miteinander zusammenhängen, also Ursachen oder Motive haben und Folgen zeitigen für das Leben der Person. Und wir erwarten, dass die Person in den verschiedenen Erzählungen als Handelnde ebenso wie als Erzählerin wiedererkennbar und durch bestimmte gleichbleibende typische Eigenschaften, Handlungen und Themen charakterisierbar ist, die sich wiederholen und die Lebenserzählung färben. Diese vier Charakteristika stiften einen Zusammenhang in der Lebensgeschichte: Übereinstim-

2 Robyn Fivush: Family narratives and the development of an autobiographical self: Social and cultural perspectives on autobiographical memory, London 2019.

mung mit einem kulturellen Biografiekonzept, zeitliche, kausal-motivationale und thematische Kohärenz.[3]

Darüber hinaus sollten Lebenserzählungen nicht erst mit den ersten Erinnerungen einsetzen, sondern mit dem Beginn des Lebens und dessen Kontext, also Informationen über die Familiensituation und Familiengeschichte, eventuell auch den soziohistorischen Kontext enthalten. Schließlich erwarten wir von Lebenserzählungen, dass sie einen geformten Abschluss haben, nämlich bis in die Gegenwart reichen, vielleicht im Rückblick das bisherige Leben bewerten und auch noch in die Zukunft weisen, sodass das Leben über die Gegenwart hinaus eine Richtung erkennen lässt.[4]

In der MainLife-Studie zeigte sich, dass Grundschulkinder noch keine zusammenhängenden Lebensgeschichten erzählen konnten, die auch nur einem dieser Kriterien entsprachen. Präadoleszente begannen, ein zeitliches Gerüst für das Leben zu konstruieren, also Ereignisse in chronologischer Abfolge zu erzählen und die wichtigen Statuspassagen für die Strukturierung zu nutzen. Erst im mittleren Jugendalter begannen die Lebenserzählungen auch motivationale Zusammenhänge zwischen den verschiedenen Lebensstationen aufzuweisen, und fingen die Jugendlichen an, eine psychologische und sogar entwicklungspsychologische Dimension zu erkennen. Die 20-jährigen Erzählenden begannen dann mitunter, zentrale Lebensthemen und Lebensziele, also beispielsweise ihre Berufswahl, biografisch zu begründen. Die thematische Kohärenz nahm noch bis zum mittleren Erwachsenenalter zu.[5] Auch die Einbettung des Lebens in einen Ursprungskontext und ein bewertender Rückblick mit Ausblick auf die Zukunft nahmen bis zum jungen Erwachsenenalter zu. Eine historische Einbettung erfolgte in unserer Studie allerdings altersunabhängig nur

3 Tilmann Habermas/Susan Bluck: „Getting a life: The emergence of the life story in adolescence“, in: *Psychological Bulletin* 126 (2000), 748-769.

4 Tilmann Habermas: „‚Kann ich auch ganz, ganz am Anfang anfangen, als ich noch ganz klein war?‘ Wie Kinder und Jugendliche lernen, Lebenserzählungen zu eröffnen und zu beenden“, in: Harald Welzer/Hans J. Markowitsch: Warum Menschen sich erinnern können: Fortschritte der interdisziplinären Gedächtnisforschung, Stuttgart 2006, 256-275.

5 Christin Köber/Florian Schmiedek/Tilmann Habermas: „Characterizing lifespan development of three aspects of coherence in life narratives: A cohort-sequential study“, in: *Developmental Psychology* 51 (2015), 260-275.

durch diejenigen Teilnehmenden, die Kriege erlebt hatten.[6] Man lernt also im Wesentlichen im Laufe des Jugendalters, eine zusammenhängende Lebensgeschichte zu konstruieren und so die Erinnerung mit dem Selbstverständnis zu verknüpfen.

2. Entwicklung *in* der Lebensgeschichte: Konstanz und Veränderung

Zeitliche und kausal-motivationale Kohärenz ordnen das Erzählen von Veränderung und Entwicklung, thematische Kohärenz das von Konstanz und Gleichbleiben. Lebenserzählungen unterscheiden sich durch das Ausmaß, in dem Veränderung oder persönliche Konstanz erzählt werden. Das kann sich auf die Lebensverhältnisse beziehen, vor allem aber auf die eigene Person, also darauf, inwiefern sie als gleichbleibend oder sich verändernd erzählt wird. Veränderungen können im Leben graduell vonstattengehen, sich auf bestimmte Lebensphasen konzentrieren oder auch durch ganz bestimmte Ereignisse bedingt oder ausgelöst werden.

Lebenserzählungen unterscheiden sich darin, ob und wie sehr Veränderungen der Lebensumstände und der Person selbst tatsächlich in einer Lebensgeschichte erzählt oder verschwiegen, ignoriert oder nicht thematisiert werden. Dabei spielen mehrere Faktoren eine Rolle, zuallererst das tatsächliche Ausmaß an Veränderung im Leben der Person, dann wie die Person ihr eigenes Leben versteht, auch ob sie überhaupt über sich und ihr Leben nachgedacht hat, und schließlich, wie die Person sich in einer Situation jeweils darstellen möchte.

Es gibt eine Reihe von Mitteln, Konstanz und Veränderung bzw. Entwicklung in Lebenserzählungen zu verdeutlichen. Ein einfaches und häufig gewähltes Mittel besteht darin, aus der erzählten Zeit herauszuspringen und sie kontrastierend mit der Gegenwart zu vergleichen im Sinne eines heute-noch-immer oder heute-nicht-mehr („wir sind immer noch miteinander befreundet"; „heute nehme ich keine Drogen mehr"). Das erlaubt allerdings nur, eine Veränderung oder ein Gleichbleiben zu konstatieren. Eine Entwicklung hingegen kann man besser verdeutlichen, indem man Veränderungen der eigenen Person oder des Lebens mit bestimmten Erlebnissen verknüpft. So können bestimmte

6 Christin Köber/Tilmann Habermas: „The development of temporal macrostructure in life narratives across the lifespan", in: *Discourse Processes* 54 (2017), 143-162.

Erlebnisse zu Veränderungen der Persönlichkeit oder von Werthaltungen führen („Ich bin ziemlich schüchtern, seitdem meine Eltern sich getrennt haben"). Umgekehrt können Persönlichkeitseigenschaften und Werte zu Handlungen motivieren („Also da hab ich so einen pazifistischen Strang, ich hab mich bundesweit für Kriegsdienstverweigerung eingesetzt"). Diese Verknüpfung von Zeit und Identität, von Ereignissen mit dem Selbstverständnis machen den Kern autobiografischen Denkens und Urteilens aus.

Ein besonders wichtiger Aspekt von Veränderungen betrifft die Sicht auf das eigene Leben. Erzähler können sich als Menschen ausweisen, die etwas dazugelernt haben. Das kann dadurch geschehen, dass sie etwas erfahren haben, was sie zuvor nicht wussten („Inzwischen weiß ich, dass ich adoptiert wurde"). Die Veränderung der Sichtweise kann auch aus einer Neubewertung heraus geschehen, also dass etwas heute anders als ursprünglich gewertet wird. Beispiele dafür sind das Bereuen einer eigenen Handlung, das Verzeihen der Handlung eines Anderen oder ein Erlebnis, das einen früher geärgert hatte, aber heute eher betrübt. Schließlich kann man neben dem Gewinn an Wissen und einer zutreffenderen Bewertung auch ein tieferes, vollständigeres Verständnis vergangener Ereignisse und Umstände gewinnen, das besonders eng mit der Lebensgeschichte verwoben ist, wenn es durch ein Erlebnis zustande kommt („Nach dem Wutausbruch habe ich gemerkt, dass mich die Scheidung doch mehr verletzt hat, als ich mir eingestanden hatte").[7]

Mit der Fähigkeit, sich dem eigenen Leben gegenüber zu verhalten, es neu zu interpretieren und neu zu bewerten, belegen Lebenserzähler, dass sie ihr Leben bewusst leben, jedenfalls in der Gegenwart, und dass sie ihr Leben verantworten und kritisch aneignen. Erzählende setzen sich möglicher Kritik aus, wenn sie ihr Leben nicht als von ihnen selbst aktiv gestaltet darstellen oder es nicht zumindest im Nachhinein verantworten. Diese allgemeine Erwartung stößt an ihre Grenzen, wenn Teile des Lebens extrem traumatisierend und fremdbestimmt waren. Doch selbst dann kommen Erzählende nicht um eine Stellungnahme zum gelebten Leben herum.

---

7 Tilmann Habermas: „Autobiographical reasoning: Arguing and narrating from a biographical perspective", in: Ders.: The development of autobiographical reasoning in adolescence and beyond, San Francisco 2011, 1-17.

3. Wie verändert sich die persönliche Vergangenheit im Laufe des Lebens?

Bislang habe ich beschrieben, wie Konstanz und Veränderung innerhalb der Lebenserzählung thematisiert werden und auch Neubewertungen und Reinterpretationen ein nicht untypisches Kennzeichen von Lebenserzählungen sind. Nun komme ich zur Außenperspektive auf Lebenserzählungen. Veränderungen in Lebenserzählungen sind nur zu bemerken, wenn man mehrere, zu verschiedenen Zeiten des Lebens erzählte Lebensgeschichten miteinander vergleicht. Die Veränderungen der Lebenserzählungen können unbemerkt vonstattengehen oder aber auch in späteren Lebenserzählungen unterschiedlich stark und mehr oder weniger zutreffend thematisiert werden.

Es stellt sich die zentrale Frage, wie sich die Vergangenheit im Laufe des Lebens verändern kann. Dafür werde ich zunächst Erzählungen von mehr oder weniger normativ verlaufenden Lebensläufen erläutern. Dabei geht es mir, ungeachtet der großen Unterschiede zwischen den Menschen, um die typischen Trends. Ausgehend von der Frage, wie sich das Lebensalter typischerweise auf das autobiografische Erinnern und die Lebenserzählung auswirkt, werde ich darlegen, welches Ausmaß die Veränderung der eigenen Vergangenheit haben kann und wovon dies beeinflusst wird; welche Auswirkungen das wiederholte Erzählen von Erinnerungen darauf hat und wie sich die veränderte Identität und Lebenssituation auf die Lebensgeschichte auswirken.

Einflüsse des Lebensalters auf das autobiografische Erinnern

Neben der Entwicklung der grundlegenden Fähigkeit, mehr oder weniger zusammenhängende Lebensgeschichten zu erzählen, gehen einige weitere typische Veränderungen mit dem Älterwerden einher:

- Ab dem jungen Erwachsenenalter werden Eltern in Lebenserzählungen seltener erwähnt; zugleich werden die Urteile über die Eltern bis zum mittleren Erwachsenenalter zunehmend kritischer.[8]
- Generell erinnert man umso mehr, je näher die Ereignisse an der Gegenwart liegen; allerdings werden ab dem mittle-

8 Christin Köber/Tilmann Habermas: „Parents' traces: When and how parents are presented in life narratives of a lifespan sample", in: *Journal of Personality* 83 (2018), 679-697.

ren Erwachsenenalter zunehmend Erinnerungen aus dem Jugend- und jungen Erwachsenenalter bevorzugt.[9]

- Im höheren Erwachsenenalter fällt es zusehends schwerer, einzelne Erlebnisse lebendig zu erinnern, dafür nimmt das Wissen um vergangene Erlebnisse, ohne den lebendigen Erlebnisgehalt, weniger schnell ab. In den hochselektiven Lebenserzählungen schlägt sich diese Veränderung im Laufe des Erwachsenenalters allerdings nicht nieder, da gut erinnerbare Erlebnisse ausgewählt werden können.[10]
- Im höheren Erwachsenenalter erscheint die Vergangenheit zusehends positiver im Vergleich zur Zukunft;[11] auch dieser Effekt schlägt sich nicht in den Lebenserzählungen nieder, sie werden also mit dem Alter nicht insgesamt positiver (MainLife-Studie, unveröffentlicht); allerdings betreffen diese Erzählungen nur die persönliche Vergangenheit und zukünftige Erwartungen spielen keine Rolle.
- Erik Erikson beschreibt, dass im höheren Erwachsenenalter das Streben nach selbstbezogenen Zielen nachlässt zugunsten generativer Motive, also dem Bestreben, etwas Gutes für Jüngere zu erreichen.[12]
- Schließlich besteht zum Lebensende hin ein wachsendes Bedürfnis, auf das Leben zurückzublicken und zu resümieren. Dies scheint dazu zu motivieren, dass lange verdrängte oder dissoziierte Erinnerungen an frühe traumatische Erfahrungen im Alter in einem schmerzlichen Prozess doch noch reaktiviert und zu einem Teil der Lebenserzählung werden.[13]

---

9 David C. Rubin/Matthew D. Schulkind: „Distribution of important and word-cued autobiographical memories in 20-, 35-, and 70-year-old adults“, in: *Psychology and Aging* 12 (1997), 524-535.

10 Tilmann Habermas/Verena Diel/Harald Welzer: „Lifespan trends of autobiographical remembering: Episodicity and search for meaning“, in: *Consciousness & Cognition* 22 (2013), 1061-1072, Figur 4.

11 Laura L. Carstensen/Marguerite DeLiema: „The positivity effect: A negativity bias in youth fades with age“, in: *Current Opinion in Behavioral Sciences* 19 (2018), 7-12.

12 Erik H. Erikson: Identität und Lebenszyklus. Drei Aufsätze, übers. a. d. Amerik. v. Käte Hügel, Frankfurt a. M. 1959/1971.

13 Ira Brenner: „The last witnesses: Learning about life and death from aging survivors“, in: *The International Journal of Psychoanalysis* 101 (2020), 340-354.

Ausmaß der Veränderungen der Lebensgeschichte über die Zeit

Nun komme ich zu der Frage, wie sich die Lebensgeschichte über die Zeit verändert. Zuerst haben wir uns angeschaut, wie sehr sich Lebensgeschichten überhaupt verändern, und zwar ob überhaupt und in welchem Maße dieselben Ereignisse für die Lebenserzählung wieder ausgewählt werden. In der MainLife-Studie nahm die Stabilität naheliegenderweise mit dem zeitlichen Abstand ab und mit dem Alter bis ins mittlere Erwachsenenalter zu. Die Stabilität der ausgewählten Ereignisse war größer, je kohärenter die Lebenserzählung war; Ereignisse wurden eher wiedererzählt, wenn es sich um normative Statuspassagen handelte und wenn sie länger zurücklagen. Ob es sich um eher positive oder negative Erlebnisse handelte, spielte keine Rolle. Auch das Vergessen von Erlebnissen spielte keine Rolle, weil die ausgelassenen Ereignisse auf Nachfrage durchaus noch erinnert werden konnten. Auf Nachfrage gaben die Erzählenden überwiegend an, Ereignisse nicht mehr in die Lebenserzählung aufgenommen zu haben, weil sie nicht mehr so bedeutsam waren; weitere Gründe waren, dass sie durch ähnliche Ereignisse abgelöst worden waren (beispielsweise der vormalige durch einen neuen Partner) oder zu peinlich, um erneut erzählt zu werden.[14]

Auswirkungen wiederholten Erzählens

Betrachtet man sodann, *wie* Erlebnisse erzählt werden, dann ergeben sich Änderungen dadurch, dass sie zwischenzeitlich immer wieder erzählt wurden.[15] Durch das Erzählen von Erlebnissen müssen diese erstens in eine sprachliche Form, eine Reihenfolge und einen ursächlichen Zusammenhang gebracht werden. Zugleich erfordert das Erzählen eine Stellungnahme, eine Bewertung der Ereignisse, aus damaliger wie aus heutiger Sicht. Es werden Verantwortung und Schuld zugeschrieben. Wird ein Erlebnis in eine Lebenserzählung aufgenommen, muss es in diese integriert werden, also kontextualisiert und mit anderen Ereig-

---

14 Christin Köber/Tilmann Habermas: „How stable is the personal past? Stability of most important autobiographical memories and life narratives across eight years in a lifespan sample“, in: *Journal of Personality and Social Psychology* 113 (2017), 608-626; Christin Camia/Tilmann Habermas: „Explaining change of life narratives over time“, in: *Memory* 28 (2020), 655-668.

15 Tilmann Habermas: Emotion and narrative: Perspectives in autobiographical storytelling, Cambridge 2019, Kap. 9 u. 10.

nissen verknüpft und seine Bedeutung für die erzählende Person verdeutlicht werden. Zweitens können dadurch Erlebnisse zusehends besser verstanden und bewältigt werden. Das resultiert im *fading affect bias*, also darin, dass negative Erlebnisse mit der Zeit schneller an emotionaler Intensität verlieren als positive Erlebnisse.[16] Drittens gerinnen Erlebnisse durch wiederholtes Erzählen zu fertigen Geschichten, die immer wieder reproduziert werden können; mitunter bilden sie sich zu kunstvoll konstruierten, unterhaltsamen Anekdoten aus.[17] Viertens führen die bestätigenden oder kritischen Reaktionen der Zuhörenden dazu, dass bestimmte Elemente beibehalten oder weggelassen werden, oder dass zusätzliche Umstände erläutert oder Erklärungen abgegeben werden. Auch Reaktionen der Zuhörenden werden in die Erzählungen aufgenommen, sodass sie multiperspektivischer werden.[18]

Veränderungen der Identität

Schließlich können sich über die Jahre Veränderungen im Leben und der Identität einer Person ergeben haben, die dazu führen, dass die Vergangenheit eine andere Bedeutung erhält. Zur Illustration möchte ich zwei Beispiele anführen, die den Einfluss der Gegenwart auf die Vergangenheit verdeutlichen. Ruthellen Josselson hat eine Gruppe von College-Studierenden über 35 Jahre hinweg begleitet und in größeren Abständen um ihre Lebenserzählungen gebeten. Sie illustriert am Beispiel von Maria, wie sich die erzählte Vergangenheit in Abhängigkeit von der aktuellen Lebenssituation und den aktuellen Lebensthemen verändert.[19] Dafür hat sie die Erinnerung an die große Jugendliebe Jack ausgewählt. In der ersten Erzählung im Alter von 20 Jahren spielt Jack eine zentrale Rolle als geliebter Mann mit ehrgeizigen beruflichen Plänen. Maria hat vor, ihn gegen den Willen ihrer Eltern zu heiraten, die ihn wegen seiner Hautfarbe nicht akzeptieren. Maria benutzt ihn, um sich von ihrer Familie zu individuieren. Im Alter von 33 Jah-

16 John J. Skowronski/W. Richard Walker/Dawn X. Henderson/Gary D. Bond: „The fading affect bias: Its history, its implications, and its future", in: *Advances in Experimental Social Psychology* 49 (2014), 163-218.

17 Schiffrin: „We knew that's it"; Schiff: „Telling it in time" [FN 1].

18 Schiff et al.: „Consistency and change" [FN 1].

19 Ruthellen Josselson: „The present of the past: Dialogues with memory over time", in: *Journal of Personality* 77 (2009), 647-668; siehe auch dies.: Paths to fulfillment: Women's search for meaning and identity, Oxford 2017.

ren ist Maria mit einem anderen Mann verheiratet und hat zwei Kinder. Jack taucht nurmehr kurz als graue Vorgeschichte zur jetzigen Beziehung auf. Als Josselson nachfragt, schildert Maria Jack als unzuverlässigen, unehrgeizigen Mann, der sich nicht als Lebenspartner geeignet hatte. Im Alter von 43 Jahren leidet Marias Mann seit kurzem unter einer schweren chronischen Erkrankung, zugleich berichtet sie von ihren eigenen beruflichen Erfolgen. Jack taucht im Zusammenhang mit ihrer jugendlichen Tochter auf, die seit längerem mit einem Jungen zusammen ist und gegen den Willen Marias, der dieser Umgang große Sorgen macht, an ihm festhält. Dieses Verhalten der Tochter erinnert sie stark an ihr eigenes Festhalten an Jack gegen den Willen der Familie. Es beschäftigt sie sehr, dass sie damals gedacht hatte, sich gegen eine reaktionäre, restriktive Familie aufzulehnen, und nun tat ihre Tochter dasselbe, obwohl Maria sie so ganz anders, liberal und fürsorglich aufgezogen hatte. Im Alter von 55 Jahren ist Maria immer noch mit ihrem Mann verheiratet und hat weitere berufliche Erfolge zu berichten. Im Mittelpunkt stehen allerdings die Lebenswege und Lebensentscheidungen ihrer Kinder. Nachdem sie Jack nun gar nicht mehr von sich aus erwähnt, fragt Josselson nach ihm. Und Maria berichtet überrascht, letztens noch an ihn gedacht zu haben. Mit ihrem Mann habe sie eine gute Ehe gehabt, aber so richtig verliebt ineinander seien sie nie gewesen, und sie sei dankbar, dass sie zumindest diese erste Beziehung gehabt habe, denn mit Jack habe sie sich als Frau begehrt gefühlt und eine erotisch erfüllte Beziehung zu ihm gehabt.

Josselson unterstreicht, wie die je aktuelle Identität, Beziehungen und zentralen Lebensinhalte die Auswahl und Färbung von Erinnerungen bestimmen. Anfangs spielt Jack vor allem eine Rolle als jemand, der es Maria ermöglicht, sich von dem Lebensmodell der Eltern zu befreien. Dann taucht er als jemand auf, der für ein Lebensmodell der Unsicherheit und Unbeständigkeit steht, gegen das sie sich entschieden hat. Als sie dann als Mutter auf der anderen Seite der adoleszenten Ablösung steht, kämpft sie damit, dass es so gar nicht zu ihrem Selbstbild passt, nun an der Stelle ihrer Mutter zu sein, die einen an Jack erinnernden Jungen ablehnt. Und schließlich fällt ihr, die von der fehlenden Intimität mit ihrem Mann enttäuscht ist, Jack als der Mann ein, von dem sie begehrt wurde. Josselson hebt hervor, wie je unterschiedliche Aspekte von Marias Identität in den Lebenserzählungen durch Jack repräsentiert werden: als rebellierende Tochter, als eine stabile Familie gründende Mutter, als von der Tochter abgelehnte Mutter und als enttäuschte Ehefrau. Josselson schlägt vor, Identität als eine Art Kaleidoskop zu betrachten, das je nach Augenblick die Erinnerungen zu je unterschiedlichen Konfigurationen zusammensetzt.

Man könnte einwenden, dass es in diesem Beispiel um die Erinnerung an eine wichtige Bezugsperson geht, nicht um die Erinnerung an ein bestimmtes Erlebnis. Jedoch kann Josselson an anderer Stelle auch anhand von Erinnerungen an spezifische Situationen zeigen, wie sich die Bedeutung dieser spezifischen Erinnerungen verändert. So vergleicht sie die Erinnerung einer Frau an eine Szene, in der die Tante heiratete, in ihrem Hochzeitskleid die Treppe herunterkam und der damals etwa Vierjährigen einen Kuss gab. Im Alter von 21 Jahren erzählt sie die Szene höchst lebendig und sehr sinnlich, es ist eine erotische Spannung zu spüren. Mit 33 und 43 Jahren erzählt sie die Szene erneut, aber kürzer, weniger lebendig, und thematisch stehen die Beziehung zur Tante und das Von-ihr-Beachtetwerden im Vordergrund. Auch hier kann man annehmen, dass die je aktuellen Themen und Identität der Erzählerin die Erinnerung färben, dass also das Thema der Sexualität und Liebesbeziehung bei der jungen Frau im Mittelpunkt steht, später hingegen mehr die Beziehung zur weiblichen Verwandten und die Aufmerksamkeit, die sie von ihr bekommen hat.[20]

Während Josselson die Metapher des Kaleidoskops für die narrative Identität verwendet, die mit jeder Lebenserzählung immer wieder neu konstruiert wird, legt gerade die Lebenserzählung eine lineare Form und eine Metapher nahe, die das Leben mit einer Reise vergleicht. Denn eine Lebensgeschichte wird erzählt, und eine grundlegende Eigenart von Erzählungen ist es, Ereignisse in der Reihenfolge wiederzugeben, in der sie passiert sind. Zwar können Erzählungen Rückblenden und Zeitsprünge enthalten oder auch in der Zeit zurückgehen und von dort wieder vorwärts erzählen, doch die Abfolge von „und dann ..., und dann ..." kennzeichnet mündliche Erzählungen noch mehr als literarische.[21]

---

20 Ruthellen Josselson: „Stability and change in early memories over 22 years: Themes, variations and cadenzas", in: *Bulletin of the Menninger Clinic* 64 (2000), 462-481.

21 William Labov/Joshua Waletzky: „Narrative analysis: Oral versions of personal experience", in: June Helm (Hg.): Essays on the verbal and visual arts, Seattle 1967, 12-44.

Aufgrund der Linearität des Lebens und des Erzählens finde ich es naheliegend, dass zumindest in vielen Fällen auch die Veränderung der Bedeutung der persönlichen Vergangenheit eher graduell vor sich geht. Das möchte ich an einem weiteren Beispiel veranschaulichen, diesmal aus der MainLife-Studie. Aus den Lebenserzählungen Theresas habe ich die Erinnerung an die erste längere Liebesbeziehung ausgewählt. Als sie mit 20 Jahren zum ersten Mal ihre Lebensgeschichte erzählt, erwähnt sie diese Beziehung mit keinem Wort. Als wir sie zwei Wochen später erneut um ihre Lebenserzählung bitten, berichtet sie knapp, dass sie mit ihrem ersten Freund einige Jahre zuvor zusammenkam, kurz bevor sie als Schülerin für ein Jahr nach Kanada ging. Einige Wochen vor dem ersten Gespräch hatte er sie verlassen, „und das war auch ziemlich heftig". Überwältigender Trennungsschmerz hinderte sie wahrscheinlich beim ersten Mal, überhaupt diesen Freund zu erwähnen, denn dann hätte sie auch über die frische Trennung sprechen müssen. Vielleicht kam auch die Scham hinzu, verlassen worden zu sein.

Als Theresa im Alter von 24 Jahren erneut ihr Leben erzählt, fügt sie der Trennung einen guten Ausgang hinzu: „Der hatte sich dann getrennt, das war so, so ein Weltuntergang für mich. Also das war wirklich total schrecklich. Und dann war das irgendwie echt so'n paar Monate, dass ich total down war. Und dann ging's aber wieder bergauf, also wie das halt so ist." Die Intensität der Traurigkeit hatte deutlich abgenommen.

Vier Jahre später wertet Theresa seine Trennung von ihr positiv um: „Aber ja, irgendwie im Nachhinein sag ich: ‚Gott sei Dank hat er das gemacht.' Das war eigentlich, das war eigentlich längst überfällig. Also, ich hätte mich, glaube ich, nie von ihm trennen können." Damit bewertet sie implizit die ganze Beziehung zu ihrem ersten Freund neu, problematisiert sie und unterstreicht, wie quälend sie eigentlich war. Mit 28 Jahren blickt sie zurück und vergleicht diese erste mit der späteren Liebesbeziehung. Ihr fällt eine Merkwürdigkeit auf, nämlich dass sie sich immer dann verliebt, wenn sie gerade dabei ist, für längere Zeit das Land zu verlassen. Sie findet also ein sich wiederholendes Thema, das somit zwar zur thematischen Kohärenz der Lebensgeschichte beiträgt, aber es ist dennoch eine unfreiwillige und scheinbar widersinnige Wiederholung.

Nach insgesamt zwölf Jahren, als sie 32 ist, versucht sie den quälenden Charakter der ersten Beziehung mit dem vier Jahre zuvor benannten Beziehungsmuster zu erklären, also sich auf einen Freund einzulassen, bevor sie in die unbekannte Fremde geht. Sie problematisiert die erste Beziehung ebenso wie ihre charakteristische Handlungsweise, um Zusammenhänge zu verstehen, aus denen sie potenziell lernen kann. Darüber hinaus findet sie ein Motiv für ihr Handlungsmuster, nämlich dass sie, wenn sie in die Weite zieht, sich zu Hause einen sicheren Hafen baut, von dem sie weiß, dass sie zu ihm zurückkehren kann: „Jetzt ist schon mal das gerettet, jetzt kann einem nicht mehr so viel passieren". Nach diesem Muster deutet sie auch eine dritte Handlung, nämlich dass sie im Übergang zur Universität trotz aller Schwierigkeiten an der Beziehung festgehalten hatte.

Schließlich verzichtet Theresa auf die positive Neubewertung des Endes der ersten Beziehung, ja bewertet die erste Beziehung insgesamt negativer mit der Zeit. Das kann sie wohl deswegen tun, weil sie inzwischen in einer stabilen Liebesbeziehung lebt und Kinder bekommen hat, die jetzige Beziehung also positiv mit der früheren kontrastieren kann. Vielleicht vertraut sie inzwischen auch dem Partner mehr und weiß darum auch, dass ihre Kinder ihr vertrauen können. Ich denke, dass sich also ihre Identität zu der einer Mutter und Ehefrau verändert hat, sie sich entsprechend mehr mit ihrem eigenen Bedürfnis nach Verlässlichkeit identifizieren kann und ihr deshalb ihre vergangene Beziehungserfahrungen in einem anderen Licht erscheinen.

Zugleich lassen sich die Veränderungen in der Lebenserzählung so verstehen, dass sie eine schwierige Beziehungserfahrung und sehr schmerzliche Trennung mit der Zeit verarbeitet hat: anfangs allein durch den Verweis darauf, dass es ihr wieder gut geht, dann durch eine negative Umdeutung der Beziehung und eine positive Deutung der Trennung, schließlich dadurch, dass sie die Art ihrer Beziehungsaufnahme ebenso wie ihr nun als überlang wahrgenommenes Festhalten an ihrer ersten Beziehung als motiviertes, defensives Beziehungsmuster deutet, das darauf zielt, ihre Angst zu beschwichtigen, sich in einer neuen Umgebung allein und ohne Halt wiederzufinden.

4. Weitere Einflüsse auf die Veränderung der Vergangenheit im Laufe des Lebens

Neben den genannten Veränderungen kann es im Leben zu unerwarteten negativen bis traumatischen Umbrüchen und Katastrophen kommen, die ebenfalls zu Veränderungen der Vergangenheit führen. Ich habe sie in biografische Brüche und Retraumatisierungen unterteilt. Zuletzt werde ich kurz auf soziale und historische Bedingungen zu sprechen kommen, die manchmal entscheidend für einen veränderten Blick zurück sein können.

Biografische Brüche

Veränderungen in der eigenen Identität können den Blick zurück verändern. Sie können dazu führen, dass vergangene Ereignisse an Bedeutung verlieren, oder aber auch, dass sie gar nicht mehr erzählt werden, weil sie nicht mehr zur jetzigen Identität passen. Oder sie können so verändert werden, dass sie doch zum aktuellen Selbstverständnis passen.[22] Oder die nicht mehr zur aktuellen Identität passenden Erinnerungen werden durch autobiografisches Urteilen so mit der Gegenwart verknüpft, dass Gründe für die Veränderung deutlich werden, so wie es Theresa ansatzweise getan hat. Dadurch muss sich die Vergangenheit weniger verändern und ein Gefühl der Kontinuität mit sich selbst, ein wesentlicher Aspekt des Identitätsgefühls, kann trotz Veränderungen aufrechterhalten werden.[23]

Allerdings kann das Leben es Menschen auch sehr schwer machen, eine solche Selbstkontinuität über Veränderungen hinweg erzählerisch herzustellen. Wenn viele unkontrollierbare Ereignisse ein Leben kaum planbar machen und immer wieder zu abrupten Veränderungen führen, kann dies zur Folge haben, dass sich auch die Lebenserzählungen ständig ändern, je nach aktueller Lage und Selbstverständnis. So hatte eine Teilnehmerin einer Studie zu Veränderungen von Lebenserzählungen über fünf Jahre hinweg viele der von ihr erzählten Erlebnisse beim zweiten Erzählen nach fünf Jahren ausgetauscht, da ihr Leben von schwierigen Lebensbedingungen und unvorhergesehenen Ereignissen gekenn-

22 Martin A. Conway/Christopher W. Pleydell-Pearce: „The construction of autobiographical memories in the self-memory system", in: *Psychological Review* 107 (2000), 261-288; Sally C. Prebble/Donna R. Addis/Lynette J. Tippett: „Autobiographical memory and sense of self", in: *Psychological Bulletin* 139 (2013), 815-840; Tilmann Habermas/Nina Kemper: „Psychoanalytic perspectives on identity: From ego to life narrative", in: Michael Bamberg/Carolin Demuth/Meike Watzlawik (Hg.): Cambridge Handbook of identity, Cambridge, erscheint 2021.

23 Tilmann Habermas/Christin Köber: „Autobiographical reasoning is constitutive for narrative identity: The role of the life story for personal continuity", in: Kate C. McLean/Moin Syed (Hg.): The Oxford handbook of identity development, Oxford 2015, 149-165.

zeichnet war, die wohl eine ständige Neuorientierung verlangten.[24]

Erst recht kann die überwältigende Erfahrung von unvorstellbarer Unmenschlichkeit und Vernichtung, von Angst und unermesslichem Verlust Überlebende vor die schier unmögliche Aufgabe stellen, Worte zu finden und sogar Geschichten zu erzählen. Schon relativ profane seelische Schmerzen können dazu führen, dass Geschichten lieber nicht erzählt werden. Extremtraumatisierende Erfahrungen wie die Shoah können vielleicht gar nicht erzählt werden.[25] Gabriele Rosenthal argumentiert, dass jedenfalls das Ideal der Integration aller wichtigen Teile des Lebens in eine zusammenhängende Lebensgeschichte bei so extremen Erfahrungen nicht möglich sei.[26]

Retraumatisierung

In Studien mit Überlebenden der Shoah wird die Veränderung der Vergangenheit besonders deutlich. Freud hatte festgestellt, dass Erlebnisse erst sehr viel später sozusagen nachträglich traumatisierend wirken können, wenn sie plötzlich in einem neuen Licht erscheinen. Das kann ausgelöst werden durch das spätere Erleben einer ähnlichen wie der ursprünglichen Situation, die nun aber mit später erworbenem Wissen eine neue, traumatische Bedeutung erhält.[27] Für Überlebende der Shoah ist immer wieder beschrieben worden, wie kritische Lebensereignisse zu Retraumatisierungen führen. So wird bei Menschen, die versteckt als Kinder überlebt hatten, beschrieben, wie die Trennung von den Pflegeeltern nach dem Krieg die Trennung von den Eltern wiederholte und auf diesem Hintergrund traumatisierend wirkte.[28] Auch spätere Trennungen können die frühen Trennungs- und Bedrohungs-

---

24 Robyn Fivush/Tilmann Habermas/Elaine Reese: „Retelling lives: Narrative style and stability of highly emotional events over time", in: *Qualitative Psychology* 6 (2019), 156–166.

25 Lawrence L. Langer: Holocaust testimonies: The ruins of memory, New Heaven/London 1991.

26 Gabriele Rosenthal: Erlebte und erzählte Lebensgeschichte. Gestalt und Struktur biographischer Selbstbeschreibungen, Frankfurt a. M./New York 1995.

27 Sigmund Freud/Josef Breuer: Studien über Hysterie, Leipzig/Wien 1895.

28 Hans Keilson: Sequentielle Traumatisierung bei Kindern: deskriptiv-klinische u. quantifizierend-statistische follow-up Untersuchung zum Schicksal der jüdischen Kriegswaisen in d. Niederlanden, Stuttgart 1979.

erfahrungen reaktivieren, selbst wenn sie so früh im Leben stattfanden, dass sie nicht erinnert werden können, wie Adeline Fohn und Henriette Englander anhand der Lebenserzählungen von elf zwischen 1940 und 1945 in Belgien geborenen Jüdinnen und Juden gezeigt haben.[29] Das erneute Erleben von Trennungen, die diesmal als katastrophisch erfahren werden, lässt die früheren Erlebnisse in einem neuen Licht erscheinen. Sophia Richman beschreibt bei ihrem Vater, wie ein Krankenhausaufenthalt als alter Mann Erlebnisse des Gefangenseins im KZ reaktivierte, und bei sich selbst, die als Kind überlebte, wie chronische Erkrankungen im Erwachsenenalter ihre frühen Erfahrungen in einem wesentlich dramatischeren Licht erscheinen ließen.[30]

Soziale und historische Einflüsse

Nicht nur individuelle, auch soziale Faktoren beeinflussen, mehr als wir uns dessen gewahr sind, das Ausmaß und die Qualität der Veränderungen der persönlichen Vergangenheit. Kulturelle Erwartungen daran, was man in seine Lebenserzählung aufnimmt und wie man sie erzählt, helfen nicht nur, wie schon gezeigt, sie zu strukturieren, sondern sie variieren auch von Kultur zu Kultur. So scheint in individualistischeren Kulturen, wie beispielsweise der deutschen, der Fokus ganz auf dem Lebensweg des Individuums und seinen Stationen zu liegen, während in familienorientierteren Kulturen, wie beispielsweise der türkischen, auch die Geschichten nahestehender Personen miterzählt werden, die Teil der eigenen Identität sind. Deshalb beschreiben diese Lebenserzählungen den Lebensweg einer einzelnen Person weniger linear.[31] Das kann dazu führen, dass die Lebenserzählungen sich stärker verändern, da sie mehr den Zustand des aktuellen Beziehungsgeflechts als die persönliche Vergangenheit spiegeln.[32]

---

29 Adeline Fohn/Henriette Englander: Nous étions des bébés cachés: Récits à l'ombre de la Shoah, Paris 2016.

30 Sophia Richman: „Aging: coping with re-traumatization", in: Ira Brenner (Hg.): The handbook of psychoanalytic Holocaust studies. International perspectives, London/New York 2020, 67-73.

31 Neşe Hatiboğlu Altunnar/Tilmann Habermas: „Life narratives are more other-centered, more negative, and less coherent in Turkey than in Germany: Comparing provincial-Turkish, metropolitan-Turkish, Turkish-German, and native German educated young adults", in: *Frontiers in Psychology* 9 (2018), 2466.

32 Fivush et al.: „Retelling lives" [FN 24].

Wenn persönliche Erlebnisse einen historischen Bezug haben, dann können sich Lebenserzählungen dadurch verändern, dass man später hinzugekommene historische Informationen in die Vergangenheit einbaut, sei es, als habe man es bereits damals gewusst, sei es als explizite historische Kontextualisierung.[33]

Aber auch die Familiengeschichte und die eigenen ersten Lebensjahre sind auf Informationen durch Dritte, durch Familienangehörige angewiesen. Wenn ein Großteil der Familie ermordet wurde, fehlen Teile der eigenen Familien- und Lebensgeschichte. Später erhaltene Informationen über die eigene Familie und einen selbst können die Lebenserzählung dramatisch ändern. So berichtet Vera Muller-Paisner von einem katholischen Priester, der erst als Erwachsener erfuhr, dass seine jüdischen Eltern ihn bei einer katholischen Familie versteckt hatten, die er für seine leiblichen Eltern gehalten hatte. Das veränderte nicht nur seine Vergangenheit, sondern auch seine Gegenwart und Zukunft drastisch.[34]

Schließlich spielt bei historischen Ereignissen wie der Shoah eine Rolle, wie die jeweilige Gesellschaft mit ihnen umgeht, ob und wie über sie gesprochen wird. Wenn es keine gesellschaftlich anerkannten Weisen des Sprechens über die Shoah gibt, ist es schwer, über das eigene Leben zu sprechen. Wenn es niemanden gibt, der bereit ist, empathisch zuzuhören, dann kann nicht erzählt und wahrscheinlich auch nicht gut erinnert werden.[35] So wurde es für diejenigen, die als Kinder die Shoah überlebten, erst im Laufe der 1990er Jahre möglich, ihre Geschichte und Erfahrung als eine des Überlebens und der Traumatisierung zu erzählen, als es vermehrt zu Veröffentlichungen und ersten gemeinsamen Treffen kam. Dies führte zu einer schmerzlichen, oft erst einmal erneut traumatischen Neubewertung und Reinterpretation der persön-

33 Schiff et al.: „Consistency and change" [FN 1]. William Hirst and colleagues: „A ten-year follow-up of a study of memory for the attack of September 11, 2001: Flashbulb memories and memories for flashbulb events", in: *Journal of Experimental Psychology*: General 144 (2015), 604-623.

34 Vera Muller-Paisner: „A moment in time", in: Brenner (Hg.): The handbook of psychoanalytic Holocaust studies [FN 30], 62-66.

35 Dori Laub/Nanette C. Auerhahn: „Failed empathy: A central theme in the survivor's Holocaust experience", in: *Psychoanalytic Psychology* 6 (1989), 377-400.

lichen Vor- und Frühzeit, wie in vielen Lebenserzählungen „versteckter Kinder“ deutlich wird.[36]

Die hier kurz angerissenen Einflüsse auf die Veränderungen der persönlichen Erinnerungen konnten wir in unserer Main-Life-Studie aufgrund der Zusammensetzung der Teilnehmenden, wie oben beschrieben, nicht untersuchen. Daher habe ich abschließend auf andere Studien zurückgegriffen. Gerade diese Einflüsse sind aber von besonderer Bedeutung für ein Verständnis der Erinnerungsprozesse bei Überlebenden der Shoah.

---

36 Adeline Fohn/Susann Heenen-Wolff: „The destiny of an unacknowledged trauma: The deferred retroactive effect of après-coup in the hidden Jewish children of wartime Belgium“, in: *The International Journal of Psychoanalysis* 92 (2011), 5-20.

Jackie Feldman / Norma Musih

Kollektive Erinnerung, digitale Medien und Holocaust-Zeugenschaft

Der vorliegende Beitrag beschäftigt sich mit den Bereichen Bildung und Erinnerung. Wir werden beleuchten, inwiefern sich Kontext und Status der Zeugenschaft Überlebender derzeit verändern, und dabei die gesellschaftlichen Prozesse in den Blick nehmen, die beides formen. Unsere Herangehensweise stützt sich auf die Arbeiten von Maurice Halbwachs[1] sowie Jan und Aleida Assmann[2] zum kollektiven Gedächtnis. Erinnerung, betonen sie, ist nicht etwas, das im Kopf eines Individuums aufbewahrt wird, sondern vielmehr in sozialen Gefügen verortet ist, ermöglicht durch sich verändernde Medientechnologien, gebildet in der Auseinandersetzung mit Kulturinstitutionen und geformt von politischen Umständen.

Für die Überlieferung von Shoah-Erinnerung nutzen Bildungseinrichtungen eine Vielzahl von Technologien. Wir werden verschiedene aktuelle Medienpraktiken innerhalb eines historischen und sozialen Rahmens der Shoah-Überlieferung verorten und darlegen, dass zeitgenössische digitale Technologien versuchen, das Antlitz des Zeugen zu erhalten (und nicht nur seine Geschichte), während die Zeugen selbst versterben.

Zu Beginn geben wir eine Einführung in die kollektive Erinnerung an die Shoah und skizzieren das Verhältnis zwischen den Generationen im Hinblick auf die neuen Technologien der kollektiven Erinnerung. Anschließend gehen wir ausführlicher auf einen weit verbreiteten heutigen Trend ein, nämlich die Nutzung digitaler Erinnerungstechnologien in der Überlieferung der Shoah. Beispiele hierfür sind interaktive Hologramme von Überlebenden, Selfies, die an Gedenkstätten gemacht werden, und

1 Maurice Halbwachs: Das kollektive Gedächtnis, übers. a. d. Franz. v. Holde Lhoest-Offermann, Frankfurt a. M. 1985.

2 Aleida Assmann: „Transformations between History and Memory“, in: *Social Research* 75 (2008), H. 1, 49-72; Aleida Assmann: „Memory, Individual and Collective“, in: Robert E. Goodin/Charles Tilly (Hg.): The Oxford Handbook of Contextual Political Analysis, Oxford 2006, 210-224; Jan Assmann: „Communicative and Cultural Memory“, in: Astrid Erll/Ansgar Nünning (Hg.): Cultural Memory Studies. An international and interdisciplinary Handbook, Berlin/New York 2008, 109-118.

deren anschließende Verbreitung, sowie Apps zum Aufspüren von Orten, an denen Opfer gelebt haben. Wir werden untersuchen, welches Verständnis der Shoah und der Rolle der Überlebenden/ Zeugen diese Medientechnologien generieren. Am Ende werden wir kurz auf die Herausforderungen eingehen, die das digitale Zeitalter für das institutionelle Gedenken an die Shoah allgemein darstellt.

1. Kollektive Erinnerung an die Shoah

Maurice Halbwachs, Soziologe, Student von Emil Durkheim und Holocaust-Opfer, beschäftigte sich in mehreren umfangreichen Arbeiten mit dem kollektiven Gedächtnis. Dabei ging es ihm darum, Durkheims Verständnis zu erweitern.[3] Dieser hatte die Rolle von Ritualen und religiösen Traditionen als symbolischen Ausdruck gesellschaftlicher Solidarität wie auch als ein Mittel verstanden, mit dem anhand von als ethisch wertvoll erachteten gemeinsamen Praktiken Grenzen demarkiert und Generationen miteinander verbunden werden können. Rituelle Wiederholung bedeutete für Durkheim eine Festigung der sozialen Bande zwischen Zeitgenossen wie auch zwischen diesen und deren echten oder mythischen Vorfahren anhand heiliger Symbole, die durch kollektive Gefühle und gemeinschaftlich geteilte Bedeutung immer wieder neu aufgeladen werden.[4] Durkheims Student Maurice Halbwachs erweiterte dessen Arbeit, indem er fragte: Was hält Mitglieder moderner säkularisierter Gesellschaften zusammen, wenn es keine Stammesrituale mehr gibt?

Halbwachs sprach diese Funktion dem kollektiven Gedächtnis zu. Das kollektive Gedächtnis ist ein Strom kontinuierlicher Gedanken, der von der Vergangenheit nur das bewahrt, was im Bewusstsein der Gruppe, die die Erinnerung wach hält, lebendig oder lebensfähig ist.[5] Das Gedächtnis, schreibt er, ist abhängig von Gruppen wie der Familie, der Klasse, der Religion, der Nation oder der Generation. Seine Überlegungen können wir wie folgt zusammenfassen:

1. Erinnerungen sind in Raum und Zeit verortet.
2. Erinnerungen formen die Identitäten einzelner Gruppen, und umgekehrt formen auch Gruppen Erinnerungen. Jede

3 Halbwachs: Das kollektive Gedächtnis [FN 1].
4 Émile Durkheim: Die elementaren Formen des religiösen Lebens, übers. a. d. Franz. Ludwig Schmidts, Frankfurt a. M. 1981.
5 Halbwachs: Das kollektive Gedächtnis [FN 1], 80.

Gruppe in einer bestimmten Epoche übernimmt aus dem Reichtum der Geschichte, was in Übereinstimmung mit ihren eigenen Auffassungen steht.
3. Erinnerungen können konstruiert werden, und dies geschieht insbesondere durch Ritual, Bild und Wort.
4. Geschichte ebnet, anders als Erinnerung, soziale Unterschiede ein, organisiert und homogenisiert Fakten. Sie ist frei von Loyalitäten, sucht Abstand und Objektivität. Geschichte ist somit nicht Erinnerung.[6]

Folglich gibt es so viele kollektive Erinnerungen, wie es Gruppen gibt; sie werden im Lauf der Zeit und entsprechend der sich verändernden Zusammensetzung/Identität der Gruppe angepasst. Die Erinnerung an den Holocaust wurde und wird an unterschiedlichen Orten auf unterschiedliche Weise durch politische, sprachliche und soziale Gegebenheiten geprägt, aber auch durch die wachsende historische Distanz, wie es sich in den Generationen bemerkbar macht, sowie durch technologische Veränderungen der Formen der Erinnerung.

Zweifellos folgen die Überlieferungen von Tätern, Opfern und Dritten/Mitläufern unterschiedlichen Erinnerungspfaden in, sagen wir, Deutschland, Israel und den Vereinigten Staaten. Dennoch werden diese Erinnerungen ebenso sehr, wenn nicht mehr noch, durch die Gegebenheiten im jeweiligen Nachkriegsland geformt: den Kalten Krieg, den israelisch-arabischen Konflikt, das Wirtschaftswunder, sich verändernde Migrationsmuster, die europäische Vereinigung und anderes mehr. Diese Prozesse wurden ausführlich untersucht, daher werden wir hier nicht näher darauf eingehen.[7]

Sogar die Shoah-Überlebenden selbst modifizieren ihr autobiografisches Zeugnis im Lauf der Zeit, wenn ihre Gruppenzugehörigkeit, das soziopolitische Umfeld, die von ihnen konsumierten Medienprodukte[8] sich verändern und die zeitliche Distanz zum

6 Suzanne Vromen: „The French Pantheon: A study in Divisiveness“, in: *The Journal of Arts Management, Law, and Society* 25 (1995), H. 1, 27-37.

7 Für eine umfangreiche Studie siehe: David S. Wyman (Hg.): The World Reacts to the Holocaust, Baltimore/London 1996.

8 Jeffrey Shandler berichtet, dass „Schindler-Juden“ oft auf den Spielberg-Film verwiesen, um dadurch ihr Zeugnis zu beglaubigen, in: Holocaust Memory in the Digital Age: Survivors' Stories and New Media Practices (= Stanford Studies in Jewish History and Culture), Stanford (Calif.) 2017.

Geschehen wächst. Hannah Polin-Galay[9] etwa hat gezeigt, wie die Erinnerungen litauischer Shoah-Überlebender aus der Gegend um Vilnius sich mit der Sprache, die sie sprachen, und mit den Nachkriegsgesellschaften, in denen sie lebten, veränderten. Englischsprachige Überlebende betonten die Resilienz und gegenseitige Unterstützung der Kernfamilie; Hebräisch sprechende Überlebende in Israel sprachen in ihren Überlebensberichten von ihrem ideologischen Engagement für die zionistische Jugendbewegung; postsowjetische, Jiddisch sprechende Überlebende woben die komplizierten Familienkonstellationen in ihre Überlebenserzählungen ein.

Unter den vielen Faktoren, die kollektive Erinnerung an die Shoah formen und umformen, möchten wir uns darauf konzentrieren, inwiefern Generationen Träger gemeinsamer Erinnerungen sind, sowie darauf, welche Rolle die Medientechnologien auch in der (Nicht-)Kommunikation zwischen den Generationen spielen.

Eine Generation ist eine soziale und kulturelle Gruppe, die gemeinsame Erfahrungen und sogar ein gemeinsames Schicksal teilt - durch historische Ereignisse, die in der Lebenszeit ihrer Mitglieder geschehen,[10] und durch ihre Position im Verhältnis zu anderen Generationen, die diese Ereignisse ebenfalls erlebt haben. Im klinischen Kontext der posttraumatischen Belastungsstörung wurde erstmals in den 1980er Jahren die Weitergabe von Holocaust-Erinnerung anhand von Generationen klassifiziert;[11] in den 1990er Jahren erweiterte man diese um die soziale Erinnerung von Familien und sozialen Gruppen.[12] In Israel verweist der Terminus „Generation", bezogen auf die Shoah, sowohl auf direk-

9 Hannah Polin-Galay: Ecologies of Testimony: Lithuanian Jews Narrate the Holocaust, Diss., Tel Aviv 2014.

10 Karl Mannheim: „The Sociological Problem of Generations", in: Ders.: Essays on the Sociology of Knowledge, London 1952, 286-320; Bernd Weisbrod: „Generation und Generationalität in der Neueren Geschichte", in: *Aus Politik und Zeitgeschichte* 8 (2005), 3-9; Ulrike Jureit/Christian Schneider: Gefühlte Opfer. Illusionen der Vergangenheitsbewältigung, Stuttgart 2010; Michael Schudson: „The past in the present versus the present in the past", in: *Communication* 11 (1989), 105-113.

11 Yael Danieli: „The Treatment and Prevention of Long-Term Effects and Intergenerational Transmission of Victimization: A Lesson From Holocaust Survivors and Their Children", in: Charles R. Figley (Hg.): Trauma and its Wake, Bd. 1, New York 1985, 295-313.

12 Marianne Hirsch: The Generation of Postmemory. Writing and Visual Culture after the Holocaust, New York 2012.

te Nachkommen von Überlebenden als auch auf die Altersgruppe der gesamten Gesellschaft. Wenn wir von verschiedenen Generationen sprechen, um gesellschaftliche oder globale Veränderungsprozesse zu beschreiben, dann eher in diesem weiteren Sinn als jene intimeren Praktiken der Weitergabe, Traumatisierung oder Auseinandersetzung innerhalb der Familien, insbesondere jenen der Opfer oder Täter.[13]

Nach 1945 gab es aufseiten der Überlebenden zunächst eine Zeit des Schweigens; in vielen Gesellschaften wurden zudem Zeugen „stummgeschaltet",[14] bis einige Länder Shoah-Mahnmale aufstellten und später auch Shoah-Museen einrichteten. Die meisten Museen wurden in den 1980er und 1990er Jahren eröffnet, als die Überlebenden und ihre Generation ein hohes Alter erreichten. Dieser Abstand passt zu dem von Pierre Nora geprägten Begriff des *lieu de mémoire* für das Phänomen des Denkmals: „Momente der Geschichte, die ihrer Bewegung zunächst entrissen, dann weitergegeben wurden; nicht mehr ganz Leben, aber auch noch nicht tot, wie Muscheln am Ufer, wenn das Meer der lebendigen Erinnerung abgeebbt ist."[15] *Lieux de mémoire* sind Orte und Riten, ganz bewusst eingeführt, um den Fluss der Zeit zum Stillstand zu bringen und etwas zu schaffen, das Tradition und Erinnerung in der Zukunft gewährleistet, auch dann, wenn die Protagonist*innen nicht mehr am Leben sind. Das rasante Tempo der Veränderung, die zunehmende Mobilität von Menschen, Ideen, Kapital und Technologien haben zum Verschwinden engerer Gemeinschaften geführt, die Erinnerungen erhalten und weitergeben konnten. Als Ersatz errichten Nationen und größere vorgestellte Gemeinschaften[16] Monumente, etablieren Gedenkfeiern, bauen Museen und kreieren uniforme Bildungspraktiken. Generationen, die in einer

13 Gabriele Rosenthal (Hg.): The Holocaust in Three Generations: Families of Victims and Perpetrators of the Nazi Regime, Opladen 2010; Dan Bar-On: Furcht und Hoffnung. Von den Überlebenden zu den Enkeln - drei Generationen des Holocaust, übers. a. d. Amerik. v. Anne Vonderstein, Hamburg 1997.

14 Der Prozess der sozialen Stummschaltung des Holocaust ist für Israel, Deutschland, die USA und viele andere Länder gut dokumentiert. Für eine umfangreiche Untersuchung siehe Wyman (Hg.): The World Reacts to the Holocaust [FN 7].

15 Pierre Nora: „Memory and Counter-memory", in: *Representations* 26 (1989), 1-14, hier 12.

16 Benedict Anderson: Die Erfindung der Nation. Zur Karriere eines erfolgreichen Konzepts, übers. a. d. Engl. v. Benedikt Burkard u. Christoph Münz, Berlin 1998.

solchen Periode aufwachsen, haben wenig oder keinen direkten Zugang zu den Ereignissen anhand persönlicher Erfahrung mit der Shoah oder Zeugenberichten aus dem familiären Umfeld; stattdessen verlassen sie sich auf das, was Marianne Hirsch „Postmemory" nennt, eine Erinnerung, die „nicht vermittelt wird, indem man sie wachruft, sondern durch den Einsatz der Vorstellungskraft, Projektion und Erfindung".[17] Diese Form der Erinnerung ist auch „prothetische Erinnerung" genannt worden; vermittelt durch Medien, schreibt sie sich ein in das, was wir erinnern, obwohl wir es gar nicht direkt erlebt haben.[18] Für diejenigen, die in den letzten Jahrzehnten zur Welt kamen, stellen Filme, Mahnmale, Museen und Zeremonien die erste Berührung mit der Shoah dar, und diese können eine Wirkung entfalten, die einschneidender ist als persönliche Begegnungen mit Überlebenden.

Die Historikerin Annette Wieviorka nannte die Zeit der 1980er und 1990er Jahre, die mit dem Eichmann-Prozess 1960 begann, die „Ära des Zeugen".[19] Anstelle der Dokumente der Täter rückten nun die Zeugenaussagen Überlebender ins Zentrum der Aufmerksamkeit. Dinge, die Überlebenden und Opfern gehört hatten, wurden gesammelt; Orte, an denen sie gelebt hatten, wie auch die Orte ihres Leidens, wurden markiert und beschildert. Neue Holocaust-Mahnmale und -Museen konzentrierten sich überall in der westlichen Welt[20] auf die persönlichen Erfahrungen der Opfer und Überlebenden. Es war auch die Zeit des „Erinnerungsbooms" mit unzähligen Büchern und Artikeln zum Thema Erinnerung, teils veranlasst durch das gesellschaftliche Gebot, die Shoah „zu erinnern und niemals zu vergessen".[21] Heute hingegen,

17 Hirsch: The Generation of Postmemory [FN 12], 5.

18 Alison Landsberg: Prosthetic Memory: The Transformation of American Remembrance in the Age of Mass Culture, New York 2004.

19 Annette Wieviorka: L'ère du témoin, Paris 1998.

20 Wir können hier nicht im Detail auf die Prozesse der Kosmopolitisierung, der europäischen Einheit, Täter- und Kolonialschuld, Identitätspolitiken und das Aufkommen von Bildschirm-Erinnerungen eingehen, die, zusammen mit einem Generationenwechsel, für die Verbreitung dieser Erinnerungsformen sorgen. Siehe Daniel Levy/Natan Sznaider: Erinnerung im globalen Zeitalter: Der Holocaust, aktualis. Neuausg., Frankfurt a. M. 2007; Michael Rothberg: Multidirectional Memory: Remembering the Holocaust in the Age of Decolonization, Stanford 2009.

21 Jay Winter: „The Generation of Memory: Reflections on the ‚memory Boom' in Contemporary Historical Studies", in: *Canadian Military History* 10 (2001), H. 3, 5.

da die letzten Überlebenden versterben, hat der globale Diskurs den Holocaust „in einer Zeit, die in Abwesenheit ideologischer Meister-Erzählungen durch Unsicherheit geprägt ist", zu einem universellen „moralischen Prüfstein" gemacht, wie auch „zu einer moralischen Gewissheit, die sich nunmehr über nationale Grenzen hinweg ausbreitet".[22]

Technologische Innovationen haben immer schon das Wesen und die Möglichkeiten der Erinnerung verändert - sei es die Erfindung der Alphabetschrift,[23] die Druckerpresse oder das Fernsehen.[24] Seit Beginn der 1980er Jahre wurde die Erinnerung an die Shoah durch Innovationen in Medientechnologien und -darstellungen geprägt, insbesondere durch das Video-Archiv der Yale University, Claude Lanzmanns Film *Shoah* oder die visuelle Prominenz von Überlebenden wie Elie Wiesel. Diese neue visuelle Technologie führt dazu, dass anstelle von Worten (wie in Dokumenten oder schriftlich verfasstem Material) nun die körperliche Präsenz des älter werdenden Zeugen zum Zeichen von Authentizität wird. Mimik, Stottern und Schweigen werden zum Kennzeichen „tiefer Erinnerung".[25] Um es mit Amit Pinchevski zu sagen: „das technologische Unbewusste des Trauma- und Zeugenschafts-Diskurses ist das Videoband als audiovisuelle Technik des Aufnehmens, Verarbeitens und Weitergebens".[26] Technologische Veränderungen - in diesem Fall die weithin verfügbare Technik der Aufnahme von Videos, deren Reproduktion und Zirkulation - bestimmen die Form der Erinnerung.

Während ältere Generationen mit den digitalen Praktiken oft fremdeln, sind für viele junge Leute frühere Formen des Gedenkens unattraktiv - für sie sind gerade Erinnerungspraktiken

22 Daniel Levy/Natan Sznajder: „Memory Unbound: The Holocaust and the Formation of Cosmopolitan Memory", in: *European Journal of Social Theory* 5 (2002), H. 1, 87-106, hier 102, 94.

23 Jack Goody/Ian Watt: „The Consequences of Literacy", in: *Comparative Studies in Society and History* 5 (1963), H. 3, 304-345.

24 Marshall McLuhan: Die Gutenberg-Galaxis. Die Entstehung des typographischen Menschen, übers. a. d. Amerik. v. Max Nänny, Hamburg 2011.

25 Shoshana Felman/Dori Laub: Testimony: Crises of Witnessing in Literature, Psychoanalysis, and History, New York u. a. 1992; Lawrence L. Langer: Holocaust Testimonies - The Ruins of Memory, New Haven/London 1991.

26 Amit Pinchevski: „The Audiovisual Unconscious: Media and Trauma in the Video Archive for Holocaust Testimonies", in: *Critical Inquiry* 39 (2012), H. 1, 142-166, hier 144.

durch digitale Medien eine Art, sich sinnvoll mit der Vergangenheit zu verbinden. *Digital Natives* kommen aus einer anderen Welt: Die „digitale Generation“ und die „analoge Generation“ trennt eine große Kluft. Wie der Soziologe Hartmut Rosa schreibt: „Die Erfahrungen, Praktiken und Wissensbestände der Elterngeneration werden für die Jungen zunehmend anachronistisch und bedeutungslos [...], sogar unverständlich - und vice versa: Die Welt der Gameboys, des Internet und der SMS-Nachrichten ist für viele Eltern, erst recht aber für viele Großeltern, so unverständlich und fremdartig wie die Sitten und Praktiken einer geografisch weit entfernten Kultur.“[27]

Beispielsweise können viele Monumente, restaurierten Synagogen und örtlichen Museen in Deutschland, die von der 1968er-Generation aufgebaut wurden, heute aufgrund eines Mangels an Arbeitskräften, Geld und Besuchern nur noch mit Schwierigkeiten erhalten werden. Obwohl große Anstrengungen unternommen wurden, um im Bildungssystem ein Bewusstsein für die Zeit der Nationalsozialisten und der Shoah zu vermitteln, wissen junge Menschen wenig bis nichts darüber, was die Generation ihrer Urgroßeltern während der NS-Zeit getan hat.[28] In Israel hat die Zahl der Zuschauer, die sich die vom öffentlich-rechtlichen Fernsehen übertragene Zeremonie zum Holocaust-Gedenktag ansehen, im Verlauf der letzten Jahre ebenso stetig abgenommen[29] wie die Zahl der junger Akademiker*innen, die sich mit dem Holocaust beschäftigen. Während bestimmte, schon früher existierende Erinnerungsformate, wie etwa Reisen zu den Vernichtungslagern in Polen, nach wie vor bestehen, können doch nur wenige mit der Popularität digitaler Darstellungen, wie etwa der Geschichte von Eva, mithalten.[30] Diese Geschichte, die auf dem

27 Hartmut Rosa: Beschleunigung. Die Veränderung der Zeitstrukturen in der Moderne, Frankfurt a. M. 2016, 45.

28 Jureit/Schneider: Gefühlte Opfer [FN 12]; Harald Welzer/Sabine Moller/Karoline Tschugnnall: „Opa war kein Nazi“. Nationalsozialismus und Holocaust in Familiengedächtnis, Frankfurt a. M. 2002.

29 Liat Steir-Livny: Is it OK to Laugh about It? Holocaust Humour, Satire and Parody in Israeli Culture, London 2017.

30 Der Initiator Matti Kochavi erklärte: „Im digitalen Zeitalter, in dem die Aufmerksamkeitsspanne gering, die Erregungsspanne aber groß ist, und angesichts der geringer werdenden Zahl Überlebender, müssen neue Modelle für Zeugenschaft und Erinnerung gefunden werden“ (Kochavi in Noam Tirosh: Understanding @Eva.stories: Holocaust Memory in the Instagram Era, im Druck). Im April 2020 hatte der Instagram-Account von Eva's Stories 1,4 Millionen Abonnenten. Zwei-

Kriegstagebuch eines ungarisch-jüdischen Opfers basiert, fragte: „Was, wenn ein Mädchen im Holocaust einen Instagram-Account hätte?“ Sie wurde am Holocaust-Gedenktag 2019 auf Instagram in 220 je 60-sekündigen Teilen veröffentlicht, weltweit von Millionen Menschen gesehen und erhielt 2020 einen Webby-Preis, den Internet-Oscar.

Einige der signifikanten Folgen und Veränderungen der Vergangenheitsvermittlung durch die neuen Medien sind:

1. Traditionen lösen sich von ihren örtlichen Verankerungen.[31] Wissen und Erfahrungen, einst konzentriert in sakrosankten Holocaust-Schreinen, sind nunmehr von jedem Mobiltelefon aus zugänglich.
2. Tradition wird nunmehr losgelöst von persönlicher, zwischenmenschlicher Interaktion an Orten des täglichen Lebens vermittelt.
3. Das Internet mit seiner Überfülle an einfach zugänglichen Informationen und größeren Kapazität für Interaktivität umgeht die Orte, an denen Wissen und Erinnerung gepflegt werden, und fordert die Autorität der Bildungseinrichtungen und Gedenkstätten heraus.

Wir werden nun auf bildungsbezogene sowie ethische Implikationen eingehen, die diese Entwicklungen für die Vermittlung des Holocaust haben. Insbesondere fragen wir, welche Formate die digitalen Medien angesichts des Verschwindens der letzten Augenzeugen entwickeln. Dies werden wir anhand verschiedener Beispiele untersuchen: interaktive Hologramme von Überlebenden, Selfies an Gedenkstätten und Navigationsapps, mit denen Spuren vergangenen jüdischen Lebens ausfindig gemacht werden können. Schließlich werden wir kurz die Rezeption digitaler Medien durch Holocaust-Gedenkstätten betrachten.

2. Interaktive Hologramme von Überlebenden

Seit den 1990er Jahren hat die USC Holocaust Foundation mit Unterstützung des Filmregisseurs Stephen Spielberg (*Schindlers Liste*) einige zehntausende Überlebende auf Video aufgenommen. Im darauf folgenden Jahrzehnt führte dies zum Projekt der Holo-

---

fellos werden in naher Zukunft viele Forschungsaufsätze darüber erscheinen.

31 John B. Thompson: „Tradition and Self in a Mediated World“, in: Paul Heelas et al. (Hg.): Detraditionalization: Critical Reflections on Authority and Identity, Cambridge (Mass.) 1996, 89-108, hier 99.

gramm-Zeugenschaft Überlebender. Ausgewählte Überlebende wurden über eine Zeitspanne von drei bis vier Tagen ausführlich zu ihrer Kindheit, ihren Erfahrungen im Holocaust und ihrem gegenwärtigen Leben befragt. Gefilmt wurden sie unter einer Kuppel, in der mehr als hundert LED-Kameras angebracht waren. Von diesen Aufnahmen wurde ein Hologramm-Bild des Zeugen angefertigt, während das Erzählte geordnet, chiffriert und schließlich in einen Computer-Algorithmus eingespeist wurde. Die Besucher*innen kommen in einen großen Raum und stellen dem Bild des/der Überlebenden Fragen. Mit Hilfe von Stimmerkennungssoftware generieren die Fragen passende Antworten aus dem aufgenommenen Bericht. Das Ergebnis ist ein scheinbar interaktives Gespräch zwischen Zuhörer*in und Zeuge/Zeugin, der oder die nicht selbst anwesend und möglicherweise auch gar nicht mehr am Leben ist.

Zweifellos macht die Technologie Zeitzeugenberichte einem breiten Publikum aus der digitalen Generation zugänglich und schafft ein Gefühl von Unmittelbarkeit und Präsenz. Darüber hinaus „lernen" beide Gesprächspartner*innen, wie auch der Algorithmus selbst, wie sie einander am besten ansprechen (etwa so, wie wir lernen, wie man Fragen in Google eingibt), um mit der Zeit ihre Kommunikation zu verbessern. Allerdings blendet die reibungslose Performance des Hologramm-Zeugen auch weite Teile der wortlosen Kommunikation aus, die dem Zeugenbericht auf Video gerade seine Autorität verlieh, wie etwa Pausen, Stimmversagen oder Tränen. Wie Amit Pinchevski schreibt, „eröffnet dieses Projekt einerseits neue Wege der Zeugenschaft, basiert aber andererseits auf einer zutiefst problematischen Konzeption des Verhältnisses von Vergangenheit und Gegenwart, von Abwesenheit und Anwesenheit, aber auch der Art und Weise, wie diese im lebendigen Zeugenbericht zum Tragen kommen. Zeugenschaft in Form algorithmischer Hologramme verfolgt eine Vision von unbelasteter, generationenübergreifender Interaktion, die frei von Schmerz ist – und frei von der grundsätzlichen Schwierigkeit, von schmerzvollen vergangenen Erfahrungen zu erzählen".[32]

3. Selfies an Gedenkstätten

Im Verlauf der letzten drei Jahrzehnte hat der Holocaust-Tourismus, zusammen mit dem Bedürfnis nach einer multisensorischen

32 Amit Pinchevski: Transmitted Wounds: Media and the Mediation of Trauma, New York 2019, 91.

Erfahrung des „Dortseins", stetig zugenommen.[33] Schulen in Israel, Deutschland und quer durch Westeuropa haben Besuche der Vernichtungslager in Polen oder an anderen, näher gelegenen Orten ebenso in ihre Lehrpläne integriert wie Besuche von Holocaust-Museen und -Gedenkstätten. Das „Denkmal für die ermordeten Juden Europas" in Berlin oder Yad Vashem in Jerusalem etwa, um nur zwei zu nennen, gehören zum Pflichtprogramm von Berlin- oder Jerusalemtouristen.

Bei diesen Besuchen ist das Virtuelle vor Ort immer mit anwesend. Studierende aus Israel sehen sich *Schindlers Liste* auf dem Weg nach Auschwitz an und erwarten, dass es dort aussieht wie im Film. An den Lagereingängen von Auschwitz und Dachau[34] sprießt einem ein Wald aus Selfie-Sticks entgegen, denn die Besucher*innen müssen anderen beweisen (und zwar unverzüglich!), dass sie „dort waren" - und sie tun das, indem sie Livefotos posten und dafür „Likes" erhalten. Die Leere und das Schweigen der Vernichtungslager scheint hier vollständig durch den Wald aus Selfie-Sticks und die Klickgeräusche der Auslöser überblendet zu werden.[35] Die dabei entstandenen Fotos können einge-

33 Carol Kidron: „Being there Together: Holocaust Tourism and the Emotive Experience of Copresence in the Holocaust Past", in: *Annals of Tourism Research* 41 (2013), 175-194.

34 Tanja Seider: „Inszenierungen in den Filmen *Austerlitz* und *#uploading_holocaust*. Praktiken des Shoah-Gedenkens in zwei Dokumentarfilmen", in: Thomas Thiemeyer/Jackie Feldman/Tanja Seider (Hg.): Erinnerungspraxis zwischen Gestern und Morgen: Wie wir uns heute an NS-Zeit und Shoah erinnern, Tübingen 2018, 111-127. Eine poetische Kritik der Auswirkungen des Tourismus an Holocaust-Gedenkstätten übt Sergei Loznitsa in seinem Dokumentarfilm *Austerlitz* (http://www.loznitsa.eu/).

35 Dies wirft Fragen der gesellschaftlichen Solidarität auf. Selfies zu machen und zu posten, privilegiert Online-Freund*innen in sozialen Medien gegenüber jenen, die sich in physischer Nähe befinden. Die Performanz digitaler Kommunikation (Posieren, Posten, Likes erhalten usw.) ignoriert somit die Auswirkungen der Selfie-Sticks auf andere Besucher des Ortes. Auch wird der physische Effekt von Nähe und Gleichzeitigkeit als Ausdruck gesellschaftlicher Solidarität - der rituelle Rahmen des gemeinsamen Betretens des Lagers - aufgelöst. Generell stellt die Verbreitung virtueller Medien traditionelle Formen der Solidarität und gemeinschaftlicher Erinnerung, die an einem Ort verankert ist, vor große Herausforderungen. Wulf Kansteiner: „The Holocaust in the 21st century: digital anxiety, transnational cosmopolitanism, and never again genocide without memory", in: Andrew Hoskins (Hg.): Digital Memory Studies: Media Pasts in Transition, New York 2018, 110-140.

rahmt, getönt, manipuliert,[36] gepostet und überall verbreitet werden - von Bildungsseiten zum Holocaust und Dokumentarfilmen über Hashtags wie #Auschwitz und #girl bis hin zu Plattformen wie Flickr und Grindr.

Selfies zu machen und zu verbreiten, wird von vielen als Schändung des Ortes, der Erinnerung und der Toten angesehen. Wenn Wissenschaftler*innen früher festgestellt haben, die Funktionen von Holocaust-Fotos bestünden darin, „Zeugenschaft zu verkörpern oder Zeugnis abzulegen, einen Ort der Trauer zu bieten oder eine Geschichtsstunde zu geben",[37] so fragt sich, ob die primäre Funktion dieser Selfies nicht darin besteht, die Erinnerung an den Holocaust durch seine Trivialisierung zu ersetzen[38] - das Zelebrieren des Status des Touristen, der Bilder macht. Einige Kurator*innen, wie etwa die in Auschwitz, posteten Tweets, um Touristen davor zu warnen, Selfies zu machen, während sie auf den Schienen von Birkenau balancierten.[39] Diese Ermahnung führte bei Besucher*innen aber nur zu pampigen Reaktionen; mit jeder Antwort verlieren die Kurator*innen der Gedenkstätte an Autorität, bis sie irgendwann nur noch eine Projektionsfläche für immer weitere Gegenworte sind. Eine der wenigen effektiven Maßnahmen der Online-Disziplinierung war das Projekt Yolocaust - eine Kombination aus „Holocaust" und „YOLO", You Only Live Once. Shahak Shapira, ein Deutsch-Israeli, postete auf Facebook Selfies von jungen Menschen, die am „Denkmal für die ermordeten Juden Europas" in Berlin spielerischen Aktivitäten nachgingen

36 Stéphanie Benzaquen: „Soziale Medien und die Zukunft der Erinnerung an Auschwitz", in: Auschwitz heute - dzisiaj - today, Berlin 2015, 135-148.

37 Marita Sturken: „Trespassing Through Shadows: Memory, Photography and the Holocaust", in: *Afterimage* 56 (1999), H. 6, 10.

38 Victoria Grace Walden: „New Ethical Questions and Social Media: Young People's Construction of Holocaust Memory Online", in: *Frames Cinema Journal*, 2015: http://framescinemajournal.com/article/new-ethical-questions-and-social-media-young-peoples-construction-of-holocaust-memory-online/ (zuletzt aufgerufen am 12.6.2020).

39 „Wenn Sie das Auschwitz-Museum betreten, bedenken Sie, dass Sie sich an einem Ort befinden, an dem über eine Million Menschen ermordet wurden. Respektieren Sie deren Gedenken", hieß es in dem Tweet. „Wenn Sie das Balancieren lernen wollen, so gibt es dafür geeignetere Orte als jenen, der die Deportation von Hunderttausenden in ihren Tod symbolisiert" (Twitter-Account Auschwitz Memorial, aufgerufen am 20.3.2019). Sie twitterten auch eine Reihe angemessener, „respektvoller" Fotos von Besucher*innen auf dem Gelände.

(von Stein zu Stein springen, jonglieren), und ersetzte die Gedenksteine im Hintergrund mit Bildern von gestapelten Leichen aus den Vernichtungslagern.[40] Wer wollte, dass seine Fotos von der Yolocaust-Webseite entfernt wurden, musste Shapira eine Entschuldigung schicken. Alle taten es. Dies war ein erfolgreicher Akt der Bloßstellung.

Andere Wissenschaftler*innen dagegen warnten davor, den Holocaust-Tourismus mit Oberflächlichkeit gleichzusetzen,[41] und argumentierten, dass das Selfie als ein Weg verstanden werden kann, „sich selbst an einem denkwürdigen Ort einzutragen [...]. Das macht das ‚Ich war dort' doppelt zuverlässig, weil die Information sowohl durch den Körper als auch den symbolträchtigen Ort befördert wird".[42] Die Geste des Kamerahaltens, ihr Entgegenblickens und dann einen Schnappschuss von sich Aufnehmens macht, wie Paul Frosh feststellt, das Selfie zu einem „reflexiven Bild".[43] Zudem seien Selfies, da sie in der Regel fast im selben Moment, in dem sie entstehen, ins Internet hochgeladen werden, kein Schnappschuss von der Vergangenheit, sondern ein Schnappschuss von der Gegenwart, die das Vergangene beeinflussen und schließlich verändern könne.

Studierende in einem deutsch-israelischen Austauschprojekt[44] sagten, die Selfies, die sie posteten, seien ein Weg, ihre Freund*innen, die sonst unter „Holocaust-Müdigkeit" litten, für die Ereignisse der Shoah zu interessieren. Einige erklärten, die Munterkeit auf den oftmals spielerischen Fotos müsse als Triumph des Lebens über den Tod verstanden werden, oder als ein Akt der Zeugenschaft.

Sowohl in den von Israel aus organisierten Reisen nach Polen als auch bei französischen Jugendreisen nach Auschwitz (angeboten von der Gedenkstätte „Mémorial de la Shoah") spielten die Überlebenden eine gleichsam schamanistische Schlüsselrolle dabei, die Toten und die Lebenden in Kontakt miteinander zu bringen,

40 Siehe Shapiras Bericht auf http://yolocaust.de.

41 Daniel P. Reynolds: Postcards from Auschwitz: Holocaust Tourism and the Meaning of Remembrance, New York 2018.

42 Benzaquen: „Soziale Medien und die Zukunft der Erinnerung an Auschwitz" [FN 36], 145.

43 Paul Frosh: „The Mouse, the Screen and the Holocaust Witness: Interface Aesthetics and Moral Response", in: *New Media & Society* 20 (2018), H. 1, 351-368.

44 Thiemeyer/Feldman/Seider (Hg.): Erinnerungspraxis zwischen Gestern und Morgen [FN 34].

Hinterlassenschaften lebendig zu machen und der Jugend eine zentrale Rolle als Zukunftsübermittler zu übertragen. In israelischen Reisen nach Polen „werden die Studierenden durch die rituelle Reinszenierung der Wege des Zeugen zu ‚Zeugen der Zeugen', und ihre körperliche Präsenz - als junge, vitale Israelis am Ort der Ermordung des jüdischen Volkes - wird als Beweis jüdischer Kontinuität gedeutet, als erlösende Antwort auf die Shoah".[45] In Abwesenheit Überlebender wurden vor Ort oft Videoaufnahmen ihres Zeugnisses und ihrer Lebensberichte gezeigt. Mit Selfies jedoch situieren sich die Besucher*innen als Stellvertreter-Zeugen. Sie laden ihre digitalen Freunde ein, einen Bezug zum Holocaust zu entwickeln, weil *sie* „dort waren"; ihre Erfahrung wird, anstelle der Erfahrung der Opfer, zum Ankerpunkt der Erinnerung. Sie beanspruchen, Zeugen der Zeugen zu sein, ohne das Trauma und den Schmerz durchlebt zu haben, dem die Zeugen ausgesetzt waren, manchmal sogar ohne sich deren Zeugnisse überhaupt angehört zu haben. Diese Abwesenheit von Trauma und Leid ist noch eklatanter, wenn die Selfies auf Touristenseiten oder Dating-Plattformen geposted werden.

4. Navigations- und Augmented-Reality-Apps

Seit den 1990er Jahren werden anstelle großer, Sieg oder Märtyrerschaft zelebrierender Monumente auf Plätzen in Stadtzentren vermehrt „Gegen-Monumente" errichtet.[46] „Gegen-Monumente", schreibt James Young, „richten sich gegen die autoritäre Tendenz in jeder Kunst, die Betrachter auf passive Zuschauer reduziert."[47] Gegen-Monumente bieten subversive Interpretationen nationaler Geschichte und sind in der Regel von geringer Größe und über ganze Wohngebiete hinweg verstreut,[48] anstatt auf einem hohen Sockel zu stehen. Eines dieser Gegen-Monumente, das in der

45 Jackie Feldman: „Nationalizing Personal Trauma, Personalising National Redemption: Performing Testimony at Auschwitz-Birkenau", in: Nicolas Argenti/Katharina Schramm (Hg.): Remembering Violence: Anthropological Perspectives on Intergenerational Transmission, New York 2010, 103-128, hier 110.

46 Noam Lupu: „Memory Vanished, Absent, and Confined: The Countermemorial Project in 1980s and 1990s Germany", in: *History and Memory* 15 (2003), H. 2, 130-164.

47 James E. Young: Nach-Bilder des Holocaust in zeitgenössischer Kunst und Architektur, übers. a. d. Amerik. v. Ekkehard Knörer, Hamburg 2002, 28.

48 Ein ausgezeichnetes Beispiel findet sich in Renata Stih/Frieder Schnock: Orte des Erinnerns - Denkmal im Bayerischen Viertel

Öffentlichkeit viel Aufmerksamkeit bekommen hat, sind die „Stolpersteine", initiiert im Jahr 1993 durch den Künstler Gunter Demnig: kleine, mit Messing überzogene Pflastersteine zur Erinnerung an die jüdischen Bewohner, die Opfer der NS-Verfolgung waren.[49] Die Platzierung der Steine ist diskret, auf Gehwegen, sodass die Leute „darüber stolpern". Das Gedenken der Opfer ist somit reintegriert in das Gewebe des täglichen Lebens.

Obwohl überall in Europa solche Steine „gepflanzt" wurden, bis Ende 2019 insgesamt etwa 75.000, repräsentieren sie in Deutschland nur ein Prozent der Opfer. Die Pflanzung eines Stolpersteins erfordert die Zustimmung diverser örtlicher Behörden sowie von Einzelpersonen oder Gruppen, die die 120 Euro für deren Einlassung übernehmen. Darüber hinaus enthalten sie nur begrenzte Informationen: den Namen der Person, Geburtsdatum und -ort sowie das Datum und die Umstände ihres Todes. 2014 rief ein Verein namens „Tracing the Past" ein Projekt mit dem Titel „Mapping the Lives" ins Leben, mit dem Ziel, mehr Informationen bereitzustellen. Angefertigt wurden Biografien, interaktive Stadtpläne und Apps, die auf die Wohnadressen aller bekannten Opfer des NS-Regimes hinweisen.[50] Bislang hat der Verein etwa zwei Drittel der geschätzten 170.000 Opfer in Deutschland identifiziert. Die mit GPS verbundene App ermöglicht es Besucher*innen, durch Städte und Ortschaften zu laufen und dabei in Straßen und Häusern ohne Hinweise oder Markierungen auf persönliche Geschichten mit Shoah-Bezug zu stoßen. Örtliche Vereine und Schulen haben ähnliche über GPS funktionierende historische Apps entwickelt, damit Geschichten von jüdischen und anderen Verfolgten gefunden werden können. Dazu gehört etwa die App „Invisible Places", die vom Jüdischen Museum Frankfurt entwickelt wurde.[51]

Leider werden jedoch die Apps sogar dort, wo sie entwickelt wurden, kaum genutzt. Eine kleine Studie untersuchte eine von einer Schule in Reutlingen lancierte App und fand heraus, dass von den Schüler*innen, die die App entwickelt hatten, nicht eine*r

(1993): http://www.stih-schnock.de/remembrance.html (zuletzt aufgerufen am 12.6.2020).

49 Über die Stolpersteine siehe https://de.wikipedia.org/wiki/Stolpersteine und http://www.stolpersteine.eu/de/home/ (zuletzt aufgerufen am 12.6.2020).

50 Siehe https://www.tracingthepast.org/.

51 Siehe https://www.juedischesmuseum.de/en/explore/detail/invisible-places-frankfurt/.

sie auch auf das eigene Handy heruntergeladen hatte.[52] Man könnte sich auch fragen, ob nicht von der Kraft, mit der Orte uns überraschen und bewegen können, manches verloren geht, wenn der Ort nur noch als Bestätigung dessen dient, was der Besucher auf seinem Handy-Display zu sehen bekommt. Zudem verringern sich auch die Möglichkeiten spontaner Gespräche mit den heutigen Bewohner*innen der Häuser und Straßen über deren Wahrnehmung des Gedenkortes, wenn die Besucher*innen mit ihren Handys navigieren und damit Inhalte aufnehmen.

5. Institutionelle Antworten und Widerstände gegen virtuelle Medien

Smartphones und soziale Medien stellen für Gedenkstätten und Museen als zentrale und sakrosankte „Tempel der Shoah" eine Herausforderung dar. Medienforscher*innen argumentieren, dass sowohl die Massenmedien als auch die sozialen Medien eine Tendenz dazu haben, eher für Unterhaltung als für Nachdenken zu sorgen, und eher oberflächliche Aufmerksamkeit und eine kurze Aufmerksamkeitsspanne anstatt nachhaltige Veränderung befördern.[53] Aufgrund der diffusen Natur und leichten Zugänglichkeit virtueller Daten, und aufgrund der Verschiebung von einem vertikalen Kommunikationsmodell (von oben nach unten) hin zu einem horizontalen Modell, bei dem Zuhörer*innen Inhalte kommentieren, kritisieren, neu rahmen und neu zusammensetzen können, scheuen Kurator*innen, Administrator*innen und Pädagog*innen an Gedenkstätten häufig davor zurück, digitale und vor allem soziale Medien zu nutzen, da sie die Nachrichten nicht kontrollieren können. Zudem haben Holocaust-Museen und -Gedenkstätten viel in die Autorität des Artefakts investiert, um die Präsenz und die Erfahrung der Opfer zu vermitteln. Wie der Vorsitzende von Yad Vashem, Avner Shalev, in einem Interview erklärte:

> „Als wir das Programm [für das neue Museum, eröffnet 2005] entwickelten [...], wussten wir, dass wir viel stärker auf

52 Marlene Kirschbaum/Rosalie Möller: „Herausforderungen dezentraler Gedenkorte am Beispiel der App *Orte der NS-Zeit in Reutlingen 1933-1945* und der Stolperstein-Initiative Tübingen", in: Thiemeyer/Feldman/Seider (Hg.): Erinnerungspraxis zwischen Gestern und Morgen [FN 34], 87-106, hier 94-104. Siehe auch Kansteiner: „The Holocaust in the 21st century" [FN 35], 123 f.

53 Einleitung „On Media Memory" der Herausgeber in: Motti Neiger/Oren Myers/Eyal Zandberg (Hg.): On Media Memory: Collective Memory in a New Media Age, Basingstoke 2011, 1-24, hier 6.

die Autorität der Artefakte setzen wollen, die sich in unserem Besitz befinden. [...] Die Objekte sollten als Stellvertreter für die individuellen Opfer dienen, um deren Geschichten zu erzählen: Viele Überlebende erzählten mir das, als wir das Museum eine Woche lang nur für sie öffneten. Die Reaktion war enorm und der Satz, den wir immer und immer wieder gehört haben, war, ‚jetzt wissen wir, dass wir die Welt verlassen können. Andere können jetzt das weitergeben, was wir weitergeben wollen'."[54]

2017 gestaltete Yad Vashem einen Teil des Museums und der Webseite um und betitelte diesen mit „Artefakt des Monats".[55] Ausgewählte Objekte aus der Sammlung von Gegenständen in Yad Vashem werden von den Menschen, die sie gespendet, besessen oder getragen haben, kommentiert. Der persönliche Bericht über den Gegenstand, den der oder die Überlebende (oftmals gemeinsam mit Familienmitgliedern) präsentiert, wird gefilmt und fotografiert. Das Objekt und die Geschichte werden auf temporären Bildschirmen im Rezeptionsgebäude von Yad Vashem gezeigt und zudem auf der Webseite veröffentlicht. Man kann argumentieren, dass der gefilmte, auf Video aufgenommene Bericht als Zugabe dient, die über die Aura des Gegenstandes hinaus notwendig ist, um ihn persönlicher zu machen.[56]

Ein anderes Mittel, Opfer/Überlebende anhand digitaler Medien persönlicher sichtbar zu machen, sind Augmented-Reality-Apps, wie sie den Besucher*innen im „Tower of Faces" im US-amerikanischen Holocaust-Mahnmal in Washington, D. C. angeboten werden. Der Turm zeigt Porträts und Fotos der ermor-

54 Interview von Jackie Feldman mit Avner Shalev, dem Aufsichtsratsvorsitzenden von Yad Vashem, am 25.9.2005.

55 Ein Beispiel findet sich hier: https://www.yadvashem.org/blog/artifact-of-the-month-marcel-levi.html (zuletzt aufgerufen am 12.6.2020).

56 Vielleicht ist es daher kein Zufall, dass einer der institutionellen Orte, an denen vielfach Augmented Reality genutzt wird, Bergen-Belsen ist, wo es keine Gebäude oder Artefakte gibt, die um die Aufmerksamkeit der Besucher*innen buhlen könnten. Ohne Augmented Reality könnten sie sich den Holocaust hier kaum vorstellen, sieht es doch einfach nach einem „Park mit Bäumen und Blumen" aus (http://www.belsen-project.specs-lab.com). Zum Verhältnis von Zeugenschaft und Artekfakt in Museen siehe: Thomas Thiemeyer: „Work, Specimen, Witness: How Different Perspectives on Museum Objects Alter the Way they are Perceived and the Values Attributed to Them", in: *Museum and Society* 13 (2015), H. 3, 396–412.

deten Jüdinnen und Juden aus der litauischen Kleinstadt Eišiškės. Wenn die Besucher*innen ihr Handy auf die Fotos richten, können sie zusätzliche Informationen zur jeweiligen Person abrufen.[57]

In beiden Fällen dienen digitale Medien als eine Art Zugabe, zugänglich für eine breitere Öffentlichkeit. Eine Möglichkeit der Interaktion ist allerdings nicht gegeben, wie sie etwa Videospiele bieten, die den Spieler in die Position eines Opfers/Überlebenden versetzen. Dass digitale Medien nur zögerlich zu einem Kernbestandteil der Vermittlung von Museen/Mahnmalen gemacht werden, hat also mit „verantwortlicher" Kontrolle zu tun, aber auch damit, dass viele Angestellte der Holocaust-Museen und -Gedenkstätten genuin konservativ oder politisch zurückhaltend sind. Wenn sie digitale Medien verwenden, dann meist, um Dokumente und Aufnahmen von Zeugen zu präsentieren, aber mit begrenzter Interaktivität und dem Versuch, die Kontrolle über die Inhalte zu behalten.[58]

Schlussfolgerungen

Die Erinnerung an den Holocaust sieht sich mit einer Reihe von Herausforderungen konfrontiert, die daraus resultieren, dass zeitgleich mit dem Aufkommen der digitalen Medien die letzten Überlebenden versterben. Oft werden digitale Medien genutzt, um einer Generation, die keine Zeugnis ablegenden Überlebenden mehr leibhaftig wird sehen können, das Antlitz des Zeugen zu vergegenwärtigen. Aber den traumatischen Inhalt lebendiger Zeugenschaft vermögen diese Technologien nicht zu vermitteln. Dass die digitalen Medien leicht zugänglich sind und unkomplizierte Interaktivität erlauben, mag ermöglichen, dass jene, die ansonsten von „Holocaust-Müdigkeit" geplagt oder auch schlicht nicht interessiert sind, eine Verbindung zum Holocaust aufbauen können. Aber diese Zugänglichkeit hat einen Preis: das Risiko, dass die Erfahrung des Überlebenden durch die Erfahrung des Betrachters überschrieben wird.

Holocaust-Gedenkstätten, Museen und Bildungseinrichtungen haben auf die digitale Wende mit Ambivalenz reagiert. Während

---

57 Siehe https://collections.ushmm.org/search/catalog/pa1138417 (zuletzt aufgerufen am 12.6.2020).

58 Kansteiner: „The Holocaust in the 21st century" [FN 35]; Anna Reading: „Digital interactivity in public memory institutions: the uses of new technologies in Holocaust museums", in: *Media, Culture, and Society* 5 (2003), 25-67.

viele die Notwendigkeit erkennen, Zugang zu einer Vielzahl von digitalen Plattformen zu haben, um den Holocaust für die jüngere Generation weiterhin relevant zu halten, sehen sie die ungefilterte Masse an Informationen als Bedrohung ihrer Verantwortung gegenüber dem Gedenken der Opfer und der Wahrhaftigkeit der Geschichte, die sie kuratieren wollen. Die Verbreitung mediatisierter Darstellungen konkurriert womöglich auch mit dem Ort und seinen Artefakten. Je weniger Orte und je weniger Artefakte es (noch) gibt, desto wahrscheinlicher ist es, dass Museen und Gedenkstätten Augmented-Reality-Apps oder andere neuartige Programme einsetzten, um die Shoah zu visualisieren.

Wenn Übermittler*innen der Holocaust-Erinnerung versuchen, historische Wahrheiten zu erzählen, symbolische Wiedergutmachung gegenüber den Toten zu leisten und für ethische Bildung zu sorgen,[59] so stellen digitale Medien alle diese drei Ziele vor Herausforderungen. Die Shoah wird durch eine Flut von Zerrbildern, Fake News und Seiten, die den Holocaust leugnen, herausgefordert. Trotz aller Bemühungen von Gatekeepern, gegenzusteuern, werden solche Inhalte über das gesamte Netz verstreut. Der Respekt vor den Toten wird durch die Flüchtigkeit der vielen Selfies und Posts (siehe Yolocaust oben) herausgefordert - auch wenn viele derjenigen, die Selfies machen, wie auch ihre virtuellen Freunde, dieser Lesart widersprechen. Ethische Bildung kann möglicherweise durch digitale Kontexte, die Holocaust-Grausamkeiten in Bezug zu gegenwärtigen Ungerechtigkeiten setzen, ausgeweitet werden. Andererseits könnte es schwierig werden, jene gesellschaftliche Solidarität herzustellen, die das Erinnern zu einem Weg ethischen Handelns macht, wenn Kommunikation von Angesicht zu Angesicht und synchronisiertes Gedenken durch digitale Mediatisierung, die individuelle Konsumenten und deren Smartphones bedient, verdrängt werden.[60]

Aus dem Englischen von Lilian Peter

---

59 Amy Sodaro: Exhibiting Atrocity: Memorial Museums and the Politics of Past Violence, New Brunswick u. a. 2018, 9 f.

60 Hoskins stellt sogar die These auf, dass das digitale Zeitalter das Ende jener Prozesse bedeutet, die die kollektive Erinnerung geformt haben: Andrew Hoskins: „Memory of the multitude - the end of collective memory“, in: Ders. (Hg.): Digital Memory Studies - Media Pasts in Transition, London 2017, 85-109.

Jens Hoppe

Erinnern und Vergessen bei Überlebenden der Shoah
Anmerkungen eines Historikers zu „Holocaust Oral Histories"

Eine Kernkompetenz von Historiker*innen ist die Quellenkritik. Quellen, früher regelmäßig als geschriebene Worte aufgefasst, gegenwärtig auch anderes wie Gegenstände, Fotografien, Filme oder orale Quellen mit einschließend, werden entschlüsselt, verwendete Begriffe erläutert, bei Bedarf Fremdsprachiges übersetzt und die gesamte Quelle in Zusammenhänge eingeordnet. Hierzu zählen beispielsweise die Quellengattung (wie Autobiografie, Brief oder Fotografie), der Zeitrahmen, Organisatorisches und die Person des Verfassers, daneben aber auch die Sprache der Quelle, mögliche Intentionen des Verfassers und die Glaubwürdigkeit der Aussagen. Schließlich wird eine Quelle in Verbindung mit anderen Quellen zu einem größeren Bild zusammengesetzt, um damit auf die aufgeworfenen Forschungsfragen Antworten zu finden. Zugleich bieten mehrere Quellen zum gleichen Aspekt eine höhere Überprüfbarkeit einzelner Aussagen und ermöglichen eine wissenschaftlich fundierte Kontextualisierung. Christopher Browning hat für sein Buch über das Zwangsarbeitslager für Juden in Starachowice (Polen) eine „kritische Masse" an Zeugenaussagen zusammengetragen, sodass er diese gegeneinander abwägen und so zu verlässlichen Aussagen kommen konnte.[1] Darüber hinaus werden zur Ergänzung der Aussagen regelmäßig etwa gedruckte Erinnerungen, historische Dokumente, Fotografien und andere Forschungsarbeiten herangezogen, um zu wissenschaftlich abgesicherten Erkenntnissen über Geschehenes zu gelangen. Historiker*innen ist zudem bewusst, dass aus Quellen jeglicher Art vergangene Realitäten nicht vollständig erfasst werden können. Alles Wissen über die Vergangenheit, über vergangene Ereignisse und Handlungen von Menschen ist stets ein vermitteltes und zugleich eines, das vom Standpunkt des Betrachters abhängig ist.

Die Arbeit eines Historikers fordert Nähe wie Distanz zu den Quellen und zu den Quellenverfassern. Und alle Erkenntnis ist dabei stets an die Sprache und die Ausdrucksfähigkeit des schreibenden Historikers gebunden. Alles Niedergeschriebene wiede-

1 Vgl. Christopher R. Browning: Remembering Survival. Inside a Nazi slave-labor-camp, New York/London 2010.

rum ist nicht nur an gedankliche Vorgänge gebunden, sondern hängt, neben der Fertigkeit, sich auszudrücken und dabei Erdachtes in einer nachvollziehbaren Weise lesbar zu machen, auch von diskursiven Praktiken zur Zeit des Niederschreibens ab. Folglich sind nicht nur die Zeitzeugeninterviews, sondern auch die Aussagen von Historikern Einflüssen anderer Akteure und Ereignissen auf das Sprechen bzw. Schreiben ausgesetzt und können als solche untersucht werden. Jan Taubitz plädiert dafür, Zeitzeugeninterviews, von ihm als „Holocaust Oral Histories" bezeichnet, als diskursive Formationen zu verstehen und entsprechend zu untersuchen.[2] Diskurse werden hierbei als institutionalisierbare Strukturen aufgefasst, die Wirklichkeit konstituieren, indem sie bestimmte Ausformungen des Sprechens oder Verhaltens als legitim und faktisch anerkannt bezeichnen, während sie andere als illegitim ausschließen.[3] Auch das Schreiben von Historiker*innen kann diskursanalytisch untersucht werden, unterliegt es doch ebenfalls bestimmten Mechanismen. Hier sei etwa an den Topos der „Undarstellbarkeit des Holocaust" gedacht, mit dem sich zumindest in der Vergangenheit jede Beschäftigung mit der Shoah konfrontiert sah.[4]

Im Hinblick auf Berichte von Überlebenden der Shoah ergibt sich eine besondere Situation, denn einerseits ist viel Wissen um das von ihnen beschriebene Geschehen wie um Darstellungen dieses Geschehens einschließlich umfassender Archiv- und Quellenkenntnisse nötig, um die Aussagen in einer wissenschaftlich akzeptablen Weise einordnen zu können. Andererseits ist Distanz zum Überlebenden als Quellenverfasser nötig, die zugleich mit moralischen Anforderungen konfligieren kann. Ist es beispielsweise möglich bzw. angebracht, jemanden, der in einem transnistrischen Ghetto oder in einem Vernichtungslager im deutsch besetzten Polen extreme Verbrechen erlebt und überlebt hat, mit Distanz zu betrachten? Können Texte über die Shoah wie andere Quellen behandelt werden? Müssen sie es aus historisch-wissenschaftlicher Sicht? Oder sollten sie als eigene Gattung der üblichen Quellenkritik entzogen werden? Da Historiker*innen Quellenkri-

2 Jan Taubitz: Holocaust Oral History und das lange Ende der Zeitzeugenschaft, Göttingen 2016, 25.
3 Ebd., 41.
4 Zu verschiedenen Darstellungsformen siehe die Arbeit des Kulturwissenschaftlers Stefan Krankenhagen: Auschwitz darstellen. Ästhetische Positionen zwischen Adorno, Spielberg und Walser, Köln u. a. 2001.

tik stets anwenden, kann die letzte Frage rasch beantwortet werden: Berichte von Überlebenden der Shoah sind aus fachwissenschaftlicher Sicht der Quellenkritik nicht entzogen, bedürfen aber als eigenständige Gruppe der Selbstzeugnisse[5] einer besonderen, intensiven Auseinandersetzung.[6]

Als Historiker böte sich für diesen Beitrag nun ein Rückblick auf die Auseinandersetzung mit Berichten von Überlebenden aus der Zeit nach dem Ende der Verfolgung oder alternativ mit Quellen der Verfolgung, aber auch von der Verfolgung ausgesetzten Menschen, die während der Verfolgungszeit verfasst wurden, an. Daneben könnte die Auseinandersetzung um den richtigen historischen Umgang mit Quellen verschiedenster Herkunft thematisiert werden. Nicolas Berg hat sich beispielsweise mit den westdeutschen Historikern in ihrer Auseinandersetzung oder nach seiner Sicht Nicht-Auseinandersetzung mit der Shoah beschäftigt.[7] Mittlerweile sind zudem sehr viele Quellentexte zur Shoah auch auf Deutsch erschienen, sodass ein sehr breiter Quellenkorpus vielfältige Aussagen ermöglicht.[8] Im Folgenden wird jedoch ein anderer Schwerpunkt gesetzt: Welche Erkenntnisse über Berichte von Überlebenden der Shoah aus der Zeit nach der Verfolgung erbrachten historische wissenschaftliche Arbeiten? Hierbei liegt der Fokus auf der *Oral History*, einer in den USA nach

5 In diesem Punkt teile ich die Ansicht von Taubitz: Holocaust Oral History [FN 2], 17.

6 James E. Young: Writing and Rewriting the Holocaust. Narrative and the consequences of interpretation, Bloomington 1988, 170, hat das so formuliert: „Our aim here then is to sustain both the privileged status of these testimonies and their invitation to critical interpretation. As privileged texts, these testimonies ask only that we are that much more careful and gentle in our speculations, not that we place them outside interpretation altogether."

7 Vgl. Nicolas Berg: Der Holocaust und die westdeutschen Historiker. Erforschung und Erinnerung, Göttingen 2003, und die kritische Rezension von Habbo Knoch: „N. Berg: Der Holocaust und die westdeutschen Historiker", in: *H/Soz/Kult*, 4.2.2004: https://www.hsozkult.de/publicationreview/id/reb-4139 (zuletzt aufgerufen am 11.6.2020).

8 Zum Beispiel finden sich zahlreiche aussagekräftige und emotional mitunter sehr fordernde Quellen zur Shoah in der Sowjetunion in den Bänden 7 und 8 der Reihe: Die Verfolgung und Ermordung der europäischen Juden durch das nationalsozialistische Deutschland 1933-1945, hg. im Auftrag des Bundesarchivs, des Instituts für Zeitgeschichte, des Lehrstuhls für Neuere und Neueste Geschichte an der Albert-Ludwigs-Universität Freiburg und des Lehrstuhls für Geschichte Ostmitteleuropas an der Freien Universität Berlin, erschienen 2011 bzw. 2016.

dem Zweiten Weltkrieg entwickelten Methode.[9] Dies ermöglicht es, sich der gegenwärtigen Arbeit mit Überlebenden zu nähern, auch wenn Gegenwartsfragen nicht im Mittelpunkt historischer Arbeiten stehen. Zugleich rücken damit Menschen ins Zentrum, die sich nach dem Ende der Verfolgung weiterhin mit der ihnen oktroyierten Verfolgung auseinandersetzen mussten und müssen, das Problem von „Erinnern und Vergessen" (oder Hinwenden und Abwenden) daher virulent war und ist. Als Quelle wird hier vor allem mündlich Aufgezeichnetes, insbesondere im Rahmen von Oral-History-Projekten, verstanden.

Der juristisch beeinflusste Ausspruch „Quod non est in actis, non est in mundo" könnte gewissermaßen als falsch verstandene, einengende Grundlage für die wissenschaftliche Beschäftigung mit Quellen durch Historiker verstanden werden. Was nicht in die Prozessakten eingeht, kann in einem Rechtsverfahren keine Bedeutung erlangen. Das heißt aber nicht, dass es nicht existent ist. Einengend wäre es, wenn Historiker*innen nur als existent ansähen, was Spuren in Akten hinterlassen hat.[10] Zur nationalsozialistischen Judenverfolgung gehört insbesondere ab 1943 die Vernichtung von Akten und anderen Spuren der Ermordung der europäischen Juden. Solchen Leerstellen, aber auch den Aussagen der Verfolger wollte beispielsweise das Untergrundarchiv Oneg Shabbat im Warschauer Ghetto entgegenwirken, indem es über eine jüdische Quellenüberlieferung sicherzustellen gedachte, dass die Verbrechen der Nationalsozialisten und ihrer Helfer festgehalten und erinnert werden können.[11]

Im Rechtswesen hat die Auseinandersetzung mit dem Erinnern von Verbrechensopfern, Zeugen und Tätern eine lange Tradition. Für Deutschland kann *Der große Brockhaus* zumindest in der ersten Hälfte des 20. Jahrhunderts vereinfachend als anerkanntes

9 Vgl. z. B. den für die westdeutsche Beschäftigung mit Oral History sehr wichtigen Beitrag von Lutz Niethammer: „Oral History in den USA. Zur Entwicklung und Problematik diachroner Befragungen", in: *Archiv für Sozialgeschichte* 18 (1978), 457-501.

10 Raul Hilberg: Die Vernichtung der europäischen Juden, Berlin 1982, stützt sich auf Täterakten, nicht jedoch auf Aussagen von Überlebenden. Auch Texte von Ermordeten spielten keine Rolle, doch waren zahlreiche erst zugänglich geworden, nachdem Hilberg sein Werk in den USA 1961 erstmalig veröffentlicht hatte.

11 Zum auch Ringelblum-Archiv genannten Untergrundarchiv Oneg Shabbat (auch Oyneg Shabes) siehe Samuel D. Kassow: Ringelblums Vermächtnis. Das geheime Archiv des Warschauer Ghettos, übers. a. d. Amerik. v. Karl Heinz Siber, Reinbek 2010.

Weltwissen einer Zeit angenommen werden. Dort heißt es in der Ausgabe des Jahres 1935 zum Begriff der Zeugenaussage:

> „Zeugenaussage, der Bericht eines Augenzeugen über einen beobachteten Tatbestand. Die Z. ist vor allem für das gerichtliche Urteil von Wichtigkeit. Daher beschäftigt sich die Psychologie der Z. mit der Frage, inwieweit die Aussagen von sonst glaubwürdigen Zeugen zuverlässig sind. Es hat sich nämlich erwiesen, daß das Verhältnis von Aussage zur Wirklichkeit nicht nur von der Treue des Gedächtnisses, von der Dauer der Zwischenzeit zwischen Beobachtung und Wiedergabe abhängig ist, sondern auch durch das Interesse des Zeugen, seine Phantasiefähigkeit, [und] durch Suggestion beeinflusst werden kann. [...] Am ungenauesten sind die Aussagen der Kinder. 3-4jährige können fast gar keine richtigen Aussagen machen, bei den 8-11jährigen ist noch jede 2. Aussage falsch, bei den 11-14jährigen nur noch jede siebente."[12]

Tatsächlich finden sich auch im Bereich der sogenannten Wiedergutmachung nach 1945 in der Bearbeitung von Anträgen Überlebender diese Grundmuster wieder: Eine hohe Glaubwürdigkeit besaßen vor allem eidesstattliche Erklärungen von Erwachsenen, die den jeweiligen Antragsteller persönlich in einem Ghetto, Lager oder an einem Verfolgungsort getroffen hatten und nicht zu lange nach der Verfolgung gemacht wurden. Auch im ersten Auschwitz-Prozess in Frankfurt sind gerade die Zeugenaussagen der erwachsenen Zeugen von hoher Bedeutung gewesen.[13] Zugleich zeigt sich in dem juristischen Blick, dass bei Zeugenaussagen nicht nur das Erinnern (hier als „Treue des Gedächtnisses" umschrieben) und in der Negation das Vergessen berücksichtigt werden, sondern auch die Größe der Zeitspanne zwischen der Tat und der Zeugenaussage, die Aussagefähigkeit (als „Wiedergabe" benannt), mögliche Interessen an einer bestimmten Art und Weise der Zeugenaussage sowie die Fähigkeit, Gedächtnisinhalte zu neuen Vorstellungen zu verknüpfen (als „Phantasiefähigkeit" bezeichnet). Hannah Arendt hat in der Auseinandersetzung mit den Zeugenaussagen im Jeru-

12 Der große Brockhaus. Handbuch des Wissens in zwanzig Bänden, 15., völlig neubearb. Aufl., 20. Bd., Leipzig 1935, Sp. 613.

13 Vgl. Raphael Gross/Werner Renz (Hg.): Der Auschwitz-Prozess (1963-1965). Kommentierte Quellenedition, Frankfurt a. M. 2013; Irmtrud Wojak (Hg.): Auschwitz-Prozeß 4 Ks 2/63 Frankfurt am Main, Köln 2004.

salemer Eichmann-Prozess von 1961 kritisiert, dass nur wenige in der Lage gewesen seien, die Ereignisse aus der Zeit der NS-Verfolgung von dem zu trennen, was sie in der Zwischenzeit gelesen, gehört oder sich vorgestellt hätten.[14] Dies verweist darauf, dass Literatur, Erzählungen anderer (beispielsweise von Eltern oder älteren Geschwistern), aber auch Filme Zeugenaussagen beeinflussen.

1. Oral History in (West-)Deutschland

Um den späteren Aussagen über Erkenntnisse von Historiker*innen aus der Beschäftigung mit Zeitzeugeninterviews in Deutschland in den letzten rund 40 Jahren einen groben Rahmen zu geben, ist es notwendig, knapp auf die Entstehung der Oral History in (West-)Deutschland und ihre Entwicklung seit der Wiedervereinigung einzugehen. Obgleich in den USA bereits in den 1940er Jahren ein erstes Interviewprojekt mit Zeitzeugenbefragungen gestartet worden war, dauerte es in Westdeutschland bis in die 1970er Jahre, ehe sich Historiker dieser Methode zuwandten. Das erste Großprojekt dieser Art war die von Lutz Niethammer und Detlev Peukert initiierte Untersuchung zu „Lebensgeschichte und Sozialkultur im Ruhrgebiet" für den Zeitraum 1930 bis 1960, die als Teil der Arbeiter- und Widerstandsgeschichte in Westdeutschland gesehen werden kann.[15] Gesellschaftlicher Hintergrund dieser historischen Forschung war das andernorts ebenfalls auftretende Bedürfnis, durch die Einbeziehung mündlicher Quellen eine „andere Geschichte" erzählen zu können, nämlich eine demokratisch verfasste, eine von unten, eine, die herrschaftsfernen Bevölkerungsgruppen und Minderheiten, aber auch und besonders Frauen einen Raum öffnet und eine Stimme leiht.[16] Zentral ist hierbei der Antrieb, ein in schriftlichen Quellen nicht zugängliches Wissen über vergangene Wirklichkeiten zu rekon-

14 Hannah Arendt: Eichmann in Jerusalem. Ein Bericht von der Banalität des Bösen, erw. Taschenbuchausg., München 2011, 336.

15 Lutz Niethammer (Hg.): „Die Jahre weiß man nicht, wo man die heute hinsetzen soll". Faschismuserfahrungen im Ruhrgebiet, Berlin/Bonn 1983.

16 Der Autor dieses Beitrags hat als Oberstufenschüler in den späten 1980er Jahren an Veranstaltungen der Braunschweiger Geschichtswerkstatt, die „Arbeitskreis Andere Geschichte" hieß, teilgenommen und dabei diese Arbeiter- und Minderheitenorientierung sowie die intensive Beschäftigung mit der lokalen und regionalen NS-Geschichte erlebt.

struieren.[17] Für Deutschland spezifisch war auch das gestiegene Interesse an der Aufarbeitung der nationalsozialistischen Diktatur insbesondere in den 1980er Jahren. Des Weiteren gab es in der westdeutschen Geschichtswissenschaft, gleichsam in Abgrenzung zur wirkmächtigen Historischen Sozialwissenschaft und in Gegenerzählung zur Politikgeschichte eine Hinwendung zum Individuum, zu subjektiven Erfahrungen, die im Kontext der italienischen Mikrogeschichte, aber auch der Alltags- und Kulturgeschichte gesehen werden müssen.[18]

Die friedliche Revolution in der DDR und die Wiedervereinigung eröffneten ein zusätzliches Arbeitsfeld und einen weiteren zu erforschenden Systemwechsel. Julia Obertreis sieht hierin eine Zäsur für die deutsche Oral History.[19] Es entstanden zahlreiche Arbeiten, die sich auf Zeitzeugeninterviews stützten, darunter auch solche, die sich mit Fragen der Verfolgung in einer Diktatur beschäftigten und die Konfrontationserfahrungen Einzelner thematisierten.[20] Darüber hinaus gelang der Oral History eine stärkere Institutionalisierung. Beispielsweise wurde in Lüdenscheid das Institut für Geschichte und Biographie gegründet, das der FernUniversität Hagen angegliedert und heute in Hagen untergebracht ist. Dort ist das Archiv „Deutsches Gedächtnis“ mit Zeitzeugeninterviews angesiedelt. Die im Jahr 1990 in Hamburg gegründete „Werkstatt der Erinnerung“ bildet heute das Oral-History-Archiv der dortigen Forschungsstelle für Zeitgeschichte, die wiederum seit 2000 eine wissenschaftliche Einrichtung der Universität ist.

Im Zuge der finanziellen Leistungen an ehemalige Zwangsarbeiter*innen durch die Stiftung „Erinnerung, Verantwortung und Zukunft“ ab 2001 und den damit einhergehenden internationalen

---

17 Roswitha Breckner: „Von den Zeitzeugen zu den Biographen. Methoden der Erhebung und Auswertung lebensgeschichtlicher Interviews“, in: Berliner Geschichtswerkstatt (Hg.): Alltagskultur, Subjektivität und Geschichte. Zur Theorie und Praxis von Alltagsgeschichte, Münster 1994, 199-222, hier 199.

18 Zur Alltagsgeschichte, der Orientierung an der Arbeiterschaft und an den Positionen von Frauen vgl. etwa die Dissertation von Karen Hagemann: Frauenalltag und Männerpolitik. Alltagsleben und gesellschaftliches Handeln von Arbeiterfrauen in der Weimarer Republik, Bonn 1990.

19 Julia Obertreis: „Oral History - Geschichte und Konzeptionen“, in: Dies. (Hg.): Oral History, Stuttgart 2012, 7-28, hier 17.

20 Vgl. Babett Bauer: Kontrolle und Repression. Individuelle Erfahrungen in der DDR (1971-1989). Historische Studie und methodologischer Beitrag zur Oral History, Göttingen 2006.

Auseinandersetzungen wurden in einem Projekt am Institut für Geschichte und Biographie an der FernUniversität Hagen unter der Leitung Alexander von Platos rund 600 Interviews mit ehemaligen Zwangsarbeiter*innen durchgeführt.[21] Folglich richtete sich der Fokus erneut auf eine machtferne Gruppe.

Letztlich lässt sich sagen, dass sich die Oral History in Deutschland im Großen und Ganzen auf Gruppen ohne Machtzugang konzentrierte und aus einem aufklärerischen Anspruch heraus diesen eine Stimme in der Geschichtsforschung gab. Hierdurch boten sich klare Anknüpfungspunkte an die Interviews mit in der NS-Zeit und während des Zweiten Weltkriegs verfolgten Juden, die während der Verfolgungszeit machtfern waren und als Einzelpersonen im lokalen wie regionalen Raum bis in die späten 1970er Jahre oftmals keine „Stimme" besaßen. Mittlerweile ist indes ein grundlegender Wandel eingetreten. Neben unzähligen Büchern und Aufsätzen haben vor allem Spielfilme wie *Schindlers Liste* und *Der Pianist*, aber auch Institutionen wie Yad Vashem in Jerusalem, das US Holocaust Memorial Museum in Washington D. C., das Fortunoff Video Archive for Holocaust Memories an der Yale University und die USC Shoah Foundation mit dem Visual History Archive den verfolgten Juden Stimme und Raum in der öffentlichen Wahrnehmung gegeben.

2. Erkenntnisse aus der Arbeit mit Zeitzeugeninterviews

Generell ist anzumerken, dass historische Realitäten durch Fluidität, eine ungeordnete Vielfältigkeit gleichzeitiger Prozesse, ständigen Wechsel und Eventualitäten (oder Zufälligkeiten) charakterisiert sind.[22] Kein Zeitzeuge kann daher „alles" wissen, sehen, verstehen oder auch nur mitbekommen. Zudem ist alles auf der Grundlage der medialen Verfasstheit jeglicher Geschichtsschreibung zu betrachten. Die „unvollständige" Erinnerung eines Über-

21 Vgl. Alexander von Plato: „Bilanzierung des Befragungsprojekts zur Zwangsarbeit. Einige Überlegungen sechs Jahre danach", in: Nicolas Apostolopoulos/Cord Pagenstecher (Hg.): Erinnern an Zwangsarbeit. Zeitzeugen-Interviews in der digitalen Welt, Berlin 2013, 31-40.

22 Vgl. Siegfried Kracauer: History. The Last Things before the Last, New York 1969, und zu diesem Werk Detlev Schöttker: „Geschichtsschreibung als multimediales Verfahren. Kracauers *History*", in: Jörn Ahrens/Paul Fleming/Susanne Martin/Ulrike Vedder (Hg.): „Doch ist das Wirkliche auch vergessen, so ist es darum nicht getilgt". Beiträge zum Werk Siegfried Kracauers, Wiesbaden 2017, 351-363.

lebenden endet aber nicht damit, dass er oder sie nicht „alles" mitbekommen hat. Geschichtliche Ereignisse können nicht allumfassend gespeichert und auch nicht in toto kognitiv abgerufen werden. Emotionale Gedächtnissysteme ermöglichen zwar eine stabile Erinnerung, aber nur auf die personale Reaktion bezogen, nicht auf das Ereignis. Daher beginnt das „Problem" bereits bei der Wahrnehmung und „Speicherung" eines Erlebnisses.[23]

Eine frühe Erfahrung historischer Beschäftigung mit Zeitzeugeninterviews war, dass die Interviewer den Befragten nicht „überlegen" sind und die Befragten keine Hilfe von Historiker*innen benötigen und bei Letzteren in der Regel auch nicht suchen.[24] Das unterscheidet deren Interviewsituationen deutlich von solchen von Therapeut*innen. Des Weiteren erfüllten sich Annahmen über das Verhalten in der Vergangenheit der Interviewten nicht, denn diese berichteten in ihren biografischen Erzählungen nicht so, wie es erwartet worden war.[25] Auch dies führte dazu, dass sich Historiker*innen (wie Ethnolog*innen oder Volkskundler*innen) mit der eigenen Rolle als Forschende auseinandersetzten und Fremdheitserfahrungen reflektierten. Daraus lässt sich ableiten, dass die Beschäftigung mit Holocaust Oral Histories die Klärung der Position des Forschenden durch diesen selbst voraussetzt.

In Anlehnung an die qualitativ arbeitende Soziologie werden von Historiker*innen offene Interviews präferiert, weil sie den Befragten größtmöglichen Raum für ihre Berichte geben. Erst nach einer längeren selbstgesteuerten Erzählung folgen vielfach in einem zweiten Schritt Nachfragen zu einzelnen erzählten Geschichten, bevor zuletzt Fragen gestellt werden, die über das von den Befragten aus eigenem Antrieb heraus Erzählte hinausgehen. Roswitha Breckner bezeichnet diese Phasen als Eingangserzählung (1), internen Nachfrageteil (2) und externen Nachfrageteil (3).[26] Den Abschluss der Interviews sollen Beschreibungen des Kontextes der Befragung bilden, also Angaben zu Ort und Situation des Interviews, aber auch zu Gefühlen und Eindrücken des Interviewers.[27] Letzteres ist notwendig, um mögliche personale

---

23 Harald Welzer: „Das Interview als Artefakt. Zur Kritik der Zeitzeugenforschung", in: *BIOS - Zeitschrift für Biographieforschung, Oral History und Lebenslaufanalysen* 13 (2000), H. 1, 51-63, hier 56.

24 Obertreis: „Oral History" [FN 19], 15.

25 Ebd., 16.

26 Breckner: „Von den Zeitzeugen zu den Biographen" [FN 17], 204.

27 Obertreis: „Oral History" [FN 19], 21.

Einflüsse auf die Auswertung der Interviews identifizieren zu können. Das gesamte Verfahren erkennt die Befragten als handelnde Subjekte an und eröffnet ihnen die Chance, die Kontrolle über die eigenen Erzählungen in einem weiten Rahmen zu behalten. Ziel ist es, die Befragten ihre konstruierte Lebensgeschichte im Vorgang des Erzählens in den thematischen wie in den zeitlichen Verknüpfungen selbst strukturieren zu lassen.[28]

Aus der Beschäftigung mit dem kommunikativen und dem kulturellen Gedächtnis stammt die Erkenntnis, dass alles Erinnerte immer auf die aktuelle Erzählsituation bezogen ist und dass aus dieser heraus die Vergangenheit individuell rekonstruiert wird.[29] Damit gilt, was Harald Welzer pointiert so beschrieben hat:

> „[...] dass Erinnerungen an Erlebnisse und Geschehnisse, die in Interviews erzählt werden, eines ganz sicher nicht sind: Erlebnisse und Geschehnisse, wie sie in der historischen Situation geschehen und erlebt worden sind."[30]

Welzer verweist neben dem Konstruktionscharakter des Erinnerten auf Erwartungen des Befragten an das, was der Interviewer hören mag. Das Zeitzeugeninterview ist daher als eine nicht replizierbare Situation der gemeinsamen Verfertigung eines gesprochenen Textes aufzufassen.[31] Oder anders formuliert: Die erzählte Lebensgeschichte ist ein in der Gegenwart von einem Interviewten und einem Interviewer zusammen geschaffener Text, der allerdings nur im Rahmen der Relevanz von Erlebnissen und Ereignissen für den Interviewten zum Zeitpunkt des Erzählens auf (eine) Vergangenheit verweist.[32] Die aufgenommene Schilderung wird durch die normativen Anforderungen und kulturell geprägten Kriterien für eine gute Erzählung und durch die Bedingungen ihrer Performanz, also der spezifischen Sprachverwendung, geformt.[33] Sie ist aber auch abhängig von den Erfahrungen nach dem Ende des Zweiten Weltkriegs und den nationalen Erinnerungskulturen im jeweiligen Wohnland, die einen Rahmen für das legitim zu Erzählende setzen.[34]

28 Breckner: „Von den Zeitzeugen zu den Biographen" [FN 17], 203.
29 Obertreis: „Oral History" [FN 19], 24.
30 Welzer: „Das Interview als Artefakt" [FN 23], 51.
31 Ebd., 53.
32 Breckner: „Von den Zeitzeugen zu den Biographen" [FN 17], 202.
33 Welzer: „Das Interview als Artefakt" [FN 23], 55.
34 Alexander von Plato: „Geschichte ohne Zeitzeugen? Einige Fragen zur ‚Erfahrung' im Übergang von Zeitgeschichte zur Geschichte", in: Zeu-

Jan Taubitz hat auf ein grundsätzliches Narrativ in vielen Holocaust Oral Histories verwiesen: Auf eine einleitend erzählte unbeschwerte Vorkriegszeit folgt die Schilderung der über alle Maßen grausamen Kriegszeit, bevor eine versöhnliche Nachkriegszeit das Interview beendet.[35] Er sieht „Vernichtung und Erlösung" bzw. „Niedergang und Aufstieg" als die zentrale sinnstiftende Erzählung von Überlebenden im Herzen der US-amerikanischen Erinnerungskultur.[36] Allerdings funktioniert dieses Narrativ in Deutschland nicht, da die „Erlösung" im Land der Täter nicht gelingen kann, ein „Aufstieg" eigentlich nur mit und nach der Einwanderung in Israel als möglich erachtet wird oder doch zumindest erachtet wurde. Entsprechend endete die 1989 eröffnete Dauerausstellung des Jüdischen Museums in Frankfurt am Main in ihrem chronologischen Teil im Prinzip mit der Auswanderung der meisten zuvor in DP-Camps wohnenden jüdischen Überlebenden der Shoah nach Israel um 1948/49 - und das, obwohl damals in Frankfurt eine der größten westdeutschen jüdischen Gemeinden bestand. Dies verweist zudem darauf, dass Ende der 1980er Jahre eine jüdische Erfolgsgeschichte innerhalb Deutschlands museal unzeigbar gewesen ist, wohl nicht zuletzt aus der Sorge um eine dadurch möglicherweise hervorgerufene Minimierung der Shoah bzw. ein Abschwächen der deutschen Verbrechen an den europäischen Juden.

Auch wenn der freie Wille als Grundkonstitution des Menschen immer wieder angezweifelt wird, etwa von Hirnforschern, lässt sich festhalten, dass Menschen über einen Spielraum verfügen, der nichtkonformes Handeln und Sprechen erlaubt. Dieser Eigensinn ist bei Interviews mit Überlebenden ebenfalls feststellbar, etwa wenn sie ihre Geschichte auf ihre Weise erzählen und sich diese gerade nicht von den Interviewern vorschreiben lassen wollen.[37] Videointerviews verdeutlichen, dass Eigensinn auch im vergangenen Leben vorkam. Solche Handlungsspielräume aufzu-

---

genschaft des Holocaust. Zwischen Trauma, Tradierung und Ermittlung, hg. im Auftrag des Fritz Bauer Instituts v. Michael Elm u. Gottfried Kößler, Frankfurt a. M. 2007, 141-156, hier 152-154.

35 Taubitz: Holocaust Oral History [FN 2], 290.

36 Ebd., 74.

37 Andree Michaelis: Erzählräume nach Auschwitz. Literarische und videographierte Zeugnisse von Überlebenden der Shoah, Berlin 2013, 243-247, und das von Michaelis näher beschriebene Beispiel des Überlebenden László Steiner, der die Gesprächshoheit gegen die Interviewerin behauptet; ebd., 330-334.

zeigen, ist ein Movens historischer Auseinandersetzung mit Überlebenden-Berichten genauso wie anderer Forschungen, denn an ihnen kann gezeigt werden, was für Einzelne wie für Gesellschaften möglich gewesen wäre. Zugleich wird hierdurch erkennbar, dass Geschichte nicht nur auf eine, nämlich die eingetretene Weise geschehen konnte. Geschichtswissenschaftliches Arbeiten ist genauso wie autobiografisches Erzählen an die Gegenwart gebunden, an die Fragen einer Zeit, an die technischen Möglichkeiten (man denke etwa an digitale Textwiederherstellungsprogramme zu kaum noch lesbaren handschriftlichen Aufzeichnungen), an erreichbare Quellen (etwa durch das Zugänglichwerden bestimmter Archivbestände oder gar ganzer Archive wie nach den Revolutionen in Osteuropa 1989/90) und an die zur Kenntnis genommene Literatur, Filme, Dokumentationen. Die Standortgebundenheit und Perspektivität von Aussagen über soziale Wirklichkeiten gilt auch für Aussagen von Überlebenden der Shoah.[38] Deren Interviewberichte repräsentieren „eine dialektische Verknüpfung des Erlebens zum Zeitpunkt des Geschehens[,] auf das die Erzählung bezug nimmt, von der Verarbeitung des Erlebnisses im Verlauf der weiteren Zeit- und Lebensgeschichte bis zum Zeitpunkt der Erinnerung und Erzählung sowie von den Erwartungen für eine noch offene Zukunft."[39]

Vergangene Realitäten können nicht unverändert reproduziert werden, weder von Historiker*innen noch von Überlebenden. Das bedeutet, dass mittels Oral History nur Annäherungen an Vergangenes möglich ist - genauso wie mit jeder anderen historischen Methode. Hierzu bedarf es der annähernden Rekonstruktion von an einem bestimmten Ort zu einer bestimmten Zeit herrschenden Bedingungen. Der gesellschaftliche Möglichkeitshorizont, also das Spektrum zeit- und ortsspezifischer Handlungs- und Entscheidungsmöglichkeiten, bildet daher die Folie, vor der erzählte Erinnerungen von Überlebenden der Shoah betrachtet werden können.[40]

Harald Welzer nennt Zeitzeugenberichte „adressatenbezogene Konstruktionen", in denen Erfahrungen zum einen nach ihrer sozialen und emotionalen Bedeutsamkeit, zum anderen nach narrativen und normativen Erfordernissen sowie nach Maßga-

38 Breckner: „Von den Zeitzeugen zu den Biographen" [FN 17], 202.
39 Ebd., 209.
40 Ebd., 212.

be nachträglichen Wissens jeweils neu präsentiert werden.[41] Jede mündliche Präsentation enthält Stockungen, Sprechpausen, abgebrochene Erzählstränge und Sprachlosigkeiten, insbesondere bei emotional belastenden Themen. Dies ist ein grundlegendes Problem und gilt selbstverständlich auch für niedergeschriebene biografische Berichte von Überlebenden, deren „Lücken" ebenfalls aussagekräftig sind, aber gedeutet und eingeordnet werden müssen. Der frühere Frankfurter Rechtsanwalt Max Hermann Maier hat diese Sprachschwierigkeiten 1975 in seinem gedruckten *Bericht eines Emigranten* für nach Brasilien ausgewanderte bzw. aus dem Deutschen Reich dorthin geflüchtete Juden so formuliert:

> „Es wurde auch versucht, sich über die Katastrophe in Deutschland klarer zu werden, die für die meisten derartig verletzend und schmerzhaft war, daß man nur mit einer gewissen Vorsicht darüber sprechen konnte."[42]

Maier bezieht sich hier auf Gespräche Überlebender untereinander, also gewissermaßen in einem geschützten Raum geteilter Verfolgungserfahrung, und mit zu erwartendem großen Vertrauen und Zuspruch getätigte Äußerungen. Umso mehr gilt dies für Erzählungen gegenüber unbekannten Dritten oder einem Interviewer aus einer anderen Generation, Herkunft und religiösen Orientierung. Gleichzeitig beschrieb Maier in seinem Buch einen möglichen Umgang Überlebender mit den erlebten Verbrechen, indem er dem mit ihm befreundeten Frankfurter Physiker und früheren Zentrumspolitiker Friedrich Dessauer folgende Einstellung in den Mund legt:

> „In einem mehrstündigen Gespräch sagte er mir, wir sollten das Böse nicht vergessen und es auch nicht verkleinern, aber wir müßten uns seelisch von ihm befreien, weil wir nur dann vernünftige Arbeit leisten könnten. Wer Schweres erlebt habe, solle sich bei klarem Bewußtsein von Gefahren und Leid zu einem vorwärts blickenden Leben erziehen."[43]

Dessauers Forderung in der Maier'schen Ausprägung umfasst das bewusste Erinnern einschließlich des Nicht-Vergessens und

41 Welzer: „Das Interview als Artefakt" [FN 23], 60.

42 Max Hermann Maier: Ein Frankfurter Rechtsanwalt wird Kaffeepflanzer im Urwald Brasiliens. Bericht eines Emigranten 1938-1975, Frankfurt a. M. 1975, 117.

43 Ebd., 135.

Nicht-Abschwächens von Erlittenem. Dies kann gewissermaßen als Übersetzung von „Zachor", der in der Tora zahlreich vorkommenden Aufforderung zur Erinnerung, verstanden werden.[44] Insbesondere die Erinnerung an Amaleks Taten im Parascha Ki Teze (Deuteronomium 25:17-19) bietet eine religiös begründete Anlehnungsmöglichkeit. Des Weiteren wird neben dem Bewahren der Leidenserfahrung und dem Bewusstsein der möglichen Gefährdung eine Zukunftsorientierung als nötig angesehen, die es gebiete, sich von Vergangenem zu lösen - ohne Vergessen, Verdrängen oder Bagatellisieren. Eine Ausrichtung auf die Zukunft enthalten auch viele Holocaust Oral Histories, sei es als explizite Mahnung oder Forderung der Interviewten, sei es in der Art ihrer Erzählung.

Den Oral-History-Interviews mit Überlebenden der Shoah wird von einigen zugeschrieben, dass sie „das Ende der Zeitzeugenschaft" verhindern können, indem sie Überlebende auf Dauer in Bild und Ton, meist digital aufbereitet, „vorhalten" oder mittlerweile als interaktive Hologramme sogar als Gesprächspartner anbieten.[45] Ein erster musealer Einsatz dieser Technik in Deutschland erfolgte im Februar 2020 im Deutschen Technikmuseum Berlin mit der Präsentation von Else Lasker-Wallfisch als hologrammierter Erzählerin. Der *Tagesspiegel* berichtete darüber unter dem Titel: „Wie man noch lange mit Überlebenden des Holocaust sprechen kann".[46] An diesem Einsatztest waren die USC Shoah Foundation, also eine für die Oral History zur Shoah entscheidende Institution, und die Stiftung „Erinnerung, Verantwortung und Zukunft" in Berlin maßgeblich beteiligt. Aus Sicht eines Historikers ist es jedoch zweifelhaft, ob eine noch so umfassende Bild-Ton-Aufzeichnung aus dem Jahr 2019 - die unter ganz bestimmten Bedingungen in London entstanden ist, die Aussagen dieser einen Überlebenden zu in diesem Jahr gestellten Fragen trifft, deren Antworten aus den Einsichten ihres 93. Lebensjahres erfolgen, und die auf Fragen von „Zuschauern" computerbasierte

44 Vgl. Yosef Hayim Yerushalmi: Zachor: erinnere Dich! Jüdische Geschichte und jüdisches Gedächtnis, übers. a. d. Amerik. v. Wolfgang Heuss, Berlin 1988.

45 Taubitz: Holocaust Oral History [FN 2], 14.

46 Viola Kiel: „Wie man noch lange mit Überlebenden des Holocaust sprechen kann", in: *Der Tagesspiegel*, 18.2.2020: https://www.tagesspiegel.de/berlin/virtuelle-zeitzeugen-im-technikmuseum-wie-man-noch-lange-mit-ueberlebenden-des-holocaust-sprechen-kann/25558092.html (zuletzt aufgerufen am 11.6.2020).

ausgewählte Antworten liefert - tatsächlich das Ende der Zeitzeugenschaft aufhalten kann. Überspitzt gefragt: Ist die computergesteuerte Wiedergabe von Lauten, die einmal von einem Menschen ausgesprochen aufgezeichnet worden waren, die Erzählung einer Überlebenden der Shoah? Alexander von Plato sah bereits 2007 die Gefahr der Konstruktion von Homunkuli.[47] Das Hologramm ist ein Medium, kein Bericht. Die computergesteuerte Auswahl schafft keine menschliche Antwort auf Fragen. Zudem sind diese Aussagen auf dem Stand 2019 eingefroren, obgleich sich die Fragen über die kommenden Jahrzehnte wandeln werden. Eine lebendige Anschauung kann so nicht erschaffen werden, weil der Gegenwartsbezug zwangsläufig fehlen wird. Außerdem spiegelt diese Wiedergabetechnik eine Gegenwärtigkeit der erzählenden Person vor. Christoph Schneider umschreibt dies als visuell-akustischen Illusionismus und plädiert für eine kritische Kontextualisierung der medialen Formen im Hinblick auf Produktionen, die sich mit der Shoah auseinandersetzen. Darüber hinaus weist er darauf hin, dass die massenmedialen Formate die Blicke der Betrachter prägen und deren Erwartungen an die formale Gestaltung archivierter Überlebenden-Zeugnisse präformieren.[48]

3. Resümee und Ausblick

Holocaust Oral Histories können also wissenschaftlich als diskursive Formationen inhaltlich und in Bezug auf ihre Entstehungsbedingungen untersucht werden. Quellenkritik ist daher möglich, gestattet und sinnvoll. Quellenkritik bedeutet aber nicht Kritik am Überlebenden, da sein Bericht nicht ihn als Menschen bewertet, selbst wenn historisch Nicht-Geschehenes beschrieben wird.[49] In Rückgriff auf Wolfgang Hell hat Harald Welzer darauf aufmerksam gemacht, dass Erinnerungen zum Beispiel durch wiederholtes Abfragen, Suggestion oder emotionale Voreingenommenheiten beinflussbar sind, sodass eine historisch unrichtige für den Erzäh-

47 Plato: „Geschichte ohne Zeitzeugen?" [FN 34], 155.

48 Christoph Schneider: „‚Das ist schwer zu beantworten und entschuldigen Sie, wenn mir jetzt die Tränen kommen'. Medialität und Zeugenschaft", in: Zeugenschaft des Holocaust [FN 34], 260-279, hier 272 f.

49 Selbstverständlich sind frei erfundene Überlebenden-Biografien wie diejenige von „Binjamin Wilkomirski" hiervon ausgenommen. Zu diesem Problem vgl. Irene Diemann/Julius H. Schoeps (Hg.): Das Wilkomirski-Syndrom. Eingebildete Erinnerungen oder von der Sehnsucht, Opfer zu sein, Zürich/München 2002.

lenden als „wahre" Erinnerung real ist.[50] Abweichenden vergangenen Wirklichkeiten begegnet der Autor dieses Beitrags wiederholt als Historiker, der in die Bearbeitung von Anträgen zu Härtefall-Leistungen durch die Claims Conference involviert ist. Zum Beispiel berichten als Kinder verfolgte Juden von Verfolgungsmaßnahmen, die historisch nicht plausibel sind, etwa das Tragen eines „Judensterns" in einer Stadt in Französisch-Marokko, in der niemals angeordnet worden war, dass Juden dieses spezielle Kennzeichen tragen mussten. Als im Kleinkindalter Verfolgte haben sie regelmäßig keine klaren eigenen Erinnerungen an die Judenverfolgung unter der französischen Vichy-Verwaltung in Marokko. Vielmehr stützen sie sich bei ihrer Beschreibung auf Familienerzählungen und auf in Filmen Gesehenes oder in Büchern Gelesenes. Daher ist ihnen der „Judenstern" als Teil der deutschen Verfolgungsmaßnahmen vertraut. Zweifel an dieser Ausformung ihrer Verfolgung bedeuten aber gerade nicht, dass sie gar nicht verfolgt wurden. Vielmehr ist eine zentrale Aufgabe in der Antragsbearbeitung herauszufinden, welchen Verfolgungsmaßnahmen sie ausgesetzt waren. Aufgrund einzelner historisch falscher Aussagen kann einem Zeitzeugenbericht kein generell mangelnder Wert zugesprochen werden.[51] Dies geschieht mit falschen Darstellungen in schriftlichen Quellen auch nicht.

„Quod non legitur, non creditur"[52] gilt heute so nicht mehr, auch wenn Geschriebenem immer noch eine hohe Bedeutung beigemessen wird, sei das Geschriebene – etwa bei Verschwörungstheorien – auch noch so unglaubwürdig. Orale Quellen haben unstrittig einen Erkenntnisgewinn erbracht, besonders im Hinblick auf die Erforschung der Shoah. Sie haben vor allem den Menschen als handelndes, kleine Spielräume ausnutzendes Subjekt wahrnehmbar werden lassen. Für örtliche oder regionale Forschungen zur NS-Zeit in Deutschland sind sie oft ein wichtiges Instrument gewesen. Dies gilt besonders für kleinräumig aktive Erinnerungseinrichtungen der 1980er und 1990er Jahre. Gunnar Richter schreibt über das nordhessische Breitenau:

> „Ohne Zeitzeugengespräche wäre die Geschichte Breitenaus in der NS-Zeit möglicherweise bis heute in der Öffentlichkeit nicht bekannt, und es wäre vielleicht auch gar nicht zur Einrichtung der Gedenkstätte gekommen. In der Tat ging

50 Welzer: „Das Interview als Artefakt" [FN 23], 58.
51 Plato: „Geschichte ohne Zeitzeugen?" [FN 34], 144.
52 Was nicht gelesen wird, wird nicht geglaubt.

die Aufdeckung der Geschichte Breitenaus auf Zeitzeugengespräche zurück; 1979 erfuhr Prof. Dr. Dietfrid Krause-Vilmar in einem Gespräch mit Max Mayr, einem ehemaligen Buchenwald-Häftling, der nach dem Krieg beim Kasseler Regierungspräsidenten arbeitete, daß sich beim Landeswohlfahrtsverband in Guxhagen/Breitenau eine vollständige Liste der ehemaligen Gefangenen des frühen KZ Breitenau aus dem Jahr 1933/34 befände. Weitere Hinweise auf das frühere KZ Breitenau stammten von Willi Belz, der dort selbst 1933 inhaftiert war."[53]

Generell gilt, dass Oral History die Formen historischer Forschung erweitert und neue Dimensionen eröffnet hat. Sie ließ zudem (erneut) deutlich werden, dass alles Gesagte standortgebunden ist und dass Geschichte aus Wechselbeziehungen verschiedener Geschichten besteht.[54] Wiederholt wurde darauf hingewiesen, dass die Berichte der Überlebenden nicht dazu führen dürfen, die Berichte der Ermordeten zu verdrängen.[55] Zumindest in der aktuellen historischen Forschung scheint diese Gefahr nicht gegeben zu sein. Gerade verschiedene, sehr umfangreiche Projekte in den USA und in Deutschland zu Quellen der Shoah aus der Verfolgungszeit verdeutlichen dies.[56]

Abschließend soll noch auf die Unterhaltungsbranche hingewiesen werden: Der Film *The Memory Thief* thematisierte überspitzt lauernde Gefahren, und zwar die Ausbeutung des Leidens der Überlebenden der Shoah sowie deren Instrumentalisierung.[57]

---

53 Gunnar Richter: „Zeitzeugengespräche in Breitenau", in: Jürgen Jessen/Geschichtswerkstatt Hessisch-Lichtenau (Hg.): Wie es war ... Zeitzeugen des Holocaust in Schule und Öffentlichkeit, Witzenhausen 1994, 15-17, hier 15.

54 Alf Lüdtke: „Von der ‚Zeitzeugenbefragung' zur ‚Mündlichen Geschichte'", in: ebd., 20-24, hier 24.

55 Taubitz: Holocaust Oral History [FN 2], 83.

56 Siehe die fünf Quellenbände *Jewish Responses to Persecution* des US Holocaust Memorial Museums, erschienen zwischen 2010 und 2015, sowie den 2017 erschienenen Band von Jürgen Matthäus und Emil Kerenji: Jewish Responses to Persecution, 1933-1946. A Source Reader, und die auf 16 Bände angelegte Reihe „Die Verfolgung und Ermordung der europäischen Juden durch das nationalsozialistische Deutschland 1933-1945", von der zwischen 2008 und 2020 bereits 14 Bände auf Deutsch sowie zwei Bände auf Englisch erschienen sind.

57 Vgl. zu *The Memory Thief* Taubitz: Holocaust Oral History [FN 2], 260-268.

Zuvor hatte der Film *The last Days* aus dem Jahr 1998 unfreiwillig illustriert, dass die konsumorientierte Verwertung von Holocaust Oral Histories ein grundlegendes Problem darstellt.[58] Der Umgang mit aufgezeichneten Erzählungen von Überlebenden verlangt, sich dieser Gefahren bewusst zu sein und einen wissenschaftlich akzeptablen Weg für die Überlebenden zu finden. Dietfrid Krause-Vilmar hat im Jahr 1994 zur Frage nach der Emotionalisierung geschichtlicher Ereignisse gesagt, dass es im schulischen Umfeld bei manchen Zuhörern von Zeitzeugenlesungen eine „fast süchtige Erwartungshaltung" nach möglichst grausamen Beschreibungen und ein Bedürfnis nach Sensation gibt.[59] Bereits vor mehr als zehn Jahren wurde auf das „Ausschlachten der Emotion" aus Holocaust Oral Histories als eine Tendenz des Umgangs mit entsprechendem Material hingewiesen.[60] Im Englischen wird für touristische Unternehmungen, die Menschen gezielt zu Orten von Verbrechen, Massengewalt und Genoziden bringen, der Begriff „Dark Tourism" verwendet.[61] So, wie Stätten der Massenvernichtung der europäischen Juden auch Menschen anziehen, die eine besondere Vorliebe für Verbrechen(s-Orte) haben, so werden Holocaust Oral Histories ebenfalls von solchen gesehen, denen es vor allem um Gewalt gegenüber Menschen geht. Doch letzten Endes bleibt eines klar:

> „Die Überlebenden haben ihr Zeugnis in die Kamera und ins Mikrofon gesprochen. Was das Speichermedium davon wiedergibt, hängt wesentlich davon ab, wie, in welchem medialen und institutionellen Rahmen und als Aspekt welcher Narration es gesehen und gehört wird. Die Wiedergabetreue der eingesetzten Gerätschaften *eröffnet* die weiteren Gebrauchsweisen, sie vermag sie nicht zu determinieren."[62]

Jedwede gewählte Präsentationsform von Schilderungen der Überlebenden kann eine auf Gewaltdarstellungen ausgerichtete Rezeption nicht verhindern, sie sollte ihr aber auch keinen Vorschub leisten. Die Wiedergabe der Holocaust Oral Histories, in

---

58 Michaelis: Erzählräume nach Auschwitz [FN 37], 239.

59 „Dietfrid Krause-Vilmar im Gespräch. Zeitzeugenlesungen und ‚Oral History' im schulischen Kontext", in: Jessen/Geschichtswerkstatt (Hg.): Wie es war ... [FN 53], 25-27, hier 27.

60 Schneider: „Medialität und Zeugenschaft" [FN 48], 275.

61 Vgl. John Lennon/Malcolm Foley: Dark Tourism. The Attraction of Death and Disaster, Andover 2010.

62 Schneider: „Medialität und Zeugenschaft" [FN 48], 276 f. (Hervorh. im Original).

digitaler Form online abrufbar, entblößt zudem die Überlebenden, zeigt ihre körperlichen Reaktionen auf das Erzählte bzw. beim Sprechen, und zwar dauerhaft eingebrannt. Darüber hinaus trifft sie auf eine durch Filme geprägte „voyeuristische Rezeptionshaltung" bei den Konsumenten der Erzählungen.[63] Schutz vor der Entblößung bietet vermutlich nur eine distanziert-emotionsarme Erzählung der Überlebenden, wenn sie denn dazu willens und in der Lage sind.[64]

63 Michaelis: Erzählräume nach Auschwitz [FN 37], 217.
64 Ebd., 347.

Salomon Korn

Kultur der Erinnerung

> „Fortwährend löst sich ein Blatt aus der Rolle der Zeit, fällt heraus, flattert fort – und flattert plötzlich wieder zurück, dem Menschen in den Schoß. Dann sagt der Mensch ‚ich erinnere mich' und beneidet das Tier, welches sofort vergisst und jeden Augenblick wirklich sterben, in Nebel und Nacht zurücksinken und auf immer verlöschen sieht. So lebt das Tier *unhistorisch:* denn es geht auf in der Gegenwart, wie eine Zahl, ohne daß ein wunderlicher Bruch übrigbleibt, es weiß sich nicht zu verstellen, verbirgt nichts und erscheint in jedem Momente ganz und gar als das, was es ist, kann also gar nicht anders sein als ehrlich.
> Der Mensch hingegen stemmt sich gegen die große und immer größere Last des Vergangenen: diese drückt ihn nieder oder beugt ihn seitwärts, diese beschwert seinen Gang als eine unsichtbare und dunkle Bürde, welche er zum Scheine einmal verleugnen kann, und welche er im Umgange mit seinesgleichen gar zu gern verleugnet: um ihren Neid zu wecken. Deshalb ergreift es ihn, als ob er eines verlorenen Paradieses gedächte, die weidende Herde oder, in vertrauterer Nähe, das Kind zu sehen, das noch nichts Vergangenes zu verleugnen hat und zwischen den Zäunen der Vergangenheit und der Zukunft in überseliger Blindheit spielt."[1]

So beginnt Friedrich Nietzsche seine kulturkritische Schrift „Vom Nutzen und Nachteil der Historie für das Leben". Und an anderer Stelle fährt er fort: „Zu allem Handeln gehört Vergessen: wie zum Leben alles Organischen nicht nur Licht, sondern auch Dunkel gehört. Ein Mensch, der durch und durch nur historisch empfinden wollte, wäre dem ähnlich, der sich des Schlafens zu enthalten gezwungen würde, oder dem Tiere, das nur vom Wiederkäuen und immer wiederholten Wiederkäuen leben sollte. Also: es ist möglich, fast ohne Erinnerung zu leben, ja glücklich zu leben, wie

1 Friedrich Nietzsche: Vom Nutzen und Nachteil der Historie für das Leben (Unzeitgemäße Betrachtungen, II. Stück; 1874), in: Kritische Studienausgabe Bd. 1: Die Geburt der Tragödie / Unzeitgemäße Betrachtungen, München 1999, 243-334, hier 248 f. (Hervorh. im Original).

das Tier zeigt; es ist aber ganz und gar unmöglich, ohne Vergessen überhaupt zu *leben*."[2]

Nietzsches Schrift, in der „Erinnerung" und „Historie" streckenweise synonym gebraucht werden, will beweisen, dass „ein Übermaß an Historie" - und damit ein Übermaß an Erinnerung - „dem Lebendigen schade". Und ein Blick in die Geschichte belegt tatsächlich die enge Verzahnung zwischen Erinnern und Vergessen. Zumindest bis ins 19. Jahrhundert hinein wird nach Kriegen, Streitereien und Auseinandersetzungen immer wieder beschlossen, vereinbart, eingeschärft, dass vergessen sein soll - vielerlei Unrecht, Grausamkeit, Böses aller Art. So in einer langen Reihe von Friedensverträgen.

Cicero urteilt in einer Rede, die er zwei Tage nach Caesars Ermordung, also am 17. Mai 44 v. d. Z., im römischen Senat hält: „omnem memoriam discordiarum oblivione sempiterna delendam" - alle Erinnerungen an die mörderischen Zwieträchtigkeiten seien durch ewiges Vergessen zu tilgen.[3] Auf diese Weise will er die „Fundamente des Friedens" legen und das Beispiel der Athener, die Amnestie von 403, erneuern. Damals war es um die Beendigung eines Bürgerkriegs gegangen. Den Griechen wird auch jenes Wort verdankt, das ursprünglich „Nicht-Erinnern" heißt: Amnestie. Es war Grundlage zahlreicher Friedensschlüsse. So heißt es nach dem Ende des Dreißigjährigen Krieges in einem Passus des Westfälischen Friedens: „Beiderseits soll das ewig vergessen und vergeben, alle Beleidigungen, Gewalttätigkeiten, Schäden und Unkosten derart gänzlich abgetan sein, daß alles in ewiger Vergessenheit begraben sei." Ähnliches verfügt Heinrich IV. im Edikt von Nantes, und 1814 wird die gleiche Methode auf die Untaten und Greuel der Französischen Revolution angewandt.

Der Wunsch, Vergessen zu stiften, ist keineswegs auf Europa beschränkt. Auch das „Begraben des Kriegsbeils" bei den Indianern gehört hierher: Man darf es nicht einfach wegwerfen, sonst könnte es wiedergefunden werden. Was wäre Europa und der Welt erspart geblieben, wenn die Serben die Schlacht auf dem Amselfeld (1389) und die Türkenherrschaft vergessen hätten - von jüngeren Erinnerungen an das, was im letzten Jahrhundert zwischen Serben und Kroaten geschah, ganz zu schweigen.

2 Ebd., 250 (Hervorh. im Original).

3 Zit. n. Christian Meier: „Erinnern - Verdrängen - Vergessen", in: Berichte und Abhandlungen / Berlin-Brandenburgische Akademie der Wissenschaften, 3/1997, 59-99, hier 60.

Christian Meier, dessen Ausführungen über „Erinnern - Verdrängen - Vergessen“ ich diese Beispiele verdanke, hat Gegenbeispiele nur in der Geschichte der Juden gefunden, unter denen vom Deuteronomium bis in unsere Tage ständig und intensiv das Gebot der Erinnerung eingeschärft worden ist. „Hüte dich, daß du des Herrn vergissest, der dich aus dem Land Ägypten herausgeführt hat“ oder „Und du sollst daran denken, daß du Sklave warst im Lande Ägypten“ oder „Gedenke daran, was dir Amalek antat“ oder „Denk daran und vergiß es nicht, wie du den Herrn, deinen Gott, in der Wüste erzürntest!“ oder „Denk an die Tage der Vergangenheit, frage deinen Vater, er wird es dir erzählen, frage die Alten, sie werden es dir sagen“.

Das hebräische Wort „zachar“ (erinnern) in all seinen Formen kommt in der Bibel nicht weniger als 169 Mal vor. Das Volk Israel wird ermahnt zu gedenken, und zugleich wird ihm eingeschärft, nicht zu vergessen. Die biblische Aufforderung zur Erinnerung hat mit wissenschaftlicher Neugier auf die Vergangenheit wenig zu tun. Israel - keineswegs verpflichtet, sich der gesamten Vergangenheit zu erinnern - verfügt über ein besonderes Auswahlprinzip. Vor allem gilt es, der göttlichen Eingriffe in die Geschichte samt der positiven bzw. negativen Reaktionen der Menschen zu gedenken. Die große Gefahr ist nämlich weniger, dass ein Ereignis an sich vergessen wird, als dass vergessen wird, *wie* es sich ereignete.

Die entscheidenden Geschichtsvorstellungen der Bibel wurden nicht von Historikern, sondern von Priestern und Propheten geprägt; und die Kontinuität der Erinnerung war und ist durch Ritual und Rezitation gewährleistet. Der Sinn von Geschichte und die Erinnerung an die Vergangenheit sind keineswegs mit der Geschichtsschreibung gleichzusetzen. Die kollektive Erinnerung im Ritual wird wirksamer weitervermittelt als durch die Chroniken. Mit dem jährlich begangenen Pessachfest gedenken die Juden heute noch in ritualisierter Rezitation der Haggadah (Erzählung) des vor mehr als 3000 Jahren erfolgten Auszuges der Kinder Israel aus Ägypten.

In dieser Haggadah heißt es an entscheidender Stelle: „In jedem Geschlecht ist der Mensch verpflichtet, sich vorzustellen, er selbst sei aus Ägypten gezogen: Und erzählen sollst du deinem Sohn an demselben Tag, deswegen hat Gott es mir getan, als ich aus Ägypten zog. Nicht nur unsere Väter hat Gott erlöst, sondern auch uns“. Die biblische Verpflichtung jedes Juden, sich vorzustellen, er selbst sei aus Ägypten gezogen, schlägt einen Bogen von der Befreiung der Israeliten aus körperlicher Sklaverei über die Befreiung aus geistiger Sklaverei - der Offenbarung am Sinai - bis hin zu den heute lebenden Juden.

Dies ist eine besondere Form des Erinnerns: kein bloßes Gegenteil von Vergessen und kein Erinnern im wissenschaftlich exakten Sinn, sondern vor allem ein sinnstiftendes Erinnern. Man könnte es - cum grano salis - als geistig-religiöses Gegenstück zu Friedrich Nietzsches Forderung sehen, Geschichte als „kritische Historie" zu begreifen, als Sichtweise, die dem „Leidenden und der Befreiung Bedürftigen" zukommt und den Maßstab des Erinnerns und Erkennens im Handeln findet.

Vor allem in der europäischen Geschichte ist über mehr als zwei Jahrtausende hinweg nach Kriegen, Bürgerkriegen, Revolutionen beschlossen worden, das Geschehene zu vergessen. Straflosigkeit sollte gelten. Vermutlich zeigt sich dahinter die Vernunft von Generationen, die wissen, dass ein Schlussstrich gezogen werden muss, wenn Krieg, Bürgerkrieg und Revolution nicht „fortzeugend Böses gebären" sollen. Dies gilt aber vor allem für Kombattanten: Je gleichrangiger die Gegner sind oder sich als solche einschätzen, desto eher ist es ihnen möglich, das gegenseitig zugefügte Leid zu vergessen.

Ob jedoch ein solchermaßen per Dekret verfügtes Vergessen tatsächlich dauerhaften Frieden gewährte, scheint angesichts einer Unzahl historischer Konflikte unwahrscheinlich: Erinnerung lässt sich nicht ohne Weiteres durch Verträge tilgen. Damit wäre nämlich in Kauf genommen, dass keine „Schutzwälle der Erinnerung" gegenüber späteren Wiederholungen einstmaliger Konflikte errichtet wurden.

Auch wenn verordnetes Vergessen kurzfristig dem Frieden zwischen ehemaligen Feinden vielleicht dienen kann und tatsächlich auch gedient hat, das individuelle und kollektive Gedächtnis ist damit nicht unter Kontrolle zu bringen und nicht unter Kontrolle zu halten. Weil Erinnerung Vergessen und Vergessen Erinnerung bedingt, sind beide auf Dauer nicht voneinander zu trennen.

Spätestens jedoch seit Auschwitz besitzt das durch die Geschichte hindurch zu beobachtende Phänomen des vertraglich verordneten Vergessens keine Gültigkeit mehr. Die Erinnerung an Verbrechen jenseits menschlicher Vorstellungskraft hat nunmehr eine neue Bedeutung erlangt. Es soll und muss ihrer erinnert werden, damit das Ungeheuerliche und Unfassbare sich nicht wiederhole oder, wie Adorno es formuliert: „Die Forderung, daß Auschwitz nicht noch einmal sei, ist die allererste an Erziehung."

Doch ist keineswegs gewiss oder schon gesichert, ob Wachhalten des geschehenen Unrechts in der Erinnerung dessen Wiederholung tatsächlich verhindert. Die historische Erfahrung spricht eher dagegen. Weil darüber stets berechtigte Zweifel bestanden, hat die „Kultur der Erinnerung" eine Fülle von Hilfsmitteln zur Stützung von Erinnerung hervorgebracht: sakrale und profane, sinnliche und unsinnliche, materielle und immaterielle, figurative und abstrakte. Ihre Geschichte ist so alt wie die des Menschen. Die entscheidende Wende in der Geschichte der Erinnerung und ihrer unterschiedlichen Erscheinungsformen vollzieht sich in der Wüste.

Als Moses vom Berg Sinai herabstieg, um den Kindern Israel die Bundestafeln mit den Zehn Geboten zu überbringen, sah er die Israeliten um das Goldene Kalb tanzen. Die Legende besagt, Moses habe bis zu diesem Augenblick die schweren Steintafeln mühelos getragen; der den eingemeißelten Buchstaben innewohnende Geist Gottes hatte sie schwerelos gehalten. Durch den Frevel der Kinder Israel lösten sich die göttlichen Buchstaben von den Bundestafeln und entschwebten zum Himmel; die Tafeln aber, wieder schwere, unbeseelte Materie geworden, fielen zu Boden und zerbrachen.

In diesem Ereignis und der sie begleitenden Legende verdichtet sich ein grundlegender Wesenszug des Judentums, der von Materie und Götzenbildern abgelöste Monotheismus: „Du sollst keine anderen Götter haben vor meinem Angesicht. Du sollst dir kein Bild machen und keinerlei Gestalt von dem, was im Himmel oben, oder im Wasser unter der Erde ist." Das zweite Gebot des am Sinai verkündeten Dekalogs forderte von den Kindern Israel den endgültigen Bruch mit der zu jener Zeit weithin verbreiteten Vielgötterei.

Anstelle von Götzenbildern sollten sie von nun an einen einzigen unsichtbaren Gott verehren, der weder Gestalt noch Namen hatte. Die Erfüllung dieser Forderung als Grundlage des Bundes bedeutete für die Israeliten den endgültigen Verzicht, göttliche Macht durch Vergegenständlichung der Gestalt Gottes magisch bannen zu können; sie war gleichzeitig die Anerkennung seiner unsichtbaren Allgegenwart, der man nicht entfliehen konnte, und in letzter Konsequenz der Triumph der Geistigkeit über die Sinnlichkeit.

Die daraus erwachsende, unablässig tätige Auseinandersetzung religiöser Juden mit ihrem unsichtbaren allgegenwärtigen Gott, mit ihrer Religion und Geschichte zeitigte eine enge Verknüpfung zwischen jüdischer Geschichte und kollektivem historischen Gedächtnis des jüdischen Volkes. Noch heute gedenken Juden des vor mehr als 3000 Jahren erfolgten Auszuges der Kinder Israel aus Ägypten, des babylonischen Exils im 6. Jahrhundert v. d. Z., der Zerstörung des Zweiten Tempels vor 2000 Jahren und weiterer, lange zurückliegender, freudiger und trauriger Ereignisse.

Es ist dies ein aktives Gedenken, das bestimmten Riten und Ritualen folgt und über Jahrhunderte hinweg als fester Bestandteil jüdisch-religiösen Lebens lebendig geblieben ist. Geschichte, kollektive historische Erinnerung und Gedenken sind im Judentum eine Einheit geblieben. Daraus lässt sich ein Muster des Gedenkens ableiten: Aus Geschichte bildet sich - oft mythisch eingefärbt - kollektive und individuelle historische Erinnerung; und aus dieser Erinnerung kann der Antrieb für Gedenken an bestimmte Ereignisse erwachsen. Erst im Gedenken wird aus der passiven kollektiven oder individuellen Erinnerung - dem historischen Gedächtnis - eine bewusste, aktive Zuwendung zu bestimmten Ereignissen der Geschichte und damit eine Verfestigung des historischen Gedächtnisses.

Solange Gedenken aufrechterhalten und gepflegt wird, lebt auch die kollektive oder individuelle historische Erinnerung weiter. Die zuvor erfolgte Loslösung des Glaubens von der vermeintlichen Magie bestimmter Gegenstände, von materieller Bindung überhaupt, war Voraussetzung und Grundlage einer dauerhaften, vergeistigten, internalisierten Erinnerung. Muss das kollektive historische Gedächtnis durch verdinglichtes Gedenken, zum Beispiel durch Denkmäler, anstelle wiederkehrender aktiver Gedenkriten gestützt werden, dann bedeutet dies die Abkehr vom geistig verinnerlichten Gedenken und die Hinwendung zu einem konkreten, veräußerlichten, an bestimmte Gegenstände gebundenen Gedenken, zugespitzt: Rückfall in Idolatrie, in den Glauben an die magische oder dauerhafte Wirkung von bestimmten Gegenständen.

Hier kommt die Kunst ins Spiel. Ihr wird als Ersatz für den Eigenantrieb des Individuums oder Kollektivs - nämlich selbst Erinnerung aktiv aufrechtzuerhalten - magische Wirkung zugeschrieben. Nach Art des Delegationsprinzips soll das künstlerisch gestaltete Denkmal zumindest einen Teil der Erinnerungsarbeit erbringen, die das Kollektiv nicht mehr leistet. Das Denkmal erhält Stellvertreterfunktion.

Wenn sich Erinnerung im Denkmal konkretisiert, dann hat sie sich für jedermann sichtbar verdinglicht; die eigene Erinnerung ist gestützt, entlastet und bedarf nicht mehr derselben Anstrengung - das bequeme Vergessen kann seinen Lauf nehmen. Ein Denkmal erfüllt also nur dann seine Funktion, wenn es dialogisch wirkt: Es muss im Betrachter etwas ansprechen, was in ihm ansatzweise bereits vorhanden ist und sich ansprechen lässt. Gelingt dies nicht, dann hat es seinen Zweck verfehlt. Mit anderen Worten, schwindet beim Betrachter die historische Erinnerung, dann schwindet die Möglichkeit des dialogischen Prinzips zwischen Mahnmal und Betrachter. Ein gegenständliches Mahnmal setzt demnach einen interessierten, informierten oder wissenden Betrachter voraus. Gibt es keine solchen Betrachter mehr, dann verliert das Denkmal sein notwendiges dialogisches Gegenüber. In letzter Konsequenz bedeutet dies, dass Denkmäler allein keine Versicherung gegen Vergessen sein können.

Welcher Stellenwert kommt künstlerischen und ästhetischen Mitteln bei der Darstellung eines unvorstellbaren Ereignisses wie dem des Holocaust zu? Wo liegen die Grenzen seiner künstlerischen Gestaltungsmöglichkeiten? Zunächst sei festgehalten, dass es unmöglich ist, Ereignisse, die im Hohlraum der Zivilisation stattgefunden haben, mit den Mitteln einer Kunst darzustellen, die ihre Wurzeln außerhalb dieses Hohlraums hat. „... nur der verwandte Schmerz entlockt uns die Träne und jeder weint eigentlich für sich selbst“, heißt es bei Heinrich Heine. Dies scheint zweierlei Vermutungen zu bestätigen: zuerst, dass vielleicht nur der unmittelbar betroffene Künstler, der das ihm eingebrannte Inferno überlebt hat, dieses am authentischsten darstellen können müsste - und dann: dass nur derjenige, der diesen Schmerz am eigenen Leib gespürt hat, ihn auch nachempfinden kann.

Können überlebende Künstler den ihnen eingebrannten Schrecken am authentischsten darstellen? Betrachtet man literarische und zeichnerische Werke von Menschen, die Vernichtungslager überlebt haben, dann wird man zugeben müssen, dass es sich um die aufwühlendsten, eindringlichsten und glaubwürdigsten Zeugnisse des Grauens handelt. Auch dem Außenstehenden, der das Inferno nicht unmittelbar erlebt hat, teilt sich davon etwas mit, sofern er sich Mitgefühl und Leidensfähigkeit bewahrt hat.

Doch ist Mitfühlen und partielles Nacherleben nur möglich, weil hier Leid in seiner jeweils individuellen Erfahrung gezeigt wird. Diese Einschränkung auf persönliche Schicksale und Einzelerfahrungen bleibt Voraussetzung für mögliches Mitempfinden Außenstehender und Nachgeborener. Die Überlebenden selbst wollten es nur so; sie wünschten sich bildlichen, figurativen Ausdruck ihres unermesslichen Leids. Verallgemeinernde Darstellungen des Infernos mit abstrahierenden Gestaltungsmitteln trafen ihren Schmerz nicht.

Die überzeugende künstlerische Transformation persönlicher Erfahrungen in die überindividualisierende Dimension der Katastrophe ist - soweit ich es beurteilen kann - nicht gelungen, ja, sie kann wahrscheinlich nicht gelingen, weil der künstlerischen Darstellung des Holocaust Grenzen gesetzt sind, die noch weit unterhalb jener Erkenntnisebene liegen, nach der es keine künstlerischen Mittel gibt, das Unvorstellbare des Holocaust darzustellen.

Warum also kann die überzeugende Darstellung von nachvollziehbarem individuellen Leid bei gleichzeitiger Vermittlung der abstrahierenden, überindividualisierenden Dimension des Infernos nicht im selben Werk, nicht im selben Zug gelingen? Die Antwort darauf liegt in einer Art Universalkonstante künstlerischer Darstellungsgrenzen des Holocaust, die ich mit „Taschenlampen-Phänomen“ bezeichnen möchte. Entweder ist der projizierte Taschenlampenstrahl gebündelt, konturenscharf, hell, eine kleine Fläche maximal ausleuchtend - dies entspräche dem Individuellen, Figurativen -, oder er ist gestreut, unschärfer, dunkler, eine große Fläche überstreichend, was der Darstellung verallgemeinerter Aspekte des Holocaust entspräche. Aus dieser Ausschließlichkeit, entweder das eine, das Individualisierende, oder das andere, das Überindividualisierende, oder als Kompromiss eine Mischung beider mit entsprechendem Verlust an Sinnlichkeit oder Verlust an abstrahierender Verallgemeinerung - aus dieser Ausschließlichkeit heraus scheint es keinen Ausweg zu geben.

Doch angenommen, es könnte trotz aller angeführten Einwände *das* Holocaust-Denkmal geben, wäre es dann überhaupt wünschenswert? Man stelle sich vor, es gelänge einem Künstler vom Range eines Michelangelo, ein Holocaust-Mahnmal zu schaffen, das bei jedem Betrachter ein bis in die Tiefen seiner Seele hinabreichendes „erkennendes Erschrecken“ auslöste. Dies käme einer Erlösung von dunklen Bildern, Ahnungen und Ängsten nahe, die allesamt durch ein solches Mahnmal fest umrissene Gestalt erhielten und damit in ihm gebunden, wenn nicht gar gebannt wären. Weitere notwendige Auseinandersetzungen mit einem quälenden Thema könnten gemildert werden, wenn ein solches Mahnmal, einem Götzenbild gleich, einen Teil des frei schwebenden Seelenpotenzials aus der Erblast des Nationalsozialismus an sich binden könnte.

Wenn also der Kunst die Darstellung des Unvorstellbaren nur begrenzt gelingen kann, dann ist zu prüfen, ob authentische Orte der Vernichtung künstlerischen Lösungen an nichtauthentischen Orten überlegen sind. Dabei ist Folgendes zu berücksichtigen: Authentische Gedenkorte wie Erschießungsstätten, Konzentrations- und Vernichtungslager können im jeweils vorgefundenen zufälligen (Verfalls-)Zustand nichtssagende Idyllen für den Besucher sein; Fundamente von verfallenen Baracken, zerstörten Gaskammern oder Krematorien sagen, für sich genommen, nichts aus. Steine sprechen nicht von selbst, sie müssen - auch am authentischen Ort - erst zum „Sprechen" gebracht werden.

Aufgabe der künstlerischen Gestaltung von Gedenkstätten, sowohl am authentischen als auch am nichtauthentischen Ort, sollte es sein, dem Betrachter zu helfen, Dinge, die er vielleicht ansatzweise begriffen hat, fühlbar und erlebbar zu machen. Authentische Orte und künstlerische Darstellungen des Gedenkens schließen einander nicht aus. Beide können sich entweder ergänzen oder auch jeweils für sich selbst stehen. Wer sie zu Alternativen reduziert oder gegeneinander ausspielt, schränkt die Bandbreite der Darstellungsmöglichkeiten des Gedenkens an das nationalsozialistische Inferno unzulässigerweise ein.

Vermutlich gibt es eine Wechselwirkung zwischen authentischem Ort und sensibel gestaltetem Mahnmal: Wenn ein geglücktes Mahnmal den authentischen Ort zum „Sprechen" bringen kann, dann verleiht dieser dem Mahnmal etwas von der eigenen Authentizität. Doch ist eine solch überzeugende Symbiose nur am Ort des Verbrechens möglich und damit eher ein Sonderfall. Was aber gilt für den Normalfall, für das Mahnmal am nichtauthentischen Ort?

Damit kehren wir zurück zum Sinai, zum Ausgangspunkt unserer Überlegungen. Gedenken, so hatten wir festgestellt, ist aktive, bewusste Zuwendung zu bestimmten Ereignissen der Geschichte und dient damit der Festigung des individuellen und kollektiven historischen Gedächtnisses. Umgekehrt erwächst das Bedürfnis, eines geschichtlichen Ereignisses zu gedenken, aus der gefestigten historischen Erinnerung, aus dem Wunsch, sie zu bewahren, sodass beide - historisches Gedächtnis und Gedenken - sich wechselseitig verstärken.

Geschieht dies auf verinnerlichte, geistig-abstrakte Weise, etwa durch kollektive Rituale, dann bedarf es keiner vergegenständlichten Erinnerungsstützen. Lässt das lebendige Wechselverhältnis zwischen historischem Gedächtnis und Gedenken nach, dann bedarf es - sofern nicht ganz erloschen - zur Stützung ersatzweise eines konkreten Gegenstandes, eben eines sinnlichen Denkmals oder Mahnmals. Man könnte dies als Abkehr vom verinnerlichten Prinzip des Gedenkens und Hinwendung zu vergegenständlichten Formen des Gedenkens, zur Idolatrie, zur Verehrung von Gegenständen mit magischer oder künstlerischer Wirkung betrachten - kurz: als Rückkehr vom Monotheismus zum Götzendienst.

Doch wäre dies kurzschlüssig, weil damit eine über tausendjährige Entwicklung abendländischer Kunst von der Ikone zum Gemälde ignoriert würde: die allmähliche Umwandlung des ursprünglich religiös verehrten Heiligenbildes zum Kunstwerk als Gegenstand verweltlichten Genusses. In der christlich-abendländischen Kunst, in der das Abbildungsverbot des „Alten Testaments" von jeher wenig Geltung besaß, wurde im Laufe von Jahrhunderten - spätestens seit der Renaissance - die unmittelbare heilige Verehrung von Bildern, Ikonen, Statuen, Gotteshäusern abgelöst durch distanzierende, ästhetische Wertschätzung und kunsthistorisches Interesse. Die Oberflächenwirkung des nur noch unter ästhetischen Kategorien genossenen Bildes verselbständigte sich zusehends vom religiösen Inhalt der christlichen Ikone und dominiert seither unsere Wahrnehmung. Es ist, verkürzt betrachtet, die unumkehrbare Entwicklung vom unsichtbaren Gott zum Heiligenbild und vom Heiligenbild zum ästhetischen, von religiösen Inhalten emanzipierten Bild.

Es brächte wenig, in kulturhistorischen Pessimismus zu verfallen und den Untergang von Lesekultur, abstraktem Denken und anderer Errungenschaften des Nach-Gutenberg-Zeitalters zu beklagen. Dem monotheistischen Prinzip wohnt schließlich auch ein Stück Sinnen- und Genussfeindlichkeit inne. Bilder können eine wesentliche Bereicherung unserer Wahrnehmung sein, wenn sie nicht andere Formen unserer Rezeption beeinträchtigen oder ersetzen.

Ebenso wie es die falsche Alternative wäre zu fragen, ob Gedenken besser durch den authentischen Ort oder durch Kunst zu erzielen sei, wäre es die falsche Alternative, abstrakt-verinnerlichtes Gedenken nach monotheistischem Vorbild gegen ein in Denkmälern versinnlichtes Gedenken nach künstlerisch-ästhetischen Prinzipien auszuspielen. Ideal wäre, wenn die gesamte „verinnerlichte" und „veräußerlichte" Palette der Gedenk-Möglichkeiten genutzt werden könnte, um individuelle und kollektive historische Erinnerung zu bewahren. Nichts anderes wird heute im Staat der Juden, in der nationalen israelischen Gedenkstätte Yad Vashem angestrebt und streckenweise verwirklicht.

Sofern nicht religiös gestützt, gilt für das Gedenken Friedrich Nietzsches Feststellung: „... nur was nicht aufhört, *wehzutun*, bleibt im Gedächtnis."[4] Weil aber kein Schmerz ewig währt, schwindet mit der Zeit - und sei es über Generationen hinweg - jede noch so quälende Erinnerung. Zurück bleibt dann bestenfalls ein ästhetisch ansprechendes Denkmal, in dem das zu gedenkende Ereignis „gefühlsneutral" aufbewahrt ist, ähnlich einem historischen Datum im Gedächtnis der Zeitgenossen.

Es ist eine Anmaßung der jeweils denkmalschaffenden Generation zu glauben, ihre Denkmäler und Mahnmale könnten wesentlich über die eigene Lebensspanne hinaus nachhaltig Wirkung auf zukünftige Generationen entfalten. Je mehr wir versuchen, Denkmäler als überzeitlich wirkende Monumente zu gestalten, desto mehr schließen wir sie in ihrer Wirkung von der Gegenwärtigkeit unserer alltäglichen Lebenswelt ab, ohne am Ende die beabsichtigte überzeitliche Wirkung tatsächlich zu erzielen. Allenfalls übermitteln sie späteren Generationen etwas über den Umgang ihrer Vorfahren mit Geschichte und deren zeitgebundene Umsetzung in Denkmalskunst. Erst der Verzicht auf fragwürdig „dauerhafte" Monumente eröffnet die Möglichkeit, Denkmäler und Mahnmale als transitorisch begriffene Gebilde stärker mit unserer alltäglich gelebten Gegenwart zu verknüpfen.

Die Wirkung von Denkmälern unterliegt nicht nur zeitlicher Begrenzung, sondern ist auch abhängig von der jeweiligen Gesellschaft und deren zielgerichteter Konstruktion des Gedenkens. Die je unterschiedliche Absicht bei der Rekonstruktion des Holocaust in verschiedenen Nationen bestimmt deren jeweilige Erinnerungs- und Gedenkstättenpolitik.

---

4 Friedrich Nietzsche: Werke in drei Bänden, München 1960, hier Bd. 2, 802 (Hervorh. im Original).

In Israel wird die Vernichtung des europäischen Judentums nicht als Endpunkt jüdischer Geschichte betrachtet, sondern sinnstiftend in ein geschichtliches Kontinuum eingeordnet. Danach steht der Holocaust in einer historischen Abfolge jüdischer Katastrophen, nach denen das Judentum - wie verheerend deren Folgen auch gewesen sein mögen - stets weiterlebte und zu neuer Blüte fähig war.

Nach Ansicht des israelischen Historikers Saul Friedländer wird zwischen Vernichtung der europäischen Judenheit und der Geburt des Staates Israel eine mythische Verknüpfung hergestellt, wonach der Staat Israel als Erlösung aus der Katastrophe erscheint. Dieses Grundmuster, dem das Gedenken in Yad Vashem verpflichtet ist, kann schwerlich Grundlage eines zentralen Denkmals im Land der ehemaligen Täter und ihrer Nachkommen sein. Wenn es dennoch immer wieder als Vorbild aufgerufen wird, liegt die Vermutung einer kompensatorischen Überidentifizierung mit den wirklichen Opfern nahe.

Die vielfach empfundene Opferrolle vieler Deutscher findet ihre Entsprechung in einer Mahnmalspolitik, deren Vorbilder Plastiken und Denkmäler aus der Zeit nach dem Ersten Weltkrieg sind. Im Zentrum steht das Opfer, dessen künstlerische Darstellung oft christlicher Ikonografie entlehnt ist. In religiös eingefärbter Verklärung des unermesslichen Leids löst sich jede Konkretisierung der Ereignisse ins Allgemeinmenschliche, ja Kosmische auf. Zum Ausdruck kommen ein flickenhaftes historisches Gedächtnis und die Unfähigkeit zu aufrichtiger Trauer.

Es waren vermutlich der Wechsel von der Kriegs- zur Nachkriegsgeneration und der wachsende Einfluss der 68er-Bewegung auf die bundesrepublikanische Gesellschaft, die eine Änderung des Geschichtsbewusstseins und damit des historischen Gedächtnisses in weiten Kreisen der akademischen Jugend und kritischen Intellektuellen einleiteten. Das veränderte Geschichtsbewusstsein im Hinblick auf Einschätzung und Beurteilung des Nationalsozialismus und seiner Folgen stellte auch bisherige Formen des Gedenkens infrage und forderte neue, zeitgemäße Ausdrucksmittel.

In diesen Jahren entsteht als Protest gegen herkömmliche Gedenkstätten und ihren Anspruch auf Allgemeingültigkeit die Bewegung der sogenannten Gegen- oder Antidenkmäler. Starres, für alle Zeiten festgeschriebenes Gedenken sei einer Geschichte unangemessen, die in jeder Generation neuen Deutungen unterliegt und damit jeweils unterschiedliche kollektive und individuelle Erinnerung erzeugt. Worauf es ankomme, sei vor allem die prozessuale Dimension des kollektiven historischen Gedächtnisses, die Thematisierung von Vergessen und Verdrängen, von Wiedererinnern, Deuten und Umdeuten.

Gestalterische Bescheidung wird unumgänglich, wenn es darum geht, Raum für Erinnern möglichst groß, davon ablenkende künstlerische (Selbst-)Darstellung möglichst klein zu halten. Wo Rücknahme von „Gestaltung" gleichzeitig zu künstlerischer Verdichtung des zu gedenkenden Gegenstandes führt, wird die Grenze dessen erreicht, was Denkmalskunst zu leisten vermag.

Die verbleibende „Rest-Ästhetik" eines solchermaßen gestalterisch „ausgedünnten" Mahnmals kann dann nur noch um den Preis des Umschlagens ins Nichtssagende oder Beliebige reduziert werden. Einer „Rest-Ästhetisierung" des Schreckens wäre nur zu entgehen, wenn der Inhalt des Gedenkens sich von jeglicher ihn einengenden Gestalt lösen könnte, was gleichbedeutend wäre mit Aufgabe von Gestaltung überhaupt. Die in einem geglückten Mahnmal stets verbleibende „Rest-Ästhetisierung" des Schreckens ist somit der Preis, der für den Versuch gezahlt werden muss, das Nichtdarstellbare des nationalsozialistischen Massenmordes ansatzweise doch darzustellen.

Wie aber angesichts der Einzigartigkeit des nationalsozialistischen Massenmordes an den Juden angemessene Denkmäler schaffen? Der Gegenstand des Gedenkens kann nur in dem Maße überzeugend in einem Mahnmal dargestellt werden, in dem der Verstand - vor der künstlerischen Umsetzung - in der Lage ist, diesen Gegenstand zu erfassen. Auch wenn es keine Kurzschlüssigkeit zwischen Wissen um den Holocaust und künstlerischer Intuition gibt: Kein Denkmal kann besser sein als die Qualität der Erinnerung - authentische oder angeeignete -, aus der heraus es geschaffen wird. Ist diese Erinnerung ungenau oder traumatisch betäubt, bleibt das Denkmal entsprechend unverbindlich in seiner Aussage.

Die Bereitschaft zum Erinnern und Gedenken ist abhängig vom Verhältnis des Einzelnen zur eigenen Geschichte, zur Geschichte des eigenen Volkes und abhängig vom Grad der Identifizierung mit Volk, Staat oder Nation. Je näher und unverbrüchlicher man zu den Geschicken der eigenen Gemeinschaft steht, desto eher wird man die Erinnerung an deren Geschichte, die dann auch als eigene empfunden wird, zu bewahren suchen. Je ambivalenter, schwieriger und brüchiger die Vergangenheit des Volkes ist, dem man angehört, desto mehr Überwindung erfordert die Beschäftigung mit dessen Geschichte, die dann als eigene eher abgewehrt wird. Erinnern und Gedenken werden unter diesen Voraussetzungen zur mühsamen Tätigkeit; sie konfrontieren mit den dunklen Seiten der eigenen Gemeinschaft und erschweren die Ausbildung einer ungebrochenen Identität mit dieser. Erinnern und Gedenken bedeuten dann immer auch Auseinandersetzung mit den Biografien der eigenen Eltern, Großeltern, Vorfahren.

Die Bereitschaft, der nationalsozialistischen Verbrechen aufrichtig zu gedenken, hängt von der Bereitschaft der nichtjüdischen Deutschen ab, nationale Identität in ihren geschichtlich geformten Brechungen und Diskontinuitäten anzunehmen - sich eben nicht in eine scheinbar heile nationale Identität zu flüchten. Mit etwas identisch sein, heißt mit etwas eins sein, mindestens aber ganz oder teilweise damit übereinzustimmen. Wie aber war es möglich, sich als Deutscher mit dem dunkelsten Teil der eigenen Geschichte zu identifizieren, mit ihr eins zu werden? Weil Identifizierung qua Definition nur mit positiven Inhalten möglich ist, musste „negative Identifizierung" und daraus folgend „negative Identität" ein Widerspruch in sich bleiben.

Dennoch ist Auschwitz, gewollt oder ungewollt, Teil deutscher Geschichte und damit Teil nationaler deutscher Identität. Die Dimension des Verbrechens aber verhindert eine - vermutlich nicht leistbare - Integration der ungeheuerlichen Tatsachen in das individuelle und kollektive Bewusstsein der Deutschen. Um das Ausmaß des Verbrechens, sofern man sich ihm überhaupt stellt, ansatzweise ertragen zu können, muss es gefühlsmäßig auf Distanz gehalten werden. Das hat Folgen für die individuelle Erinnerung, sei sie authentisch, sei sie angeeignet. Deren Qualität ist nicht in erster Linie abhängig vom Umfang der im Gedächtnis gespeicherten Informationen, sondern von den mit den erinnerten Vorstellungen und Bildern verknüpften Gefühlsanteilen, den Affekten. Erst sie geben der Erinnerung Gewicht, Wert und Dauerhaftigkeit. Positiv assoziierte Affekte helfen, Erinnerung stärker zu verankern, weil sie nicht nur als neutrale Information im Gedächtnis gespeichert, sondern parallel dazu mit dem Gefühlshaushalt gekoppelt ist. Negative Affekte verstärken die Neigung, die mit ihnen verknüpften Erinnerungen abzuwehren, zu beschönigen, zu verdrängen und schließlich zu leugnen.

Vermutlich konnte und kann Auschwitz, wenn überhaupt, nur dann Teil einer nationalen Identität der Deutschen werden, wenn der Affekt, der Gefühlsanteil der Erinnerung, von der Assoziation, dem Informationsanteil dieser Erinnerung, weitgehend getrennt bleibt. Dies ist ein labiler, partiell auch traumatischer Erinnerungszustand, der wegen seiner negativen Affektanteile stets von Abwehr, Leugnung und Verdrängung bedroht bleibt.

Die überlebenden Opfer und deren Nachkommen bestehen bei den Täternachfahren auf einer unverbrüchlichen kollektiven Erinnerung, in der Hoffnung, sie könne eine Versicherung gegen die Wiederholung des unvorstellbaren Infernos sein. Viele ehemalige Täter, Profiteure, Mitläufer oder deren Nachfahren beharren aber vor allem auf ihrer individuellen Erinnerung, um nicht unter der Last der kollektiven Erinnerung ihre fragile nationale Identität zu gefährden. Verständnis für die jeweils andere Seite bedeutete von daher eine bedrohliche Infragestellung der eigenen Position.

Obwohl die individuelle und kollektive Erinnerung der überlebenden Opfer und ihrer traumatisierten Nachfahren von den Folgen des Jahrtausendverbrechens überschattet sind, so fallen beide Erinnerungsanteile - der individuelle und der kollektive - nicht in dem Maße auseinander, wie dies meist aufseiten der ehemaligen Täter und deren Nachkommen zu beobachten ist. Zwar tragen Erstere - die überlebenden Opfer und ihre Nachfahren - weit schwerer an der Last ihrer Erinnerung, jedoch ohne Verantwortung für die begangenen Verbrechen. Es ist diese von Schuld losgelöste Einheit in der Negativität, die den überlebenden Opfern und ihren Nachfahren von vielen „Täternachkommen" geneidet wird.

Die Wechselwirkung zwischen Erinnerungsbereitschaft und nationalem Selbstverständnis zeigt, dass es unterschiedliche Ausprägungen des Erinnerns und Gedenkens auf der Seite derer gibt, die Nachfahren der Opfer und derer, die „Nachfahren der Täter" sind.

Die „Nachfahren der Täter" können nicht in gleicher Intensität um die ihnen ferner stehenden Opfer des Völkermordes trauern wie die unmittelbar betroffenen Nachfahren der Ermordeten oder Überlebenden. Während Letztere im Gedenken vorwiegend die Erinnerung an die Ermordeten der eigenen Familie, des eigenen Volkes bewahren, müsste das Gedenken der „Täter-Abkömmlinge" an die Opfer des nationalsozialistischen Massenmordes immer auch die Erinnerung an Verbrechen des eigenen Volkes sowie Fragen nach deren Ursachen und Folgen einschließen.

Während dieses eher rational geprägte Erinnern dem Bereich des Sachwissens zugehörig ist, leitet sich das Gedenken der Opfer-

Nachfahren eher aus dem Bereich des Identitätswissens her. Sachwissen und Identitätswissen schließen sich aber weder im Gedenken der Opfer-Nachfahren noch in dem der „Täter-Nachfahren“ aus. Sie können und sollen sich auch ergänzen, nur lassen sich beide nicht auf eines reduzieren: „Das Identitätswissen fügt dem Sachwissen eine zusätzliche Bewertungsdimension hinzu, die festlegt, daß und warum dieses Wissen für mich als Mitglied einer bestimmten Gruppe wichtig und im Sinne der Aufrechterhaltung einer bestimmten Identität unverzichtbar ist.“[5]

Durch Kodifizierung, Ritualisierung und Rezitation wird im Judentum wie in den meisten Religionen auch ein identitätsstützendes Gruppengedächtnis aufrechterhalten und in jeder Generation erneuert. Es überbrückt das Aussterben persönlicher Erinnerungen dadurch, dass die Nachgeborenen durch Erziehung eingebunden und zur Teilhabe an gemeinsamen transgenerationellen Erinnerungen verpflichtet werden.

Es bleibt zu hoffen, dass auf nichtjüdisch-säkularer Seite, wo Erinnern und Gedenken weniger von Identitätswissen und Gruppengedächtnis als eher von Sachwissen geleitet sind, die Lehren aus der Vergangenheit das politische Handeln auch künftiger Generationen bestimmen wird. Auch wenn Juden und Nichtjuden in Deutschland der jüngeren Vergangenheit naturgemäß aus jeweils unterschiedlichen Blickwinkeln und jeweils unterschiedlichen Gedächtnistraditionen heraus gedenken: Die zweigeteilte Erblast der Erinnerung werden sie auch in Zukunft gemeinsam tragen müssen.

5 Aleida Assmann: „Zwischen Pflicht und Alibi“, in: *taz*, 20.3.1996.

Gabriel Strenger

Erinnerung und Vergessen im biblischen Kontext

Die spirituelle Entwicklung des Menschen vollzieht sich im Rahmen von verschiedenen existenziellen Spannungsfeldern. Eines davon wird von den Polen der Innerlichkeit und des gesellschaftlichen Engagements konstituiert. Spirituelle Menschen entwickeln ihre Sensibilität für die höheren Aspekte des Selbst und schaffen sich geschützte Räume zur Selbsterkundung. Andererseits empfinden sie auch Verantwortung für die Gesellschaft, sodass sie Zeit und Energie in soziales Engagement investieren, auch wenn dies mit Kosten für das eigene Selbst verbunden ist. Ein weiteres Spannungsfeld der spirituellen Existenz findet sich im Gegensatzpaar von Selbstverwirklichung und Selbstüberwindung. Die Entwicklung des eigenen Ichs samt seinen Bedürfnissen und Neigungen ist ein fundamentales Grundrecht und Bedürfnis, doch nach der Konsolidierung der persönlichen Identität kommt bei vielen Menschen auch die Erkenntnis, dass das Ich zu einem Gefängnis werden kann, wenn man es nicht auch zugunsten von höheren Zielen überwinden lernt. Wie der psychische Individuationsprozess verläuft die spirituelle Entwicklung meist nicht linear und harmonisch, sondern dialektisch, wobei die Balance zwischen diesen und anderen Polen in verschiedenen Lebenssituationen immer wieder neu ausgehandelt werden muss.

Erinnerung oder Leben im Jetzt?

In diesem Kontext stellt sich die Frage, welchen Stellenwert das Erinnerungsvermögen in der spirituellen Entwicklung einnimmt. Ist Erinnerung ein absoluter Wert und das Vergessen nur eine unerwünschte Schwäche des mentalen Apparates? Oder hat die Erinnerung auch ihre Schattenseiten, und kann das Vergessen ein Segen sein? Sowohl die Lebenserfahrung als auch psychologische, spirituelle und religiöse Quellen lassen auf ein weiteres Spannungsfeld schließen - zwischen den Polen von Erinnerung und dem Leben im Jetzt.

Die Erinnerungen stellen zweifellos ein zentrales Element des Selbst dar. Die menschliche Identität, wie sie in der individuellen Wahrnehmungsweise, den persönlichen Bestrebungen und Werten zum Ausdruck kommt, basiert auf den Erfahrungen der Vergangenheit samt den Errungenschaften und Misserfolgen. Unsere Erinnerungen machen uns zu dem, der wir sind. Je mehr ein Mensch seine Vergangenheit verdrängt, umso verarmter wird sein Selbstgefühl. Im Extremfall einer Demenz entsteht die erschütternde Erfahrung der Zerstörung des Selbst. Auch Nationen bilden ihre Werte aufgrund von kollektiven Erinnerungen und Mythen der Vergangenheit.

Im jüdischen Kontext wird der Pflege des historischen Gedächtnisses ein großer Wert zugesprochen. *Sachor!* - „Erinnere dich!" ist ein zentrales biblisches Imperativ. Wieder und wieder fordert die Tora die Israeliten auf, des Auszugs aus Ägypten - *Jezijat Mizrajim* - zu gedenken: „... damit du dich erinnerst an den Tag deines Auszugs aus dem Land Ägypten alle Tage deines Lebens!" (5. B.M. 16:3). Und so rufen sich fromme Juden *Jezijat Mizrajim* im Schema-Gebet täglich in Erinnerung: „Ich bin der Ewige, euer Gott, der euch herausgeführt hat aus Ägypten" (4. B.M. 15:41). Nach biblischer Auffassung konstituiert die Erinnerung an den Auszug aus Ägypten die Basis des Bundes zwischen dem Volk Israel und dem Ewigen. *Jezijat Mizrajim* stellt den Gründungsmythos des Judentums dar, es bildet die „narrative Identität" (Paul Ricœur) des Volkes Israel.

Nationen bringen mit ihren Gründungsmythen ihre spirituellen und ethischen Grundlagen zum Ausdruck. Diese im kollektiven Unbewussten eingeprägten Narrative bilden das konstitutive Fundament von Religionen und Nationen. Auch die persönliche Identität beruht auf inneren Narrativen, die teils bewusst und teils unbewusst sind, und so nimmt die Verarbeitung der eigenen Lebensgeschichte in vielen Psychotherapieschulen eine bedeutende Stellung ein.

Die Erinnerung hat allerdings auch ihre Schattenseiten. Neuere spirituelle Lehren betonen die lebensspendende „Kraft des Jetzt".[1] Die Vergangenheit ist schon vorbei und lässt sich nicht verändern, die Zukunft wiederum hat noch nicht begonnen und besteht nur in unserer Vorstellung. Vergangenheit und Zukunft sind imaginär, nur das Hier und Jetzt ist wirklich. Mit dem Schwelgen in den guten alten Zeiten oder dem Trauern über erlittenes Unrecht verschwenden wir unsere Lebensenergie. Die Wirklichkeit liegt im achtsamen Erleben der gegenwärtigen Erfahrungen - Körperempfindungen, Emotionen, Gedanken. Nur in der Gegenwart erwacht

1 Eckhart Tolle: Jetzt! Die Kraft der Gegenwart. Ein Leitfaden zum spirituellen Erwachen, Bielefeld 2010.

das „wahre Selbst“ in seiner Vitalität und dem Gefühl von Wirklichkeit.[2]

Die Schattenseite der Erinnerungskultur ist das Versäumnis der Gegenwart und ihrer Chancen sowie das Kämpfen der Kriege von gestern - wenn man wie Don Quijote gegen Windmühlen in die Schlacht zieht, die nur in der Fantasie oder in der Erinnerung bestehen. Psychoanalytiker verwiesen auf die Wichtigkeit des „Seins-Modus“, des Erlebens der leiblichen Vitalität in der gegenwärtigen Erfahrung, und untersuchten die Abwehrmechanismen, die uns vor dem Sein im Hier und Jetzt ablenken. In seinem Buch *Haben oder Sein* schildert Erich Fromm eindrücklich, wie der moderne Mensch durch zwanghafte Anhäufung von Besitz und Eigentum vor dem authentischen Sein flüchtet.[3] Die neuen technologischen Entwicklungen haben diese von Fromm in den 1970er Jahren beschriebene Gefahr noch verschärft. Statt eine schöne Naturlandschaft im Hier und Jetzt zu genießen, fotografieren wir sie mit dem Handy, um sie sozusagen als Eigentum mit nach Hause zu nehmen. Wir planen die Erinnerungen der Zukunft auf Kosten der Erlebnisse der Gegenwart. Rituale und Zeremonien (wie Eheschließungen) werden so geplant, dass sie vom angestellten Kameramann gut gefilmt werden können. In vorauseilender Nostalgie und Sentimentalität entwerten wir die Gegenwart. Auch Donald Winnicott thematisierte mit seiner Gegenüberstellung von Sein und Tun die menschliche Flucht vor der Wirklichkeit in eine Pseudoaktivität.[4] Erinnerungen sind zwar für die persönliche und nationale Identität unentbehrlich, doch kann authentisches Sein nur in der Hingabe zum Hier und Jetzt erlebt werden.

Wie lässt sich die Spannung zwischen Erinnerungskultur und dem Leben im Hier und Jetzt auflösen? Ein Weg findet sich im chassidischen Verständnis der Erinnerung. Die jüdische Erneuerungsbewegung des Chassidismus wurde im 18. Jahrhundert von Rabbi Elieser ben Israel, genannt Baal Schem Tov („Hüter des guten Namens“), gegründet. Er und seine Nachfolger in der

---

2 Für den britischen Psychoanalytiker Donald W. Winnicott ist das Gefühl von Wirklichkeit („realness“) eine der Haupteigenschaften des von ihm beschriebenen „wahren Selbst“ (vgl. ders.: Reifungsprozesse und fördernde Umwelt. Studien zur Theorie der emotionalen Entwicklung, übers. a. d. Engl. v. Gudrun Theusner-Stampa, Gießen 2002).

3 Erich Fromm: Haben oder Sein. Die seelischen Grundlagen einer neuen Gesellschaft (1976), 37. Aufl., München 2011.

4 Donald W. Winnicott: Vom Spiel zur Kreativität (1971), übers. a. d. Engl. v. Michael Ermann, 11. Aufl., Stuttgart 2006.

Ukraine, Polen und Litauen entwickelten den chassidischen Weg aufgrund der früheren mystischen Schriften des Judentums (insbesondere der Sohar und die Lurianische Kabbala). Stand in der klassischen Kabbala die Theosophie - die Kenntnis der mystischen Geheimnisse der sich offenbarenden Gottheit - im Mittelpunkt, so hat die Mystik im Chassidismus eine Psychologisierung bzw. Spiritualisierung erfahren.[5] Diese Entwicklung rückte das Individuum und seine geistige Entwicklung in den Mittelpunkt. Mit seiner Betonung von Authentizität, Lebensfreude und Gotteserfahrung im Hier und Jetzt hat der Chassidismus sämtlichen späteren jüdischen Strömungen ihren Stempel aufgedrückt. Selbst die Gegner der chassidischen Bewegung (die litauischen Mitnagdim) haben viele ihrer spirituellen Akzente übernommen. Mit Hillel Zeitlin und Martin Buber hat das Interesse an den erfahrungsbetonten Lehren des Chassidismus in der modernen Zeit wieder zugenommen und sich unterdessen in vielen Kreisen ausgebreitet: moderne Orthodoxie, liberale Strömungen, Jewish Renewal und Neo-Chassidismus, um nur einige zu nennen.

Der Chassidismus hat die spirituellen Ansätze der Hermeneutik des früheren Midrasch und der Kabbala weiterentwickelt. Grundsätzlich interessieren sich die chassidischen Kommentare zur Tora für die darin beschriebenen Ereignisse, die nun schon Tausende von Jahren zurückliegen, nur im Lichte ihrer spirituellen und ethischen Relevanz im Hier und Jetzt. Der Ewigkeitscharakter der Tora drückt sich darin aus, dass sie jede Generation von Neuem anzusprechen vermag. Dabei ist es die Aufgabe der sogenannten mündlichen Tora, einschließlich der neuen Kommentatoren in jeder Epoche, die spirituelle und ethische Relevanz der Tora für die jeweilige Gegenwart herauszuarbeiten.

Darin liegt auch eine universelle Dimension, die für den interreligiösen Dialog bedeutsam ist. Spiritualität und Ethik haben - anders als die traditionellen Termini wie „Frömmigkeit" oder „Orthodoxie", die für viele Zeitgenossen ausschließend oder negativ besetzt sind - einen universalistischen und verbindenden Charakter. Die spirituellen Dimensionen des Chassidismus sind auch für die Psychologie interessant, da sich aus ihnen bedeutsame Einsichten über die existenzielle Situation und die seelische Entwicklung des Menschen herausdestillieren lassen.

5 Gershom Scholem: Die jüdische Mystik in ihren Hauptströmungen, Frankfurt a. M. 2000.

Was also hat uns der Chassidismus zum Thema Erinnerung zu sagen? Als paradigmatisches Beispiel diene uns hier Rabbi Jehuda Leib Alter (1847-1905), dessen Werk *Sefat Emet* („Wahre Rede") tiefe Einsichten zu diesem Thema liefert. Aus mehreren Texten des *Sefat Emet* geht hervor, dass das biblische Imperativ *Sachor!* - „Erinnere dich!" nicht als kognitives Sich-in-Erinnerung-rufen, sondern als ein Prozess der Vergegenwärtigung zu verstehen sei.[6] „*Sachor* heißt, an der Innerlichkeit zu haften": „Er-Innerung" ist also im wahrsten Sinn des Wortes „das Verbinden mit der Innerlichkeit", um sein Leben daran auszurichten. „Erinnere dich!" bedeutet demnach: Vergegenwärtige dir, was dir von deinem geistigen Ursprung im Ewigen her schon bekannt ist! Die Tora ist laut chassidischer Auffassung weder ein Geschichts- noch ein Physikbuch. Ihre Narrative, die ursprünglich auf geschichtliche Ereignisse zurückgreifen, sprechen in archetypischen Symbolen, um gewisse positive geistige Prozesse in Gang zu bringen. Friedrich Weinreb, ein bedeutender Interpret des Chassidismus, pflegte die Tora als „Traumbuch" zu bezeichnen, welches in der Sprache des Unbewussten zu uns spreche. Die geschichtlichen Narrative der Tora sind Aufhänger und Erinnerungshilfen für allgemeingültige paradigmatische und archetypische Wahrheiten.

Biblische Vergegenwärtigung

Veranschaulichen wir nun das chassidische Konzept der Er-Innerung als Vergegenwärtigung anhand von zwei biblischen Ereignissen, an die man sich, laut jüdischer Überlieferung, täglich „er-innern" solle:[7] die Offenbarung am Sinai und der Konflikt mit Amalek.

Das biblische Gebot, sich an die Offenbarung am Sinai zu erinnern, lautet folgendermaßen: „Nur hüte dich und achte gut auf dich selbst, damit du nicht vergisst, was deine Augen gesehen haben, und damit sie dir nicht aus dem Sinn kommen dein ganzes Leben lang; erzähle davon deinen Kindern und deinen Kindeskindern, dem Tag, an dem du am Horeb vor dem Ewigen, deinem Gott, standest" (5. B.M. 4:9-10). Laut *Sefat Emet* geht es hier weniger darum, an ein weit zurückliegendes historisches Ereignis zu

6 Vgl. Gabriel Strenger: Die Kunst des Betens. Spiritueller Leitfaden zum jüdischen Gebetbuch, Basel 2019, Einführung.

7 In der Zählung der Aschkenasim gibt es insgesamt sechs, laut der der Sephardim zehn solcher Erinnerungen. Erstere behandle ich in ihrer Gesamtheit in meinem Buch *Glaube und Psyche* (in Vorbereitung).

denken, als um einen Akt der Vergegenwärtigung der göttlichen Offenbarung im Hier und Jetzt. Dabei wird im *Sefat Emet* betont, dass Gottes Worte nicht nur in die Gesetzestafeln, sondern auch in das menschliche Herz eingraviert worden seien. Unser tiefstes Selbst sei ein Widerhall des göttlichen *Anochi* (Ich): „‚Ich bin der Ewige, dein Gott' (2. B.M. 22:2) - das bedeutet: der Gott in dir!".[8] Die Tora - im ursprünglichen Sinn von Gottes Wort - ist in der menschlichen *Neschama* (Seele) „eingraviert" und kann vom Menschen in jeder Generation als „mündliche Tora" neu produziert werden. Die tägliche Er-Innerung an die Offenbarung am Sinai vergegenwärtigt dem Menschen demnach die in seiner eigenen Seele wirkende göttliche Stimme der Liebe und Gerechtigkeit.

Leider aber sind nicht alle unseren Erinnerungen so positiv wie die der Offenbarung am Sinai. Wir tragen viele schmerzhafte Erinnerungen in uns - an unsere Fehlschläge, erlittenes Unrecht und vieles mehr. Die negativen Erinnerungen können eine Quelle ständiger Reue und seelischen Schmerzes oder aber des geistigen Wachstums werden; unsere Fehlschläge lehren uns meist wichtigere Lektionen als unsere Erfolge. In diesem Geist lässt sich die Erinnerung an den Konflikt mit Amalek verstehen - einem altertümlichen Beduinenvolk, das die in Richtung Sinai ziehenden Israeliten ohne ersichtlichen Grund hinterhältig angriff (vgl. 2 B.M. 17:8-16). Es bestand kein territorialer Konflikt zwischen Amalek und Israel, kein Streit um Ressourcen. Amalek griff offensichtlich aus reinem Hass an, vielleicht weil man in den kaum der Versklavung entronnenen Israeliten eine leichte Beute wähnte. Dies aber, so sagt die Tora, dürfe niemals vergessen werden: „Denke daran, was dir Amalek angetan hat auf dem Weg, als du ausgezogen bist aus Ägypten, wie er dir entgegengetreten ist auf dem Weg und alle geschlagen hat, die vor Schwäche hinter dir zurückblieben, als du müde und matt warst, ohne Gott zu fürchten. Wenn aber der Ewige, dein Gott, dir Ruhe schaffen wird vor all deinen Feinden ringsum, in dem Land, das dir der Ewige, dein Gott, zum Erbbesitz gibt: Vertilge das Andenken von Amalek unter dem Himmel, vergiss es nicht!" (5. B.M. 25:17-19). Diese bemerkenswerten Verse fordern dazu auf, dem Bösen ins Auge zu blicken und es zu bekämpfen. Ist dein Feind nicht von rationalen Interessen, sondern von blindem Hass und Vernichtungswut motiviert, dann ist Appeasement-Politik gefährlich und unverantwortlich. „Der Ewige" - Symbol der

8 Rabbi Jehuda Leib Alter: Sefat Emet [Hebr.], Festtage, Schawuot, 1877.

Güte und Gerechtigkeit - „steht im Kampf mit Amalek von Generation zu Generation" (2. B.M. 16:17). Wer das Böse ignoriert, wird früher oder später zu seinem Opfer.

In der Wirkungsgeschichte dieses Narrativs hat sich der Terminus „Amalek" allerdings von der Assoziation mit einer bestimmten Nation gelöst. So sagt der Talmud, dass die Spuren des Volkes Amalek verloren gegangen seien, seit der assyrische König Sanherib im 7. Jahrhundert v. d. Z. die Nationen vermischt habe (Bab. Talmud Sota 9a). Doch wie wir, die Kinder des 20. Jahrhunderts, leider nur zu gut wissen, ist der Geist Amaleks noch am Leben! Und so verlangt die Bibel von uns: „Gedenke Amaleks!" Es gibt das Böse, es gibt den Hass als Ideologie, es gibt Nazis! Und hier gilt: Bekämpfe das Böse - wenn möglich mit friedlichen Mitteln wie Erziehung und Vorbeugung, wenn nötig aber auch im Kampf. Gehe keine Kompromisse mit dem Bösen ein, beschwichtige es nicht, denn das stärkt nur seinen Appetit. Auch hier gilt: Es geht nicht um das Denken an die Vergangenheit, sondern um das Anwenden der aus der Geschichte gezogenen Lehren auf die Gegenwart. Aus dieser Perspektive macht es wenig Sinn, wenn der deutsche Staat jedes Jahr einen Gedenktag für die Shoah abhält und gleichzeitig enthusiastisch mit jenem Staat Geschäfte macht, der - ohne mit dem Staat Israel in einem territorialen Konflikt oder im Streit um Ressourcen zu stehen - offen seine Absicht proklamiert, den jüdischen Staat zu vernichten! Amalek zu gedenken, bedeutet nicht, ansehnliche Gedenkanlässe durchzuführen, sondern das Böse zu bekämpfen und keine Geschäfte damit zu machen.

Im Chassidismus hat der Terminus „Amalek" eine weitere Entwicklung der Symbolisierung und Spiritualisierung erfahren. Amalek wurde zum Symbol für die Kraft des Bösen schlechthin, und so tobt der Kampf mit Amalek hauptsächlich im Menschen selber. *Sachor!* - er-innere dich, vergegenwärtige dir die Kraft Amaleks, die in dir wirken kann, ohne dass du es bemerkst. Dieser biblische Imperativ ist gleichbedeutend mit dem durch die Psychoanalyse vertretenen Weg, das „Es" und seine dunklen Triebe - insbesondere Hass und Neid[9] - zu erkennen und aufzuarbeiten. Denn niemand ist vor der zersetzenden Kraft Amaleks gefeit, sie gehört zum Menschsein wie die Schlange zum Paradies. Und so warnte auch Rabbiner Samson Raphael Hirsch (1808-

9 Melanie Klein: Envy and Gratitude and Other Works 1946-1963, London 1975.

1888) - keineswegs ein Anhänger der chassidischen Bewegung - vor der Gefahr, dass sich auch Juden, sollten sie eines Tages die Macht dazu haben, wie Amalek verhalten könnten.[10]

Amalek wurde in der Tradition Israels im wahrsten Sinne des Wortes verinnerlicht, es wurde zum Symbol des Bösen, das der Mensch in erster Linie in sich selber zu bekämpfen hat.[11] Demnach aber stehen die täglichen Er-Innerungen an die göttliche Offenbarung am Berg Sinai und an die zerstörerische Kraft Amaleks in einem dialektischen Verhältnis, symbolisieren sie doch zwei gegensätzliche Kräfte in der menschlichen Seele. Erstere steht für die in der menschlichen *Neschama* (Seele) „eingravierte" göttliche Kraft der Liebe und der Gerechtigkeit, Letztere für das destruktive Potenzial des Menschen. Zusammen bringen die Er-Innerungen an die Offenbarung am Sinai und an Amalek die komplexe Natur des Menschen zu Bewusstsein und stellen uns vor die tägliche Herausforderung, unseren Lebensweg zwischen diesen beiden Polen auszuarbeiten.

Die Kraft des Vergessens

Unsere Deutung der Er-Innerung als Vergegenwärtigung löst das Paradox „Vertilge das Andenken (*Secher*) von Amalek ... vergiss es nicht!". *Secher* (Andenken, Erinnerung) bedeutet eben nicht Denken an ein vergangenes Ereignis, sondern dessen *Wirkung* in der Gegenwart. „Vertilge das Andenken (*Secher*) von Amalek" heißt, der Wirkung der amalekitischen Bosheit im eigenen Herzen und in der Gesellschaft entgegenzuwirken. Dies bringt uns zur bedeutenden spirituellen Funktion des Vergessens. Das Vergessen ist nicht nur eine Unzulänglichkeit des neuropsychologischen Apparates, es ist auch ein psychohygienisches Mittel des Gehirns, störende Erinnerungen aus dem Bewusstsein zu bannen, um ihrer destruktiven Wirkung auf die Gegenwart entgegenzuwirken. Im Gegensatz zum Vergessen unwichtiger Informationen beseitigt

10 Samson Raphael Hirsch: Im Kreis des Jahres. Aufsätze zum jüdischen Kalenderjahr aus den „Gesammelten Schriften" des Autors, vollst. überarb. Aufl., Basel 2008.

11 Zur Thematik von Amalek vgl. Gabriel Strenger: Jüdische Spiritualität in der Tora und den jüdischen Feiertagen = Or Torah, Basel 2016, 443. Zu den Prozessen der Spiritualisierung von Krieg und Kampf im Judentum und Islam vgl. Gabriel Strenger: „Spiritualität in der jüdisch-muslimischen Begegnung" (erscheint Ende 2020 in der Publikation der Stiftung Stuttgarter Lehrhaus zum Jahresthema „Jüdisch-muslimischer Dialog").

die Verdrängung Gefühle und Erinnerungen, die das Selbst verängstigen oder bedrängen. Dieses motivierte Vergessen hat durchaus eine gesunde Funktion, solange es nicht zum dominierenden mentalen Mechanismus wird, welches das Selbst stufenweise verarmen lässt.

Vergessen und Verdrängen gehören zu den Mitteln der Psyche, um Frustrationen und unerfüllte Hoffnungen der Vergangenheit loszulassen und sich mit der Gegenwart zu versöhnen. Gut hielten es die Rabbis, als sie den vielen historischen Katastrophen und Pogromen in der Geschichte des Volkes Israels nur drei Trauertage im Jahr zuwiesen, statt den jüdischen Kalender mit Dutzenden Trauertagen zu füllen. Im modernen Staat Israel kamen allerdings zwei neue Trauertage hinzu: der Gedenktag an die Shoah und der Trauertag im Andenken an die gefallenen Soldaten Israels. Besser wäre es gewesen, diese zugegebenermaßen sehr bedeutsamen Ereignisse der neueren Geschichte in die klassischen drei Trauertage des jüdischen Kalenders zu integrieren. Jedenfalls ist eine gesunde Balance zwischen Erinnerung und Vergessen sowohl im individuellen wie auch im kollektiven Leben für die psychische Gesundheit eine Notwendigkeit. Manche Probleme aber lassen sich nur durch Vergessen lösen, wie die folgende Geschichte veranschaulicht:

> „Vor vielen Jahren beging eine Frau in einem kleinen europäischen Dorf Ehebruch. Sie war sehr besorgt, denn sie hatte gehört, dass sie nach einem Ehebruch weder mit ihrem Mann verheiratet bleiben noch den Mann heiraten durfte, mit dem sie Ehebruch begangen hatte. Sie ging also zum Rabbiner und fragte ihn: ‚Was soll ich machen? Ich habe Ehebruch begangen.' Der Rabbiner antwortete: ‚Ich muss darüber nachdenken. Kommen Sie morgen wieder.' Am nächsten Tag kam sie wieder und fragte: ‚Nun, was denken Sie darüber?' ‚Worüber?' ‚Über das, was ich Ihnen gestern erzählt habe.' Der Rabbiner sagte: ‚Es tut mir leid, ich erinnere mich nicht.' Sie erzählte ihre Geschichte noch einmal, und er bat sie noch einmal, am nächsten Tag wiederzukommen. Sie erzählte die Geschichte immer wieder, und er vergaß sie immer wieder ..."[12]

12 Aus Manis Friedman: Wird denn niemand mehr rot? Liebe, Intimität und die Kunst der Ehe, Basel 2019, 28; Zitat mit freundlicher Genehmigung des Verlags.

Diese außerordentliche Geschichte zeigt auf, wie wertvoll die Fähigkeit zum Vergessen sein kann. In diesem Fall öffnete sie einem Rabbiner den Ausweg in einer halachisch schier unlösbaren Situation. In gesunden menschlichen Beziehungen ist es notwendig, schmerzhafte Erinnerungen loslassen zu können. In posttraumatischen Störungen aber ist die Balance zwischen Erinnerung und Vergessen gestört. Verdrängte Erinnerungen können eine Blockierung von Gefühlen oder ganzer Persönlichkeitsanteile verursachen, während die Überflutung des Bewusstseins mit traumatischen Erinnerungen in Alpträumen oder Flashbacks ungeheures Leid verursacht. Dies kann wiederum zu dem bewussten Versuch führen, Auslösern, die diese Erinnerungen ins Bewusstsein rufen, aus dem Weg zu gehen, was das Leben der Betroffenen schwerwiegend einschränken kann. In solchen Fällen ist es die Aufgabe des Psychotherapeuten, dem Klienten einen geschützten Raum (im physischen und psychischen Sinn) zur Verfügung zu stellen, in dem die traumatischen Erinnerungen nach und nach und ohne Retraumatisierung durchgearbeitet werden können. Ohne solche therapeutische Hilfe bleiben Betroffene oft im Bann des Traumas gefangen, was nicht nur ihr Innenleben, sondern auch ihre Ehen und Familien schädigt, und dies manchmal über Generationen hinweg.

Engelstränen

Die Bibel enthält mehrere Familiendramen, in denen unbewältigte Traumata über Generationen hinweg von einer Tragödie zur nächsten führen. Und so möchte ich diesen Beitrag mit einer paradigmatischen Erzählung der Tora und ihrer rabbinischen Deutung beenden, welche die transgenerationale Wirkung von Traumata veranschaulicht.[13] Es handelt sich um die *Akeda*, der Opferung oder „Bindung“ Isaaks - eine der erschütterndsten Erzählungen der Tora (1. B.M. 22), die das jüdische Selbstverständnis nachhaltig geprägt hat. Abraham bricht auf Gottes Geheiß zum Berg Moria auf, um dort seinen Sohn Isaak zu opfern. Die Opferung des gebundenen Isaak aber wird im letzten Augenblick von einem Engel Gottes verhindert. Diese Erzählung wirft schwerwiegende Fragen auf: religiöse, ethische und pädagogische. Eine davon betrifft die merkwürdig passive Rolle Isaaks. Im ganzen Gescheh-

13 Vgl. dazu das Kapitel „Engelstränen“ in Strenger: Jüdische Spiritualität [FN 11].

nis ergreift er nur einmal das Wort, sonst lässt er seinen Vater ohne Widerstand walten.

Möchte die Tora damit ein nachahmenswertes Exempel statuieren? Oder haben wir es mit einem destruktiven Mythos zu tun, Sinnbild für die tragische Opferrolle, die die Juden später jahrhundertelang in der Weltgeschichte spielen sollten? Ein interessanter Midrasch thematisiert die Problematik von Isaaks Passivität. Die Tora beschreibt, wie Isaak, Jahre später, mit Riwka verheiratet, wieder eine völlig passive Rolle spielt, als es im Streit zwischen seinen Söhnen Jakow und Esau um das Erstgeborenenrecht beinahe zum Mord kommt (1. B.M. 27). Jene Erzählung beginnt mit einer interessanten Mitteilung: „Als Isaak alt geworden und seine Augen trübe waren, da rief er seinen ältesten Sohn Esau ..." (27:1). Der Midrasch aber bringt Isaaks Blindheit mit dem Trauma seiner Jugend in Verbindung: „Als Isaak auf den Altar gebunden wurde und ihn sein Vater schlachten wollte, in jenem Moment öffnete sich der Himmel, und die Engel sahen und weinten. Ihre Tränen aber flossen hinab und fielen in seine Augen - und daher wurden seine Augen trübe".[14]

Was aber sollen wir uns unter Engeln, was unter Engelstränen vorstellen? Eigentlich hätten wir uns ein anderes Narrativ vorstellen können, nämlich dass Isaak bei seiner Bindung so sehr geweint hatte, dass er daran erblindete. Aber genau das ist laut dem Midrasch nicht geschehen! Isaak ließ das schreckliche Prozedere still, beinahe teilnahmslos, über sich ergehen. Von seinen Gedanken und Gefühlen verrät die Tora uns nichts. Dieses Vakuum aber füllt - wie so oft - der Midrasch. Isaak hatte sehr wohl Gefühle, so schreckliche, dass er diese bewusst weder verarbeiten noch ausdrücken konnte. „Engel" können als Sinnbild für Prozesse im „Himmel", in der Psyche oder in der geistigen Sphäre verstanden werden. Engel spüren und denken, was in der Verborgenheit der menschlichen Seele vor sich geht. Die Engel vergießen die Tränen Isaaks, Tränen, die er selbst aus frommer Unterwürfigkeit nicht weinen kann. Der sich öffnende Himmel ist Sinnbild für die Psyche Isaaks, die vom Geschehen völlig erschüttert ist. Tränen, die ein Mensch selber weint, verletzen ihn nicht, sie können eine befreiende, heilende Wirkung haben. Unvergossene Tränen aber sind Engelstränen und hinterlassen eine Wunde, die niemals heilt. Isaaks Augen sind getrübt und sein Realitätsbezug eingeschränkt.

14 Raschi zu 1. B.M. 27:1.

Merkwürdigerweise berichtet die Tora nach der *Akeda* nur von der Rückkehr Abrahams vom Berg Moria (27:19). Wo aber war Isaak geblieben? Er hatte seine Bindung doch überlebt, kehrte er etwa nicht zurück? In der Tat scheint es, dass Isaak, so wie er bis zu jenem Ereignis gewesen war, nie vom Berg Moria herabgestiegen ist. Isaak, der naive, gutgläubige Sohn, ist während seiner Bindung gestorben. Zurückgekehrt ist ein anderer Isaak - verletzt, vom Leben abgewandt, in gewisser Hinsicht beschränkt. Es ist kaum Zufall, dass die Tora Isaaks Blindheit gerade im Zusammenhang mit der Erziehung seiner Kinder erwähnt, hatte die Sehschwäche doch ihren Ursprung in einem traumatischen Erlebnis des Vaters. Diese psychologische Deutung der *Akedat Jizchak* geht über das individuelle Schicksal Isaaks hinaus. Die *Akeda* wurde im Verlauf der Generationen zum Sinnbild für das Schicksal von Abertausenden jüdischer Väter, Mütter und Kinder, die sich für ihren Glauben aufopferten, ohne im letzten Augenblick von einem Engel gerettet worden zu sein.

Wie viele Tränen haben die Engel im Himmel in den letzten zweitausend Jahren vergossen, wie viele Augen wurden getrübt, wie viele Herzen gebrochen! Die biblische Geschichte der *Akeda* hat zweifellos viele theologische Dimensionen. Sie wurde im jüdischen Volk zum Symbol für die Bereitschaft, für Gott, die Tora und das Volk Israel alles zu opfern - selbst das eigene Leben, ja selbst das Leben der eigenen Kinder. Dabei führt die Geschichte zu dem paradoxen Schluss, dass Gott diese totale Hingabe zwar schätzt, aber Menschenopfer ablehnt und dem menschlichen Leben absolute Priorität einräumt.

Die Tora thematisiert in ihren Erzählungen die gesunde Balance zwischen der Erinnerung und dem Leben im Hier und Jetzt. Die persönliche und kollektive Erinnerung ist identitätsstiftend, aber nicht um der Vergangenheit willen, sondern zum Zwecke einer sinnvollen Gestaltung der Gegenwart und der Zukunft. Dabei ist der richtige Umgang mit den Traumata der Vergangenheit von besonderer Bedeutung. Auf spiritueller Ebene ist es eine innige Gottesbeziehung, die bei der Bewältigung der Vergangenheit mithilft. Auf psychologischer Ebene ist es eine Psychotherapie, die Menschen aus den Verstrickungen von traumatischen Erinnerungen führen kann. Theologische und psychologische Verarbeitung der traumatischen Vergangenheit sind auch auf kollektiver Ebene ein Muss. Die paradigmatische Erzählung der *Akeda* zeigt auf, wie unverarbeitete Traumata den Blick für die Realität trüben und die

Geschichte einer ganzen Familie, ja eines ganzen Volkes beeinträchtigen können. Zweifellos haben die traumatischen Erfahrungen des Volkes Israel unseren Blick getrübt, prägen bis heute die Beziehung von jüdischen Eltern und Kindern, beeinflussen aber auch die Entscheidungen Israels als Nation.

Die Spuren der Engelstränen sind eingraviert in der Seele Israels, damals und heute. Die paradigmatischen Er-Innerungen der Tora aber stellen Ressourcen für die konstruktive Bewältigung der Herausforderungen bereit: göttliche Weisheit, Liebe und Gerechtigkeit (Offenbarung am Sinai) als Gegenkraft zu Hass und Aggression (der Kampf mit Amalek). Diese Sichtweise hebt den vermeintlichen Widerspruch zwischen dem Gedenken der Vergangenheit und dem Leben im Hier und Jetzt auf und verleiht dem Menschen eine Meditationshilfe für eine ausgewogene Bewältigung der Herausforderungen, die sich ihm stellen.

Susanne Urban

Fließende Erinnerungen
Reflexionen über die Befassung mit Zeitzeugen

Gedankensplitter

„Warum machst du das? Ist das wichtig? Wäre es nicht besser, zu vergessen?“ - Da saß ich nun und war erst einmal sprachlos.

Maayan Landau, Tochter der unkonventionellen und mutigen Recha Freier, schaffte es immer wieder, mich zu verblüffen und dadurch anzuregen, neu über die Dinge nachzudenken. Ich lernte sie 2003 während der Vorbereitungen zu einer Ausstellung über die Kinder- und Jugend-Aliyah kennen. Recha Freier hatte diese Aufbau- und Rettungsorganisation für jüdische Jugendliche im Januar 1933 in Berlin gegründet. 1940 floh sie gemeinsam mit ihrer elfjährigen Tochter über Österreich und das damalige Jugoslawien, Griechenland, die Türkei und Syrien nach Palästina.[1] Nun war Maayan eine alte Dame. Mir wurde sie weit mehr als eine Zeitzeugin. Sie war meine „geborgte Großmutter“ und Absenderin unzähliger E-Mails und Briefe, die ihren Witz, ihre Originalität, ihr Wissen und nicht zuletzt ihre Kochkünste in schönem, altmodischem Deutsch überliefert haben. Maayan war immer sehr direkt; sie mochte keine Stolpersteine und weigerte sich, der Verlegung eines solchen für ihre Mutter zuzustimmen: „Man hat zu ihren Lebzeiten in Berlin auf ihr herumgetrampelt, und nun wieder? Das gefällt mir nicht!“ Sie setzte noch einen weiteren Gedanken frei: „Je mehr Stolpersteine dort liegen, desto ruhiger schlafen die Menschen in Deutschland? Ist dann alles wieder gut?“

Als ich ihr von meiner Arbeit in Yad Vashem und später im damaligen International Tracing Service (heute Arolsen Archive) berichtete, war sie stolz auf mich, aber regte dazu an, mich mit den eingangs zitierten Fragen zu befassen: Für wen und an wen erinnert man sich zu welchem Zweck?

Maayan sprach mit ihren Fragen etwas sehr Philosophisches an. Sie betonte, es sei beides jüdische Tradition: zu erinnern und zu vergessen. Wir diskutierten dazu eine Stelle aus der Hebräischen Bibel: „Schreib dir dies zum Gedächtnis in ein Buch [...]:

1 Zu Recha Freier: https://www.hagalil.com/deutschland/berlin/frauen/freier.htm; https://jwa.org/encyclopedia/article/freier-recha (zuletzt aufgerufen am 11.6.2020).

Ich will die Erinnerung an Amalek ganz und gar auslöschen unter dem Himmel" (Exodus 17,8–16). Ist Erinnertes nach dem Prozess des sich Vergegenwärtigens zu vergessen oder für immer zu bewahren? Weshalb erinnert man sich daran, das Erinnerte auszulöschen?

Erinnern und Vergessen: unterschiedliche Perspektiven

Fragen, die sich jede*r stellen sollte, die/der sich mit Zeitzeug*innen und dem Erinnern, dem Nicht-Erinnerten, dem Ausgelöschten oder auch der Weigerung, sich zu erinnern, befasst, gibt es genug.

Beginnen wir mit dem Begriff des Zeitzeugen. Er ist vielleicht an sich schon inadäquat. In anderen Sprachen steht nicht der berichtende Mensch im Mittelpunkt, sondern die Aussage: So spricht man im Englischen von „Survivors Testimony" oder „Witness of ...", im Französischen von „témoignages de survivants" und im Hebräischen von „Edut" (Zeugnis). Dadurch ist eine Anbindung an einen bestimmten historischen Kontext gegeben: die Shoah, den Genozid an Sinti und Roma, die politische Verfolgung im Nationalsozialismus, die nationalsozialistische Zwangsarbeit. Zugleich können auf diese Weise Zeugnisse an andere Genozide und Ereignisse gebunden werden, von den „ethnischen Säuberungen" im ehemaligen Jugoslawien über die Genozide in Ruanda und Darfur bis hin zum Genozid an den Jesiden durch IS-Anhänger. Dadurch wird andererseits auch deutlich, dass nicht jede Person, die über privates Erleben in einer bestimmten Zeit spricht, automatisch ein Zeitzeuge ist. Es braucht viel mehr Trennschärfen und klarere Definitionen, um die Relevanz bestimmter Ereignisse und der Menschen, die sie erlebt und überlebt haben, zu unterstreichen.

Juristische Aussagen, dokumentarisches und persönliches Erinnern sind mögliche Formen des Zeugnisablegens, wobei diese Varianten oft ineinandergreifen. Ein Zeuge in einem NS-Prozess berichtet nicht nur von Fakten, die er oder sie wahrnahm bzw. zu sehen gezwungen war, sondern stets auch von dem eigenen persönlichen Leid. Zudem kann ein Überlebender sich künstlerisch, musikalisch, literarisch und filmisch mit seinem Erleben manifestieren und dieses ausdrücken, wodurch sich wiederum Dokumentarisches und Persönliches verweben.

Die Weigerung zu erinnern, eröffnet zwei Möglichkeiten: einmal das Vergessen des Zeitzeugen, der/die bestimmte Sequenzen nicht erinnern will oder kann oder Erinnerungen verschließt, weil sie zu schmerzhaft sind. Darauf komme ich noch zu sprechen. Die andere ist die Verweigerung der jeweiligen Mehrheitsgesellschaft, sich zu erinnern, oder auch der Versuch, anstelle des Vergessens eine Erinnerung zu konstruieren, die besser ausfällt als die emotional belastende Realität.

Perspektive I: Vergessen, sich zu erinnern

An dieser Stelle möchte ich einen kurzen Einblick geben in das, was Samuel Salzborn jüngst in einem Essay zu dieser Weigerung oder Umdeutung von Erinnerung und Geschehnissen in der deutschen Mehrheitsgesellschaft dargelegt hat:

> „Und so wurden die TäterInnen im Familiengedächtnis sogar zu Opfern umgelogen [...], da sie einerseits eben kein präzises Wissen über die NS-Vergangenheit oder die Shoah hatten (oder haben wollten) und zugleich die Eltern bzw. Großeltern als Opfer von Bespitzelung, Terror, Krieg, Bomben und Gefangenschaft wahrgenommen wurden [...]. Die MEMO-Studie 2019 des Instituts für interdisziplinäre Konflikt- und Gewaltforschung der Universität Bielefeld und der Stiftung Erinnerung, Verantwortung und Zukunft hat gezeigt, dass 69,8 Prozent der Deutschen der Auffassung sind, dass ihre Vorfahren nicht ‚unter den Tätern' während der Zeit des Nationalsozialismus waren; zugleich phantasierten sich 35,9 Prozent der Deutschen die Lüge herbei, dass ihre Vorfahren ‚unter den Opfern während der Zeit des Nationalsozialismus' gewesen seien. Und 28,7 Prozent behaupten, dass ihre Vorfahren ‚während der Zeit des Nationalsozialismus potentiellen Opfern geholfen' hätten. [...] Die sowohl aus der verschweigenden wie der rationalisierenden Form der Erinnerungsverweigerung an die konkreten TäterInnen während des Nationalsozialismus resultierende emotionale Erbschaft [...] wird an die Enkelgeneration weitergegeben."[2]

Kein schmeichelhaftes Zeugnis: Ist es gerecht oder nur zugespitzt oder übertrieben? Jede*r, die/der sich mit der Vermittlung der Geschehnisse der Shoah befasst und bereits Gruppen von Jugendlichen vor sich hatte, die Spuren ermordeter oder überle-

2 Samuel Salzborn: Kollektive Unschuld. Die Abwehr der Shoah im deutschen Erinnern, Leipzig/Berlin 2020, 19-21.

bender Juden suchen, sich in Projekten oder in AGs zu Stolpersteinen engagieren, würde den Aussagen von Salzborn nur allzu gerne widersprechen. Und doch beginnt jede*r, die/der sich mit der filmischen Viktimisierung in Fernsehproduktionen wie *Unsere Mütter, unsere Väter* (2013) oder *Die Gustloff* (2008) aufgeregt hat, über die Zuspitzung von Salzborn nachzudenken. Narrative werden durch Filme mitgetragen. Eine noch so intensive mediale Präsenz des Nationalsozialismus, auch über Produktionen zum Thema „Flucht und Vertreibung", ist kein Beleg für eine substanzielle Befassung mit dem Nationalsozialismus und der Shoah. Salzborn hierzu:

> „Die deutsche Erinnerungskultur ist dabei von der Gleichzeitigkeit einer hoch spezialisierten […], über weite Strecken exzellenten (geschichts)wissenschaftlichen Forschung sowie politischer Bildungsarbeit in Gedenkstätten auf der einen und einer historisch desorientierten und weitgehend faktenresistenten deutschen Bevölkerung auf der anderen Seite geprägt."[3]

Noch einmal: Ist das gerecht, zugespitzt, übertrieben? Die exzellenten Forscher*innen verschiedenster Provenienz und die vielen hervorragenden Didaktiker*innen, Pädagog*innen, Museolog*innen sind Realität und zeugen von einer empathischen Annäherung an die Überlebenden und jene, die nicht mehr für sich sprechen können. Ihr Resonanzboden ist aber nicht die Mehrheitsgesellschaft. Dies ist keine schöne Erkenntnis, wurde aber schon 1996 von Y. Michal Bodemann festgehalten: dort jüdische Erinnerung - hier deutsches Gedenken.[4] Rund zehn Jahre später griff Dan Diner das Thema auf und verwies auf die entgegengesetzten Erfahrungskontexte, die eine Trennung von Erinnerung und Gedenken bedingen.[5] Und erst jüngst machte der Lyriker und Publizist Max Czollek in seinem Essay *Desintegriert euch!*, ähnlich wie Salzborn, in der spezifischen deutschen Gedenkkultur den Nährboden für den Aufstieg und Anstieg völkischer und

---

3 Ebd., 55.

4 Y. Michal Bodemann: Gedächtnistheater. Die Jüdische Gemeinde und ihre deutsche Erfindung. Mit einem Beitrag v. Jael Geis, Hamburg 1996.

5 Dan Diner: Gegenläufige Gedächtnisse. Über Geltung und Wirkung des Holocaust, Göttingen 2007.

deutsch-nationalistischer Haltungen und Ideologien aus.[6] Wie sollen jüdische Erinnerung und jüdisches Vergessen sich in dieser Gemengelage etablieren und respektiert werden?

Perspektive II: Das Erinnern und Vergessen der Zeitzeug*innen

„Davon sollt euren Kindern ihr erzählen und eure Kinder ihren Kindern und deren Kinder einer andern Zeit" (Joel 1,3) - die Aufforderung zum *Zachor*, zum Erinnern, findet sich viele Male in der Hebräischen Bibel. Doch auch das Vergessen der Erinnerung gibt es, wie oben erwähnt. Erinnerungen existieren nie unabhängig vom Vergessen, vom Einrahmen, von der Kontextualisierung und vom „Unsagbaren", das aber durchaus oft formuliert wird.

Gesprochene, geschriebene, gestaltete Erinnerung speist sich aus dem Wunsch, etwas zu bewahren, was sonst verloren geht. Aus dem Wunsch, Erinnerung zu bewahren an Menschen, die bereits verloren gegangen sind. Hierbei formulieren die Zeitzeug*innen selbst, was ihnen wichtig ist und welche Details sie erinnern möchten. Sie müssen dabei keine Historiker*innen sein, die alle Daten genau wissen und diese korrekt wiedergeben. Es spricht ein „Ich", und diesem Individuum gebührt Respekt. Dalia Ofer: „In the end, we talk and write about human beings, about survivors."[7] So wäre es jedenfalls im Idealfall.

Die folgenden Ausführungen sind als Reflexion zu Zeugnisformen Überlebender der Shoah und zum Einsatz von Zeitzeugen in pädagogischen und anderen dem Gedenken gewidmeten Prozessen zu lesen. In diesem Rahmen stellt sich auch die Frage nach der Erinnerung ohne Zeitzeugen und der möglichen Praxis einer sekundären Zeugenschaft. Ein Anliegen des Essays besteht darin, eine Diskussion über den Einsatz von Zeitzeugeninterviews und anderen Aufzeichnungen oder Egodokumenten anzuregen.

Einwurf: Vom „Nutzen" der Zeitzeugen

Wieder eine Erinnerung: Ein mir bekannter Überlebender, der einst in Rumänien bzw. Ungarn zu Hause war, wurde als Jugendlicher nach Auschwitz, Groß-Rosen, Flossenbürg verschleppt und überlebte sogar noch die Todesmärsche. Er ist ein witziger, charmanter Mensch. Liebevoll, erfolgreich, stolz auf seine Familie. Er

6 Max Czollek: Desintegriert euch!, München 2018.
7 Dalia Ofer während der Konferenz „Lesson and Legacies", die vom 3. bis 6.11.2016 am Claremont College in Los Angeles stattfand.

kann über so vieles anschaulich berichten. Von seiner Kindheit, seinem heiß geliebten kleinen Hund, dem Leben „während“ und „danach“, von seinen spektakulären Reisen, seinem Beruf. Nicht zu vergessen: Er hat eine dezidierte Haltung zu Israel, zur israelischen Armee, zu Fragen des Antisemitismus. Das Schöne ist: Man kann sich mit ihm streiten, mit ihm in politischen Debatten um Begriffe und Grautöne ringen. Er ist sehr stolz auf die Stärke des israelischen Staates. Auf der Folie seiner Odyssee durch die Shoah ist ihm dieser Staat (s)eine Garantie für ein Überleben.

Doch anstatt Diskurse auszuhalten und mitzutragen, führte diese dezidierte Haltung dazu, dass der betreffende Zeitzeuge von Pädagog*innen, die ihn im Rahmen eines großen Treffens erlebten, als „zu schwierig“ abstempelten und ihn folglich nicht mehr einluden, um vor Schüler*innen zu sprechen. Der 1932 in Bratislava geborene Naftali Fürst schrieb im Mai 2013 in Haifa:

> „Gedenken an die Shoah: Zu diesem Thema habe ich viel auf dem Herzen. [...] Viele Staaten haben Museen und Gedenkstätten zur Erinnerung an die Shoah gegründet und lehren die Geschichte des Zweiten Weltkriegs und der Shoah. [...] Unverständlich ist in meinen Augen, dass trotz der Lehre, die die Deutschen aus der Shoah gezogen haben, und den Bemühungen, die sie investieren, um die Shoah und ihre Bedeutung für heute zu verstehen, die Neonazis wieder aus ihren Löchern kommen und der Antisemitismus ansteigt und sich verbreitet. Wie ist das möglich? [...]
> 68 Jahre sind seit meiner Befreiung vergangen. Wenn ich die Erinnerungskultur an die Shoah betrachte, komme ich zum Ergebnis, dass nach dem Verschwinden des letzten Überlebenden das Wissen über die Shoah zu einem weiteren Kapitel in der Geschichte werden wird, das immer weniger Leute interessiert. [...]
> Den Museen und Gedenkstätten gebührt hoher Respekt. Sie sind wichtig, denn sie wurden zur Erinnerung an die Opfer der Shoah errichtet, die ums Leben gekommen sind. Aber es gibt auch Opfer der Shoah, die die Hölle überlebt haben, die nicht gänzlich verbrannt sind, und sie sind die glimmenden Kohlestücke, die von dem großen Brand übrig geblieben sind. [...] All jene, die die Shoah erlebt haben, sie alle haben ihre Wunden davongetragen. Einige mehr, andere weniger. Alle sind krank, einige mehr, andere weniger, es gibt kinderlose Überlebende, es gibt solche mit schweren Behinderungen, es

gibt Hungrige, die kein Geld für Medikamente und für Essen haben. Es gibt die, die niemanden haben, dem sie erzählen können, dass sie am Ende ihres Weges angelangt sind, und die keine Kraft mehr haben, ihr Leben weiter zu tragen. [...] Wäre es nicht möglich gewesen, weniger Ressourcen in die Errichtung von prächtigen Museen und riesigen Gedenkstätten zu investieren? [...] Das Werk der Erinnerungsarbeit kann man auch bescheidener gestalten. [...] Gebt dem Andenken der Umgekommenen Respekt und Ehre, aber ohne die Überlebenden zu vernachlässigen."[8]

Der 1942 in den Niederlanden geborene Zwi Herschel schrieb ebenfalls im Mai 2013:

„Von Kindheit an habe ich intuitiv eine positive Haltung zum Leben entwickelt, und diese Einstellung hat mir geholfen, wie ein Individuum zu funktionieren und danach zu streben, erfolgreich im Leben zu sein. [...]
Die heutige israelische Regierung hat ein freundschaftliches Verhältnis mit der deutschen, der österreichischen und der Schweizer Regierung. Dieses gute Verhältnis existiert trotz des Holocaust und trotz der Vergangenheit dieser Länder. Unglücklicherweise wird diese freundschaftliche Beziehung des öfteren aufgrund der kritischen Haltung verschiedener Regierungen gegenüber dem Friedensprozess im Nahen Osten gestört, weil es diesen an Verständnis für die Situation mangelt, in der sich der Staat Israel befindet. [...]
Zu behaupten, Israel tue den Palästinensern das gleiche an, wie die Nazis den Juden angetan haben, ist eine judenfeindliche Behauptung [...]. Antisemitismus, das negative Bild und die einseitige Meinung über die Juden und Israel, basiert auf Ignoranz in Bezug auf das Judentum, fehlendem historischen Wissen und einer unzureichenden Aufklärung über den Zweiten Weltkrieg. [...]
Es gibt [...] Stimmen in Parlamenten, Universitäten und den Medien, die sagen, dass der Staat Israel einer legalen Grundlage entbehre und kein Recht habe zu existieren. Der Aufruf zahlreicher Universitäten und wissenschaftlicher Institutionen, Israel zu boykottieren, widerspricht aber den universel-

8 https://www.yadvashem.org/de/education/newsletter/10/fuerst.html (zuletzt aufgerufen am 11.6.2020).

len Prinzipien akademischen Austauschs und fördert Ausgrenzung und Diskriminierung.

Bisher kam der Antisemitismus zumeist von rechtsextremer Seite […]. Heute stehen wir vor einem neuen Phänomen des Judenhasses, das sich aus dem Geist der Linken entwickelt hat.“[9]

Was machen wir mit diesen Aussagen? Was machen diese Aussagen mit uns? Nehmen wir sie hin? Möchten wir umgehend etwas entgegnen, unsere Arbeit, unsere Ansichten, unseren guten Willen rechtfertigen? Möchten wir beschwichtigen, der Antisemitismus sei doch gar nicht so schlimm? Oder denken wir an die Essays von Max Czollek und Samuel Salzborn und merken, dass etwas im Argen zu liegen scheint?

Oftmals werden Zeitzeugen überhöht und als zauberisches Gegenmittel gegen Rassismus, Antisemitismus und andere gesellschaftliche Entwicklungen gepriesen, die Pädagog*innen „bekämpfen“ sollen. Zeitzeugen und deren Aussagen werden auch bewusst eingesetzt, um standardisierte Phrasen von Verständigung und Versöhnung zu propagieren. Und nach Besuchen von Zeitzeugen sind immer wieder Sätze zu hören, dass die Begegnung mit einer/einem Überlebenden der Schulklasse „die Augen geöffnet“ und sie „sensibilisiert“ habe. Doch was ist konkret mit den Schülerinnen und Schülern geschehen? Ja, es stimmt: Viele lauschen bewegt und unter emotionaler Anspannung den oft lebendigen Erzählungen eines nun so alten Menschen, und viele der Zeitzeugen haben neben ihren Geschichten des Überlebens außerdem die Geschichte der Kindheit und ihres Nachlebens im Gepäck, zeigen Humor oder äußern ihre Hoffnung, die sie in die junge deutsche Generation setzen. Was aber bleibt von dieser Begegnung, die nur sehr bedingt persönliches Kennenlernen bedeutet? Es ist ein Ansehen und Zuhören des Zeitzeugen über einen klar definierten Zeitraum, dem eine ebenfalls zeitlich begrenzte Diskussion und eventuell noch ein kurzer Austausch im Nachgang folgen, bevor der Zeitzeuge wieder geht.

Die Motivation, weshalb Zeitzeugen sich diesem schweren Erinnerungsballast, zumal in bis zur Ankunft zumeist unbekannten Räumen und Umgebungen, aussetzen, sollten sie selbst for-

9 https://www.yadvashem.org/de/education/newsletter/10/herschel.html (zuletzt aufgerufen am 11.6.2020).

mulieren dürfen. Dies kann der Wunsch sein, der Ermordeten zu gedenken, die Zuhörenden zu ermahnen oder aktuellen Entwicklungen entgegenzutreten. Es kann aber auch sein, dass die/der Betreffende diesen Ballast einfach alleine nicht erträgt.

Eine Formel, was uns Zeitzeugen aus der Geschichte des Nationalsozialismus und der Shoah lehren können, gibt es nicht. Es existieren zu Recht Konzepte, pädagogische Ideen und Ideale, was aus all dem, was so viele Deutsche gemeinsam mit willigen Helfern aus ganz Europa Juden und anderen Opfergruppen antaten, zu lernen sei. Dabei ist Samuel Salzborn und Naftali Fürst zuzustimmen: Es gibt zahlreiche herausragende Konzepte in Museen und Gedenkstätten.

Doch die praktische Umsetzung außerhalb dieser Räume, in denen Expert*innen mit und zu Zeitzeugen agieren, ist durchaus kritisch. Zeitzeugen sind Individuen, die als solche auch vor Zuhörern auftreten und begriffen werden sollten - oder deren Aussagen in Zukunft eben als individuelle Stimmen per Text, Video und Audio eingesetzt werden.

Die Aussagen in themengerechte Abschnitte oder in einzelne Themen zu unterteilen, wie es zum Beispiel das Portal „Zwangsarbeit online 1939-1945“ oder Yad Vashem in Jerusalem und das US Holocaust Memorial Museum in Washington D. C. machen, oder wie es die Recherchefunktion im Archiv der USC Shoah Foundation Institute for Visual History and Education ermöglicht, ist sinnvoll. Auch lebensgeschichtliche Interviews wie die der Gedenkstätte Bergen-Belsen gehen von dem richtigen Ansatz aus: Hier wird ein Individuum berichten. Korrekturen und Ergänzungen gehören in die Fußnoten, in das kontextualisierende Begleitmaterial. Was wir nicht brauchen, sind besserwisserische Korrekturen, sondern Hinweise auf Orte, Routen, Daten. Erinnerung bedeutet nicht, gleichzeitig historiografische und geografische Kenntnisse haben zu müssen; und wir sollten dies auch nicht erwarten.

Sara Michatowia erinnerte sich 1950 beispielsweise nicht an die Lage des Außenlagers von Groß-Rosen, wo sie eine weitere Station ihrer Verschleppung und Ausbeutung überlebte: „Wo war di genaue lage fun lager Mittelstein kann ich nicht wissen, wajl wir haben ni di fraihajt gesejn. Ich wisse nur das der Lager Mittelstein in ajn tahl gestanden ist.“[10]

10 Sara Michatowia, DP-Camp Föhrenwald/Bayern, 28.2.1950, 1.1.0.7, 87764788, Arolsen Archives.

Auch die Frage nach der Anzahl und Zusammensetzung der Häftlingsgesellschaft ist für Zeitzeugen oft nicht erinnerlich: „Weiss ich leider nicht. Ich konnte, da ich unter aussergewöhnlich schweren Bedingungen lebte und arbeitete, und nach meiner Freiheit schmachtete, mich nicht dafür interessieren.“[11]

Zeitzeugen, so der pädagogische Anspruch an sie und die rahmengebenden Projekte, sollen eine authentische Erfahrung vermitteln, dabei altersgerecht und gruppenadäquat agieren und nicht zuletzt kompatibel sein mit methodischen Zielsetzungen, individuellen politischen und ideologischen Grundeinstellungen sowie allgemeinen Werten.

Veranstaltungen, anlässlich derer Zeitzeugen eingeladen werden, sind oft nicht allein davon motiviert, ein Programm zu einem Gedenktag oder ein Interview zu initiieren, sondern nicht selten werden Zeitzeugen, wie bereits angedeutet, passend zum eigenen Anspruch, zur eigenen politischen Haltung eingeladen. Solchermaßen kann es zu einer Nutzung und Verzweckung von Zeitzeugen kommen. Dabei wird es von Pädagog*innen und Multiplikatoren durchaus als unangenehm empfunden, wenn von den geladenen Gästen beispielsweise über deutsche Schuld, die Bereicherung des Staates und der Individuen durch den Raubzug durch Europa, die Mängel der sogenannten Wiedergutmachung oder über Fehler und Peinlichkeiten in der deutschen Erinnerungskultur gesprochen wird. Wenn Überlebende Gedenkstrategien infrage stellen oder nicht von Versöhnung sprechen, dann wird der Besuch des Zeitzeugen und damit der Mensch selbst als schwierig oder unkontrollierbar bezeichnet. In diesem Kontext können Aussagen wie die von Naftali Fürst oder Zwi Herschel auf manche Multiplikatoren abschreckend wirken, denn es ist nicht Mainstream, Kernpunkte der Sicherheitsstrategie Israels zu unterstützen oder Besorgnis über Antisemitismus insbesondere von links oder islamischer Seite zu äußern.

Wie sieht es dann aber aus mit der Multiperspektivität und Vielfalt in der Vermittlung der Stimmen Überlebender? Gestehen wir Überlebenden eine eigene Meinung zu? Dürfen auch sie Vorurteile haben oder äußern? Wie gehen wir damit um, wenn ein Überlebender negative Urteile über ein Land oder Menschen fällt? Erwarten Zuhörer und Zuschauer, Nutzer von Interviews

---

11 Golda Samborska, verheiratete Plutno, DP-Camp Landsberg/Bayern, 9.5.1950, 1.1.0.7, 87764683, Arolsen Archives. Sie antwortete auf die Frage nach dem Außenlager Gebhardsdorf des KZ Groß-Rosen.

und auch Schülerinnen und Schüler nicht doch einen im Feuer der Shoah gereinigten Zeitzeugen? Was bedeutet dies letztlich für die Stimmenvielfalt - wen integrieren wir in den Zeitzeugenkanon, wen erinnern wir und wen nicht? Erinnern wir uns schließlich nur an jene, die einem Bedürfnis nach Ausgleich und Versöhnung entsprechen?

Die Nutzung der Stimmen Überlebender entlang erwünschter moralischer und politischer Aussagen finde ich hochproblematisch, weil dadurch Zeitzeugen mitsamt ihrer Geschichte in erinnerungswürdige und weniger erinnerungswürdige Überlebende eingeteilt werden. Eine Stimmenvielfalt muss in der Erinnerungslandschaft gewährleistet sein.

Wir haben vergessen, dass sie sich erinnerten ...

Hier möchte ich mich noch dem Mythos des Schweigens zuwenden. Es herrschte lange die Annahme, die Überlebenden der NS-Verfolgung und der Shoah hätten jahrzehntelang geschwiegen. Dabei gab es ausreichend Material, um dem entgegenzuhalten: während oder nach der Shoah verfasste Tagebücher, Gedichte und Berichte, Fragebögen verschiedener historischer Kommissionen mit Antworten Überlebender, aber auch Zeitungen aus Camps für Überlebende - vieles gedruckt, vieles in Archiven und Spezialbibliotheken lagernd.

Forschungen unter anderem von Laura Jockusch und Alan Rosen unterstreichen,[12] dass Überlebende der Shoah bereits in den 1940er Jahren über das ihnen Widerfahrene sprachen und schrieben. Aus verschiedensten Gründen. Ein Beispiel: Eine frühe Form des Dokumentierens war die Befragung von Juden aus Europa, die bis 1945 über gefährliche Fluchtwege in Palästina eintrafen. Der spätere erste Botschafter des Staates Israel in der Bundesrepublik, Asher Ben-Natan, führte mit diesen Menschen Interviews:

> „Ich wurde vom Mossad einer 1943 gegründeten Spezialabteilung zugeteilt, deren Leute im Auftrag der Jewish Agency Flüchtlinge befragten, denen es gelungen war, aus Europa nach Palästina zu entkommen. [...] Wir fragten nach allem: Wo sie herkamen, wie sie entkommen konnten, was ihnen und den Juden aus der Nachbarschaft widerfahren war. Wir

12 Laura Jockusch: Collect and Record! Jewish Holocaust Documentation in Early Postwar Europe, Oxford/New York 2012; Julia Faisst/Alan Rosen/Werner Sollors (Hg.): David P. Boder. Die Toten habe ich nicht befragt, Heidelberg 2011.

mussten so viel wie möglich über die Situation in den von den Deutschen besetzten Gebieten in Erfahrung bringen. [...] Die Gesprächsprotokolle und Auswertungen blieben in einer Kopie bei der Jewish Agency, eine Kopie wurde dem britischen Geheimdienst in Kairo zugeleitet. [...] Die Menschen hatten damals, unmittelbar nach dem Geschehen, ihre Erlebnisse noch nicht verdrängt. Im Gegenteil: Sie wollten erzählen, Zeugnis ablegen und helfen, die Mörder zu ergreifen."[13]

Zudem haben, wie die Arbeitsstelle Holocaustliteratur an der Universität Gießen belegt, politisch und weltanschaulich Verfolgte unmittelbar nach 1945 Erinnerungsberichte niedergeschrieben und veröffentlicht. Wer annimmt, dass bis zum Besuch von Zeitzeugen in pädagogischen Umfeldern ab den 1990er Jahren eine Auseinandersetzung mit diesen Menschen nicht möglich war, irrt sich. Über frühe Texte, Literatur, Quellen, das Untergrundarchiv des Warschauer Ghettos und verschriftlichte Interviews von Łódź bis Wien wäre das so vehement eingeforderte „lebendige" Lernen durchaus früher möglich gewesen, weit über das mittlerweile geradezu ikonografisch verwendete Tagebuch von Anne Frank hinausgehend. Überdies existieren Audio- und Videoaufnahmen aus NS-Prozessen in Deutschland und aus dem Prozess gegen Adolf Eichmann in Jerusalem 1961. Doch all diese Quellen wurden lange nicht wahrgenommen.

Da fallen einem wieder die Thesen von Samuel Salzborn über die Abwehr der Shoah im Erinnern ein. Das eigene Kriegserleben und die eigenen Bedürfnisse nach Wiederaufbau einerseits und das Verdrängen der NS-Zeit andererseits ließen keinen Raum für frühe Zeugnisse. Dies gilt für beide Teile Deutschlands, und auch wenn die DDR sich anders darstellte, galten weder Juden noch Sinti oder religiös Verfolgte als Teil des sogenannten antifaschistischen Kanons. Beide deutsche Staaten verdrängten frühe Zeugnisse und suchten sich ausschließlich jene Erinnerungen und Überlebenden oder Ermordeten aus dem Opferkonvolut heraus, die an die jeweilige politische Kultur und Idee adaptiert werden konnten. Man hat Zeugnisse bewusst vergessen und damit Erinnerungen Überlebender durchaus verdrängt.

13 Asher Ben-Natan/Susanne Urban: Die Bricha – aus dem Terror nach Eretz Israel. Ein Fluchthelfer erinnert sich, Düsseldorf 2005, 72-76.

Systematische Befragungen von Zeitzeugen vor allem der Shoah setzten in den 1970er Jahren in den USA ein (heute im Fortunoff-Archiv aufbewahrt). Yad Vashem in Jerusalem begann in den 1960ern, das US Holocaust Memorial Museum in Washington D. C. im Zuge seiner Errichtung in den 1990ern, das USC Shoah Foundation Institute ab 1994.

Inmitten der polyphonen und multilingualen Aufzeichnungen per Audio und Video, die uns durch ihre Visibilität oder Audiobilität nah und zugleich besonders authentisch erscheinen, dürfen wir all die Primärquellen, die frühen Aussagen und die schriftlichen Aufzeichnungen, die weniger bekannten Tagebücher und Menschen nicht vergessen. Denn dort sind frühe, rohe, ungefilterte Erinnerungen bewahrt.

In Deutschland aber - anders als in Israel, wo die Rezeption der Zeugnisse nach dem Eichmann-Prozess in den 1960er Jahren massiv einsetzte - waren Historiografie und wissenschaftliche Diskurse Zeitzeugen gegenüber skeptisch bis ablehnend. Der Fokus der wissenschaftlichen Befassung lag in Deutschland auf Akten offizieller Natur. In dieser von administrativen Dokumenten geprägten Geschichtsschreibung stellten Zeitzeugen keine weitere, ergänzende Quelle dar. Und noch Mitte der 1980er Jahre gehörte in diese Tendenz der Deutungshoheit auch der von Martin Broszat formulierte Vorwurf gegen jüdische Historiker, es würde ihnen an kritischer Distanz zum Thema fehlen und sie würden Eigenes und Wissenschaftliches vermischen. Wie sollten neben diesem sehr deutschen Narrativ der Erinnerungslosigkeit multiperspektivische Berichte der Opfer oder Retter hierzulande Raum finden? Warum aber vertrauten Historiker vor allem auf deutsche Dokumente? Sind deutsche Akten über die Deportationen, die Kategorisierungen in KZs und die Morde an Juden oder Sinti und Roma per se valide? Muss ein Wissenschaftler nicht auch gerade Dokumente dieser Provenienz hinterfragen und mit dem spiegeln, was Opfer aussagen? Die Deportationsrichtlinien für Juden oder Sinti, die Deportationslisten oder die Häftlingskarteien aus Buchenwald und Dachau sind bürokratische Folien für die Abläufe gewesen. Kaum etwas von dem, was während der Deportationen in den Waggons geschah, ist in den Akten festgehalten. Und wenn, dann als Verwaltungsakt, nicht als Stimme der Opfer. In den Worten des israelischen Historikers Yehuda Bauer:

> „For the Holocaust, a large number of events cannot be reconstructed by documentation, because it was either destroyed,

or never existed. There is no way to deal with it but to use oral testimonies. Of course, a single testimony about a certain event is not reliable; but if there are a number of testimonies relating to the same event, they can be crosschecked and analyzed. The result of such a procedure is more reliable than a written document."[14]

Die Kälte und Nüchternheit der Akten können nur durchbrochen werden, wenn wir den Zeugen zuhören, ihre Aussagen lesen, ihre auch gestalterischen Eindrücke ansehen und sie solchermaßen in die Analyse und Vermittlung einbeziehen. Noch einmal Yehuda Bauer:

„But it is not only in research that testimonies should be used. With the passing of the survivors, video-recorded testimonies must and will be used in the classroom. Not every testimony is suited for such use, and not every testimony is reliable: They must be checked and crosschecked, but then they become an indispensable part of education on the Holocaust. Education should be understood in the widest sense: not only of young people but of adults, and of opinion- and policymakers."[15]

Diese Einbindung von Zeitzeugeninterviews, Erinnerungen und anderen Quellen geschieht nunmehr seit bestimmt zwei Jahrzehnten, auch in Deutschland. Bahnbrechend für diese Anerkennung und Integration in die pädagogischen Angebote waren die Veröffentlichungen Saul Friedländers:

„Gerade durch ihr Wesen, kraft ihrer Menschlichkeit und Freiheit, kann eine individuelle Stimme, die sich plötzlich im Verlauf der historischen Erzählung von Ereignissen [...] erhebt, eine glatte Interpretation und die (meist unwillkürliche) Selbstgefälligkeit wissenschaftlicher Distanz und ‚Objektivität' durchbrechen."[16]

Zeitzeugen erwähnen Ereignisse, die in dokumentarischen Quellen nicht oder nur am Rande auftauchen. Die berichtenden Menschen werden durch ihre Erzählung zu handelnden Subjekten in

14 https://sfi.usc.edu/news/4756 (zuletzt aufgerufen am 11.6.2020).

15 Ebd.

16 Saul Friedländer: Das Dritte Reich und die Juden. Die Jahre der Verfolgung 1933-1939. Die Jahre der Vernichtung 1939-1945, übers. a. d. Engl. v. Martin Pfeiffer, München 2007, 378.

Geschichte und Gegenwart, erinnern Ermordete, die sonst namenlos blieben, flechten insbesondere, was die Jahre davor und danach betrifft, lokale Details ein, erinnern an Menschen in ihrer Umgebung. Sie bieten einen mikrohistorischen Zugang zur Geschichte, den offizielle Quellen in dieser Form nicht ermöglichen:

> „Die Lebensberichte zeigen anhand des Einzelschicksals das individuelle Erleben und die persönliche Sicht auf das historische Geschehen. Sie ergänzen die unvollständigen Aktenüberlieferungen und thematisieren Ereignisse und Situationen, über die aus anderen Quellen nichts oder nur sehr wenig bekannt ist. Viele Aspekte, insbesondere der Lagergeschichte und der Lebens- und Überlebensbedingungen, sind überhaupt nur durch diese Selbstzeugnisse dokumentierbar. Durch den lebensgeschichtlichen Ansatz der Interviews wird nicht nur die Phase der nationalsozialistischen Verfolgung und des Zweiten Weltkrieges, sondern auch die Lebenssituation der Menschen davor und danach dokumentiert."[17]

Die Berichte - ob schriftlich, als Audio oder Video - sind von Überlebenden hinterlassen worden, die ihre Geschichte erzählen wollten. Sie waren Zeugen eines grundlegenden, ihre Leben existenziell erschütternden Zivilisationsbruches. Aber sie sind nicht dazu da, uns, den Rezipienten, die historische Faktenabfolge zu liefern. Zeitzeugeninterviews und -gespräche sind Berichte über Ereignisse, die stattgefunden haben, und sie bilden auch ab, wie diese Geschehnisse, die in der Vergangenheit liegen, zum Zeitpunkt der Niederschrift, des Interviews, des Gesprächs, wahrgenommen wurden. Die Erinnerungen der Augenzeugen sind nicht ungefiltert, sondern durch Gehörtes, Gelesenes, von Dritten erfahrenem Wissen, zudem durch Haltungen und Meinungen sowie den eigenen Lebenslauf nach der Befreiung 1945 weiterentwickelt worden. Sie sind ein sich stetig veränderndes Erfahrungswissen. Die dazugehörigen Fakten und historischen Strukturen müssen anders vermittelt werden.

Nur wenn wir Überlebende als Individuen wahrnehmen, die wir nicht nach unseren Bedürfnissen und erinnerungskulturellen Tendenzen zurechtbiegen, damit sie didaktisch und museal in unser Erwartungsschema passen, würdigen wir ihre Erzählungen.

17 https://bergen-belsen.stiftung-ng.de/de/forschung-dokumentation/zeitzeugeninterviews/ (zuletzt aufgerufen am 11.6.2020).

Nur dann nehmen wir ihr Vermächtnis an, und nur dann haben die Zeitzeugen, überliefert in Video- und Audioaufzeichnungen, Kunstwerken, Filmen, Gedichten, Texten, eine Zukunft.

Eine Zukunft der Zeitzeugen?

Nach dem Ableben des letzten Zeitzeugen werden wir alle für das Lernen über und aus der NS-Geschichte, gleich ob als Pädagog*innen, Multiplikator*innen, Historiker*innen, Wissenschaftler*innen anderer Disziplinen, an Universitäten, Schulen, in Gedenkstätten und Museen, ausschließlich auf Medien zurückgreifen, ob dies nun Dokumente, Fotografien, Texte, Kunstwerke, Audio- oder Videoaufnahmen sind.

Aus Menschen werden dann endgültig Quellen, und diese dürfen selbstredend quellenkritisch betrachtet werden - aber mit aller Empathie, die diese Menschen von uns auch nach deren Ableben bekommen sollten. Sicherlich werden in Zukunft seitenlange Texte oder knisternde Audioaufzeichnungen seltener als Videos eingesetzt werden, denn erfolgreiche Vermittlungsstrategien müssen den Rezeptionsgewohnheiten der nachfolgenden Generationen entgegenkommen. Es werden neue medienpädagogische Konzepte und Diskurse vonnöten sein.

Um Zeitzeugen als lebendige oder einst lebende Menschen inmitten eines sich wandelnden und fließenden, weglassenden und hinzufügenden Erinnerungsprozesses wahrnehmen zu können, ist es auch wichtig, Lernenden das Handwerkszeug der Quellen-, Text- und Medienanalyse zu vermitteln.

Forschendes Lernen und Fragestellungen, die Jugendliche selbst entwickeln, während und nachdem sie sich Audioaufnahmen angehört, Texte und Quellen gelesen, Fotografien studiert und Videoaufzeichnungen angesehen haben, können die Neugier am Thema und am Menschen wach halten. All diese Quellen bilden den Menschen - den Zeitzeugen - in einem bestimmten Setting ab, sie sind Bedingungen oder auch Choreografien unterworfen. Letztlich aber sind die Überlebenden in diesen Quellen meist selbst die Erzähler ihrer Geschichten, und sie setzen individuelle Schwerpunkte, auch inmitten einer Choreografie. Diesen Schwerpunkten, markanten Wiederholungen und unterstreichenden Gesten nachzuspüren, kann ein Ansatz sein, um sich dem Individuum anzunähern.

Das Konzept der durchaus mit einigen Risiken verbundenen „sekundären Zeugenschaft“ ist ebenfalls zu bedenken und zu diskutieren. Dabei sollten Individuen und Lerngruppen angehalten werden, sich intensiv mit der Geschichte eines Überlebenden zu befassen, indem sie Quellen verschiedenster Art zusammentragen und auswerten, um ein Leben inmitten historischer Gegebenheiten zu rekonstruieren. Diese Methode stärkt die Recherche- und Rekonstruktionsfähigkeit ebenso wie die narrative Kompetenz. Zugleich sind Grenzen zu ziehen, denn weder Identifikation noch Instrumentalisierung sind hierbei geeignete Maßnahmen. Distanz wird, wie in der reellen Begegnung, auch in der Befassung mit Quellen wichtig bleiben. Wir können zwar sekundäre Zeugen werden oder, auch ohne reelle Begegnung, diese narrative Weitergabe eines Schicksals aufbauen, doch es darf nicht zu einem Reenactment-Ereignis werden.

Die Zukunft wird ohne die Zeitzeugen der Shoah und der NS-Verfolgung auskommen müssen. Trotzdem werden sie anwesend sein: durch die Zeugnisse, die sie ablegten und die wir weitertragen können und sollen. Wir müssen lernen, neue Zugänge zu finden. Vor allem müssen wir die vielfältigen Vermächtnisse respektieren und dürfen uns kein Modell zurechtlegen, was „die" Zeitzeugen uns haben sagen wollen und was wir nun daraus machen können. Zugleich sind experimentelle Herangehensweisen wie bei dem Projekt „Eva.Stories" über das ungarisch-jüdische Mädchen Eva Heyman, deren Geschichte als Instagram-Story aufbereitet wurde, zunächst einmal legitim, wie auch Repräsentanten aus Yad Vashem meinten.[18] Ob es uns persönlich gefällt, ist nicht maßgeblich. Maßgeblich sind historische Genauigkeit, dass die Opfer und Überlebenden würdig präsentiert und keine Relativierungen oder Hinzudichtungen vorgenommen werden.

Was ist in diesem Kontext von den 3D-Hologrammen zu halten, die Gespräche mit Holocaust-Überlebenden simulieren? Für die Zuschauer- bzw. Zuhörer*innen sieht es so aus, als würde die gefilmte Person real im Raum sitzen und auf ihre Fragen antworten. Über eine Spracherkennungssoftware werden die Fragen des Publikums einer Antwort des Hologramm-Überlebenden zugeordnet. Die bisher solchermaßen interviewten Zeitzeuginnen und Zeitzeugen wurden mit rund 50 Kameras aufgenommen. Dazu saßen sie alleine inmitten eines futuristisch anmutenden Settings mit Lampen, Kameras und Mikrofonen und beantworteten

18 https://www.dw.com/de/evastories-holocaust-gedenken-auf-instagram/a-48593294 (zuletzt aufgerufen am 11.6.2020).

über mehrere Tage hinweg mehr als 2000 Fragen. Nein, sie werden nicht alle Fragen beantworten können, die ihnen irgendwelche „Spaßvögel“ stellen. Und auch Fragen zur Zukunft werden sie nicht beantworten können. Sie bleiben eingefroren im Wissen des Tages der Aufnahme, sie spiegeln inmitten des Hologramms eine Endlichkeit. Sicher werden sie angegriffen werden als „gefakte“ Erinnerungsträger, von Nazis, Revisionisten und all jenen, die die Shoah als „Vogelschiss“ in der deutschen Geschichte marginalisieren, ganz gleich, in welchem Land sie sich breitmachen.

Meine Meinung zu den Hologrammen ist ambivalent. Mal schauen, wie sich die pädagogische Arbeit damit entwickelt. Es wird nachjustiert werden müssen, wie bei allen pädagogischen Konzepten. Vielleicht werden die Hologramm-Überlebenden irgendwann verworfen. Vielleicht auch nicht.

Probieren wir es doch aus, mithilfe der Zeugnisse der Toten und der Überlebenden der Shoah neue Formen der Erinnerung zu entwickeln - um eben nicht zu vergessen. Moderne Herangehensweisen, basierend auf all den Zeugnissen, die wir haben, ermöglichen, modern und ansprechend zu erinnern - und auch, altbackene pädagogische Herangehensweisen endlich zu vergessen.

Abschlussgedanke

Viele Zeitzeugen, die ich persönlich kennenlernen durfte, haben mir ihre Geschichten erzählt. Dass sie sich mir anvertrauten, empfand ich als ein Geschenk. Ich habe es behutsam entgegengenommen und möchte den Inhalt, den ich seitdem zu kennen glaube, nicht vergessen. Doch meine Erinnerung an ihre Geschichte ist ihrerseits geformt: von der Umgebung unseres Beisammenseins, von ihren Sprechweisen, ihrem Weinen, Lachen und Innehalten, all dem, was sie bewegte und was sie bei dieser Zeitreise in die dunkelsten und auch die schönsten Tage ihres Lebens augenscheinlich empfanden. Während ich ihren Berichten zuhörte, sind mir sicherlich manche Details entgangen, andere habe ich inzwischen vergessen. Doch ich erinnere mich an diese Menschen als lebendige Individuen.

So vergessen und erinnern nicht nur Gesellschaften, Individuen und Zeitzeugen aus bestimmten Gründen, sondern auch die Zuhörerinnen und Zuhörer dieser Lebens- und Überlebensgeschichten. Erinnerung und Vergessen halten sich auch bei ihnen die Waage. Was bleibt, ist das Bild eines Menschen, eines Individuums inmitten seiner Geschichte und Gegenwart.

Miriam Victory Spiegel

Nicht geheilte Wunden
Die Rolle von Erinnerung und Denkmälern

In ihrem Buch *Von den Deutschen lernen. Wie Gesellschaften mit dem Bösen in ihrer Geschichte umgehen können* erörtert Susan Neiman, wie Nachkriegsdeutschland sich der Verantwortung für die Taten des „Dritten Reiches" gestellt hat, und wie die Vereinigten Staaten diese Erfahrung als Modell für den Umgang mit den eigenen historischen Verbrechen gegen die Menschlichkeit nutzen könnten. Im „Prolog" schreibt sie: „Diese Art moralischer Schulung hilft uns, sowohl komplexe als auch einfache Formen des Bösen zu erkennen, und bereitet uns darauf vor, sie künftig zu verhindern."[1] Als jüdisch-amerikanische Tochter von aus dem „Dritten Reich" geflohenen Deutschen ist dies auch mein Anliegen. Indem ich mich auf den Weg begebe, die Funktion der Trauer um die Vergangenheit und die Rolle von Denkmälern für Opfer, Überlebende, Täter, unparteiische „Zuschauer oder Unbeteiligte" und all ihre Nachkommen zu untersuchen, hoffe ich, auf einige Verbindungen zu stoßen, die Menschen in beiden Ländern - USA und Deutschland - und vielleicht darüber hinaus helfen werden, eine bessere Zukunft zu gestalten.

Trauer

Wenn ein jüdischer Mensch stirbt, hält das Judentum Traditionen für die Familie und die Gemeinde vor, die sie darin anleiten, was sie zu tun haben und was von ihnen erwartet wird. Sie machen Angaben zur Zeit (Vorbereitung des Leichnams, Zeitpunkt der Bestattung, Dauer der Trauerzeit, Zeitpunkt der Gebete und Ausführende), zu den Beteiligten (wer sollte beteiligt sein) und deren Verhalten (Sitzordnung, Kleidung, Gebete) sowie zum Ort (ein jüdischer Friedhof, Aufstellen eines Grabsteins innerhalb eines Jahres, Platzieren eines Kiesels oder kleinen Steins auf dem Grab, wenn es von Trauernden besucht wird). Selbst wenn in jenem Moment der Todesfall wie ein unerträglicher Verlust erscheint, kann in diesen Ritualen - im Zusammensitzen und gemeinsamen Gebet, in der Unterstützung von Familie und Freunden, in der

1 Susan Neiman: Von den Deutschen lernen. Wie Gesellschaften mit dem Bösen in ihrer Geschichte umgehen können, übers. a. d. Amerik. v. Christiana Goldmann, München 2020, 32 f.

Begleitung durch den Trauerprozess im ersten Todesjahr sowie an den Jahrestagen des Todes – Trost gefunden werden. Der betrauerte Mensch wird niemals in Vergessenheit geraten, solange es eine Grabstätte gibt, die besucht und auf die ein Kieselstein, ein Grabstein auf dem Grab, abgelegt sowie jedes Jahr zum Todestag eine *Yahrzeit*-Kerze angezündet werden kann. Dennoch bedeutet der Trauerprozess eine Zeit des Abschieds von der Anwesenheit dieses Menschen und eine Zeit der allmählichen Veränderung des Lebens jener geliebten Menschen, die weiterleben. Sie müssen ihr Leben in Abwesenheit der/des Verstorbenen neu definieren und gleichzeitig zu einer Art Vitalität zurückkehren, was gewissermaßen eine Rückkehr ins Leben bedeutet.

Wenn es aber weder ein Todesdatum gibt, noch einen Leichnam zum Waschen und Begraben, noch einen Friedhof, noch ein Grab, ist nicht nur diese Tradition gestört, sondern auch die persönliche Fähigkeit der Familien- und Gemeindemitglieder, diesen Verlust zu akzeptieren und zu verinnerlichen. In Ermangelung der Möglichkeit, unmittelbar nach dem Tod zu trauern, ohne zu wissen, wann, wo oder sogar unter welchen Umständen der geliebte Mensch gestorben ist, kommt es häufig zu einer unbewussten, vielleicht jahrelangen oder dauerhaften Aufschiebung des Trauerprozesses. Der Trauernde ist der Trauer beraubt und hat möglicherweise auch keinen Zugriff auf die Gefühle, die ein traditioneller Trauerprozess mit seinen Ritualen und der Erfahrung von Familie und Gemeinschaft zulässt und spürbar macht. Manchmal bleiben die Trauer und die Gefühle, die über die Zeit konserviert wurden, ja „eingefroren" sind, in unbewältigter Form beim Trauernden oder in dessen Familie oder Gemeinschaft bestehen. Manchmal verwandeln sich diese Gefühle in andere Gefühle, die möglicherweise nicht als Trauergefühle aufgefasst werden. Dies können Gefühle der extremen Angst vor Situationen und Feinden sein, realen oder gefühlten, oder Gefühle von Hass und Rache, die sich vielleicht sogar in politischen oder persönlichen Überzeugungen manifestieren. Am häufigsten zeigen sich diese Gefühle in einer tiefen, nie endenden, untröstlichen Traurigkeit. Der nicht abgeschlossene Trauerprozess hinterlässt auch in der Welt eine „nicht geheilte Wunde".

Trauer als nie endender Prozess

Es kann noch zusätzliche Faktoren geben, die den Trauerprozess erschweren, wenn dieser im Zusammenhang mit Opfern der Shoah steht. Oft kamen nicht nur einzelne, sondern mehrere Mitglieder einer Familie ums Leben, vielleicht waren nicht alle den Überlebenden und ihren Nachkommen bekannt, dennoch ist die Schwere ihrer Abwesenheit spürbar. Auch der unausgesprochene Zweck des Trauerprozesses, dass die Trauernden letztendlich den Weg zurück ins Leben finden, kann schon an sich für die Überlebenden eine Zumutung sein. Die philosophischen und psychologischen Fragen der Heilungsmöglichkeiten nach dem Holocaust sind größer, als es der Rahmen dieses Artikels zulässt. Die durch Überlebensschuld aufgeworfenen Fragen („Warum habe ich überlebt, wenn so viele andere starben? Verdiene ich es überhaupt, mich befreit zu fühlen, die Lebendigkeit meines eigenen Leibes zu spüren und wieder glücklich zu sein?“) oder die durch die transgenerationale Weitergabe von Traumata („Wie kann ich über meine Lebendigkeit glücklich sein, wenn meine Eltern solch unglaubliche Brutalität und Leiden erlitten haben?“) sind gewichtige Fragen, die sich Überlebende und ihre Nachkommen stellen. Diese Fragen können den Trauerprozess tatsächlich erschweren, ja sogar verhindern, dass er einsetzt. Die Überlebenden und ihre Familien - nicht alle, aber viele von ihnen - können ihre eigene Form von Denkmal für diejenigen errichten, die gestorben sind. Dadurch entscheiden sie sich jedoch unbewusst gegen das befreiende Zurück ins Leben, das ein ritualisierter, traditioneller und jahrelanger Trauerprozess ermöglicht, und für eine endlose Trauer. Eine vermutlich unbewusste, individuelle oder sogar kollektive Entscheidung kann zu einem „Scheintod“ führen, der entsteht, wenn der Trauerprozess nicht abgeschlossen ist. Dieser Zustand lässt die Familie, die Gemeinschaft und damit auch die Welt in einem permanenten Zustand des Nicht-Vergessens und der Trauer zurück. Im Kontext des jüdischen Gebots, „die Welt zu heilen“ im Sinne von *Tikun Olam*, verbleibt diese Wunde in der Welt als nicht geheilt.

Individuelle und geteilte Erinnerung

Nach 1945 lebten die Überlebenden der Shoah auf zwei verschiedene Weisen weiter: versunken in ihren Erinnerungen oder aktiv vor ihnen fliehend. Entweder sie teilten ihre Erinnerungen mit ihren engsten Angehörigen, zuweilen beharrlich und obsessiv, wie Kinder berichten, oder sie erwähnten sie erst gar nicht in der Annahme, dass ihre Kinder sich nicht dafür interessierten oder die Erinnerungen eine zu große Belastung für ihre Nachkommen darstellen könnten. In meiner Praxis in der Schweiz wurde ich mehrmals von Christen mittleren Alters aufgesucht, die vermuteten, dass ihre Eltern jüdisch waren und von den Nazis verfolgt wurden. Ihre Eltern starben, ohne über ihr früheres Leben Auskunft gegeben zu haben, als hätten sie alle den gleichen Eid geschworen, ihren Nachkriegsfamilien nichts zu sagen, was sie gefährden könnte, sollte wieder ein heftiger Antisemitismus ausbrechen. Für viele ihrer erwachsenen Kinder gab es außer einem leisen Verdacht, der Anlass zu Mutmaßungen gab, aber keine Gewissheit über die eigene Herkunft brachte, nichts, worauf sie zurückgreifen konnten.

Wie meine berufliche Erfahrung mit Shoah-Überlebenden gezeigt hat, hatten diejenigen, die ihre Kinder „verschonten" und erst im späteren Leben anfingen, über ihre Erfahrungen während des Holocaust zu sprechen, das Bedürfnis, ihre Geschichten mit jüngeren Menschen, mit ihren eigenen Enkelkindern oder Schulkindern, zu teilen. In Schulen zu gehen, Zeugnis abzulegen, gehört zu werden und Fragen zu beantworten sowie das Entsetzen und das Einfühlungsvermögen junger Menschen zu erleben, hatte oft eine heilende Wirkung und stärkte zudem ihren persönlichen Auftrag, die Geschichte zu erzählen, bevor es zu spät ist, und sich für ihr eigenes Überleben wie für das der Menschen, die es nicht geschafft hatten, einzusetzen.

Jüdische Denkmäler

Viele Gedenkstätten auf der ganzen Welt wurden unter aktiver Beteiligung von Überlebenden und ihren Angehörigen sowie Mitgliedern der jüdischen Gemeinden geschaffen. Die Holocaust-Denkmäler, die von jüdischen Gemeinden entworfen oder bewilligt wurden, verstehen sich nicht als Trauerort für diejenigen, die direkt von der Shoah betroffen sind, vielmehr sollen sie auf andere wirken, andere daran erinnern, „was uns angetan wurde". Sie sollen historisches Wissen vermitteln, aufrütteln und Mitgefühl hervorrufen, indem sie Respekt für die Toten, „unsere" Toten, für „uns" als Kollektiv, erzeugen.

Die meisten dieser Orte wurden als Orte mit unterschiedlichen Zielen entworfen: Wahrung eines kollektiven Gedächtnisses, Vermittlung von historischen Informationen und Ehrung der ermordeten Opfer. Darüber hinaus sollte der Öffentlichkeit ein Ort des Lernens und Trauerns, des Erinnerns und Innehaltens geboten werden. Das Holocaust Memorial Museum der Vereinigten Staaten ist ein gutes Beispiel dafür. Yad Vashem in Jerusalem ist ein weiteres, das zudem eine politische Funktion hat. Denn Yad Vashem ist ein Ort, den alle ausländischen Staatsoberhäupter besuchen müssen, um ihren Respekt zu bezeugen und die Verbindung der Gründung des Staates Israel mit dem Holocaust anzuerkennen - die Bekräftigung, dass der jüdische Staat sozusagen wirklich ein historisches Opfer ist, von Feinden bedroht. Man könnte dies als eine Pflege der Erinnerung an den Holocaust für politische Zwecke betrachten.

Es gibt nur wenige jüdische Denkmäler, die die Opfer des Massenmordes einzeln nennen, wodurch die Opfer das Äquivalent eines posthumen „Grabes" erhalten. In dieser Hinsicht ist der Alte Jüdische Friedhof in Frankfurt am Main mit am eindrucksvollsten. Die Außenmauer um die älteren Grabstätten wurde als eine Art Friedhof für alle aus Frankfurt deportierten und anschließend ermordeten Juden konzipiert. Kleine Namenstafeln ragen aus der Mauer heraus, auf die Besucher und Trauernde einen Erinnerungsstein ablegen können: eine alternative Grabstätte für diejenigen, die nie eine rituelle Bestattung auf einem jüdischen Friedhof erhalten haben. Auf diese Weise wurde die große Anzahl der Opfer davor „gerettet", bloß eine Nummer in der Statistik zu sein. Sie haben wieder eine persönliche Identität bekommen und einen Ruheplatz in der Nähe der Häuser, aus denen sie gewaltsam deportiert wurden.

Deutsche Holocaust-Denkmäler

An anderer Stelle im „Prolog" ihres Buches schreibt Susan Neiman:

> „Dieses Buch möchte die Unterschiede zwischen der Vergangenheitsaufarbeitung in Deutschland und der in den Vereinigten Staaten untersuchen. Es sagt viel aus, dass es im Deutschen viele sprachliche Varianten desselben Begriffs gibt - Vergangenheitsverarbeitung, Vergangenheitsbewältigung, Erinnerungskultur -, während kein vergleichbarer Begriff im Englischen existiert oder, soweit ich weiß, in einer anderen Sprache. In den drei Jahren, in denen ich an diesem Buch geschrieben habe, lehnte nahezu jeder mir bekannte Deutsche einen Vergleich zwischen den Verbrechen der Nazis und

denen der amerikanischen Rassisten ab – selbst nachdem diese 2017 auf Demonstrationen in Charlottesville dieselben Symbole verwendeten und nicht weniger bereit waren zu töten."[2]

Im Rahmen der „Erinnerungskultur“ und der „Vergangenheitsbewältigung“ im Nachkriegsdeutschland wurden viele Versuche unternommen, die Vergangenheit aufzuarbeiten und wiedergutzumachen sowie eine Wiederholung von Verbrechen gegen die Menschlichkeit in Deutschland zu verhindern, vielleicht sogar in dem Bestreben, solche Handlungen weltweit zu verhindern. Ein Teil dieser Bemühungen, die Vergangenheit aufzuarbeiten, spiegelt sich im Bildungssystem wider, in der Schaffung demokratischer Institutionen und politischer Leitlinien, in Publikationen und in der Kunst, aber auch in der Errichtung dauerhafter Denkmäler als Pilgerstätten, als Orte der Erinnerung oder Warnung, der Trauer und Bildung.

Viele der in Deutschland errichteten Denkmäler (im Allgemeinen als Gedenkstätten oder Mahnmale bezeichnet) sollen wie die jüdischen Denkmäler bestimmte emotionale Reaktionen hervorrufen. An einem Ort der Reue, Scham und Schuld begründet, verfolgen diese Gedenkstätten ebenfalls einige der pädagogischen Ziele, die sich die jüdischen Denkmäler gesetzt haben: Sie sollen aufrütteln, Mitgefühl auslösen, Sprachlosigkeit hervorrufen und zum Nachdenken anregen. Ehemalige Konzentrations- und Vernichtungslager wurden in Museen und historische Einrichtungen umgewandelt und zeigen die Brutalität des Ortes und die dort verübten Taten und erlittenen Leiden auf. Indem diese Gedenkstätten den Tätern Schuld zuweisen und deren Verantwortung anerkennen, dienen sie letztendlich nicht den Überlebenden und ihren Kindern als Besuchs- und Trauerorte, sondern richten sich an die Nachkommenschaft der Verantwortlichen oder der „Unbeteiligten“ des NS-Regimes. Diese Orte vermitteln der breiten Öffentlichkeit und den zukünftigen Generationen ein besseres Geschichtsbewusstsein und die dringende Notwendigkeit, eine Wiederholung der in jener Zeit an jenem Ort nachweislich begangenen Unmenschlichkeit zu verhindern. In der Botschaft „Nie wieder!“ laufen die Absichten der Nachkommen der Opfer

2 Ebd., 29 f.

und Täter zusammen. Zu diesem Zweck sind die Denkmäler konzipiert und errichtet.

Es gibt auch andere „Denkmäler", die nicht von offiziellen, sei es staatlichen oder religiösen Institutionen geschaffen wurden und Brutalität, Widerstand und Überleben symbolisch darstellen. Sie sind architektonisch und kulturell vielfältig, können Pilgerorte sein und Respekt bekunden, und spiegeln den nationalen oder kulturellen Hintergrund derer wider, die sie errichtet haben. Sie sind Ausdruck des Bedürfnisses ihrer Schöpfer, etwas zu bekunden, das über das hinausgeht, was die teils bürokratischen, offiziellen Gedenkstätten erreichen können.

Diese Denkmäler, so scheint es, sollen den emotionalen Bedürfnissen oder dem Gewissen der Deutschen, die sie errichtet haben, dienen. Sie spenden Überlebenden und ihren Nachkommen nicht unbedingt Trost, eher dienen sie als Metapher zur Ehrung der Toten, der Brutalität, der sie ausgesetzt waren, des irreparablen Verlustes, den ihre Familien, die Überlebenden und Gemeinschaften erlitten haben, ohne auf deren individuelle Bedürfnisse, zu trauern und zu einem emotional weniger belasteten Leben zurückzukehren, einzugehen. Ironischerweise trägt in diesem Sinne, selbst wenn die Trauernden emotional nicht aufgefangen werden, die Existenz dieser Gedenkstätten wesentlich dazu bei, dass die Trauernden sich in der Welt irgendwie sicherer fühlen.

Die meisten Überlebenden der Shoah haben nicht das Bedürfnis, Gedenkstätten zu besuchen, es sei denn, sie wollen der Vergangenheit einen Besuch abstatten, den Ort noch einmal sehen und ihn möglicherweise ihren Kindern und Enkeln zeigen. Vielleicht kehren sie dorthin zurück, um ihre Erinnerungen zum Leben zu erwecken, oder sie möchten die Erfahrung machen, einmal die Baracken und den Appellplatz wiederzusehen, ohne die Gerüche des Krematoriums oder die der ungewaschenen Körper zu riechen, ohne die Rufe der Aufseher und ohne das Wimmern der Hungrigen zu hören. In diesem Sinne stellt die Gedenkstätte weniger eine Stätte des Gedenkens als vielmehr einen Ort der persönlichen Erinnerung dar. Für manchen freiwilligen Rückkehrer kann sie das Bedürfnis stillen, ganz sicher zu wissen, dass die Welt von den Geräuschen, Gerüchen und Plätzen, an die sich die Überlebenden erinnern, wirklich gereinigt wurde.

Offizielle Denkmäler in Berlin, der früheren Hauptstadt des „Dritten Reichs" und heutigen Hauptstadt Deutschlands

Das größte zusammenhängende Denkmal an einem Ort ist das zwischen 2003 und 2005 auf 19.000 Quadratmetern mitten in Berlin errichtete „Denkmal für die ermordeten Juden Europas". 1988 gründete die deutsche Fernsehjournalistin und Aktivistin Lea Rosh eine Initiative, die den Vorschlag, ein offizielles Denkmal im Zentrum Berlins zu errichten, unterstützte. 1994 lobte dieser Förderkreis in Zusammenarbeit mit dem Land Berlin und der Bundesrepublik Deutschland einen Wettbewerb aus, der zur Einreichung von 528 Vorschlägen führte. Den 1. Preis erhielt schließlich eine Gruppe politisch motivierter Kunstaktivisten unter der Leitung von Christine Jackob-Marks, die eine riesige schräge Betonplatte mit den Namen aller Opfer vorsah. Doch die Jury musste im Juni 1995 auf Betreiben des damaligen Bundeskanzlers Helmut Kohl ihre Arbeit einstellen, angeblich um zu verhindern, dass das Zentrum des frisch vereinten Berlins zu einem riesigen Holocaust-Friedhof wird. Damit war das Projekt gestorben, zumindest vorläufig. Zwei Jahre später wurde eine neue Trägerschaft gegründet und über neue Konzepte, unter anderem vom Kultusministerium und vom Deutschen Bundestag, debattiert. Ein zweiter Wettbewerb wurde für 25 eingeladene Teilnehmer ausgelobt. Letztlich bekam der Entwurf der New Yorker Künstler Peter Eisenman und Richard Serra den Zuschlag. Es hatte über fünfzehn Jahre gedauert, bis der politische, historische und ästhetische Prozess eine konkrete Gestalt angenommen hatte. Ein riesiges Feld aus 2711 unbeschriebenen Stelen bzw. Betonblöcken unterschiedlicher Höhe, die symbolisch an eine Grabstätte - ohne Namen, historische Markierungen oder andere schriftliche Erklärungen - erinnern, wurde gebaut. Um verschiedenen Interessen gerecht zu werden, wurde angrenzend an das „Stelenfeld", wie es auch genannt wird, ein unterirdisches Informationszentrum, der „Ort der Information", errichtet. Die offizielle Einweihung fand im Mai 2005 statt. Das Mahnmal selbst ist abstrakt und setzt die Besucher*innen bewusst den eigenen Interpretationen, Betrachtungen und Empfindungen aus.

In Berlin gibt es eine Reihe weiterer kleinerer, ebenfalls sehr gut konzipierter und tiefgründiger Denkmäler. In der Nähe des Stelenfeldes befindet sich das „Denkmal für die im Nationalsozialismus verfolgten Homosexuellen". Es wurde von dem dänischen

Künstler Michael Elmgreen und dem norwegischen Künstler Ingar Dragset entworfen, zeigt einen Film des israelischen Künstlers Yael Bartana und wurde im Mai 2008 eingeweiht. Nicht weit entfernt befindet sich das Denkmal für die 220.000 bis 500.000 ermordeten europäischen Sinti und Roma, das von dem angesehenen israelischen Künstler Dani Karavan gestaltet wurde. Beide Denkmäler wurden von derselben Stiftung gefördert, die auch das Stelenfeld finanziert hat. Auch diese Orte sind von großer symbolischer Kraft und eindrucksvoller Beschaffenheit und so konzipiert, dass sie weniger eine kognitive oder informative als vielmehr eine emotionale Wirkung erzeugen.

Andere Denkmäler in Berlin gründen auf historischen Recherchen und sollen sowohl eine emotionale Wirkung auf ihre Besucher*innen haben als auch eine Fülle von Informationen liefern. „Gleis 17" ist Teil des noch in Betrieb befindlichen S-Bahnhofs im Berliner Stadtteil Grunewald und liegt mitten in einem ehemals jüdischen Viertel - bis die Deportationszüge die Menschen sozusagen direkt aus ihren komfortablen Familienhäusern in die Gaskammern brachten. „Gleis 17" verwendet die „Sprache" der Eisenbahnschwellen und dokumentiert die Anzahl der täglich von dort deportierten Personen. So ist zum Beispiel der Text „6. Juli 1942. 100 Juden. Berlin-Theresienstadt" in einer langen Reihe von Eisenplatten, die beidseits von Gleis 17 verlegt wurden, eingraviert. In einer Publikation zum Thema heißt es:

> „Das Mahnmal Gleis 17 im Bahnhof Berlin-Grunewald, ein Entwurf des Architektenteams Nikolaus Hirsch, Wolfgang Lorch und Andrea Wandel, [...] ist ein Versuch, der auf einen strukturellen Zusammenhang zwischen Erinnerung und Vergessen abzielt. [...] Dieser Ansatz untersucht, ob es möglich ist, Ambivalenzen oder sogar Zweifel in ein Denkmal einzubauen. Auf diese Weise rückt der ungewisse Status des Materialgedächtnisses ins Zentrum der Intervention am Gleis 17."[3]

Mit anderen Worten, es wird auf die konkrete, materielle Verstrickung der Eisenbahn als Transportmittel und auf grundlegende Fragen zur Erinnerung und zum Vergessen im Laufe der Zeit verwiesen.

3 Vgl. Nikolaus Hirsch/Wolfgang Lorch/Andrea Wandel (Hg.): Gleis 17/ Track 17, Berlin 2009, 75 u. 80.

Die Rolle von Kunstaktivisten in der Erschaffung von Denkmälern

Sehr beeindruckende weitere Holocaust-Denkmäler sind in den letzten dreißig Jahren in Deutschland entstanden, nachdem die Generation der Kinder der aktiven Teilnehmer oder der „Unbeteiligten" des NS-Regimes in den 1960er Jahren erwachsen wurde. Viele darunter - motiviert durch Scham und Schuld oder Empörung - suchten nach Ausdrucksformen für ihre Rebellion gegen ihre Eltern und für ihre Empörung gegenüber dem Deutschland, das vor ihrer Geburt existiert hatte. Aus diesem Impuls heraus entstand ein überaus beeindruckendes, kreatives und einflussreiches Denkmal, das von dem deutschen Künstler Gunter Demnig entworfene und umgesetzte Projekt „Stolpersteine". Jedes Opfer der NS-Verfolgung erhält eine individuelle Messingtafel, die der Größe eines Kopfsteinpflasters ähnelt und in die der Name, das Geburtsdatum und - falls bekannt - das Datum und der Ort der Ermordung eingraviert sind. Seit 1992 wurden 70.000 solcher Stolpersteine von Demnig persönlich auf den Bürgersteigen vor dem letzten bekannten Wohnort in Deutschland oder anderswo in über zwanzig europäischen Ländern platziert, in der Regel in Begleitung von überlebenden Familienmitgliedern. Laut einem Interview hat ihn sein Aufwachsen im Nachkriegsdeutschland zu dieser Reaktion auf den Holocaust gebracht und ihn zu seiner lebenslangen Aufgabe inspiriert, den Opfern des Nationalsozialismus zu gedenken und die Würde derjenigen, deren Namen vergessen wurden, anzuerkennen und wiederherzustellen. Demnig zitiert den Talmud, der besagt, dass „ein Mensch erst vergessen ist, wenn sein Name vergessen ist". Als Ergebnis dieser Lebensaufgabe hat Gunter Demnig - aus eigener Initiative - das größte bestehende Holocaust-Denkmal geschaffen.

Zwei weitere Gedenkstätten in Berlin, die aus einem ähnlichen Impuls heraus entstanden sind und beispielhaft einzigartige und nachhaltige Ansätze veranschaulichen, befinden sich im westlichen Teil der Stadt, im Umkreis des Bayerischen Platzes und im nahegelegenen Rathaus Schöneberg. Das Projekt am und um den Bayerischen Platz ist anschaulich, informativ und eine ständige Erinnerung an die diskriminierenden Gesetze gegenüber Juden unter dem NS-Regime für diejenigen, die in dieser Nachbarschaft leben und arbeiten. An den Pfählen der Straßenlaternen sind über Augenhöhe zweiseitige Schilder mit einer bildlichen Darstellung angebracht, die auf den ersten Blick leicht zu erkennen ist: eine

Sitzbank, ein versiegelter Umschlag, ein Musikinstrument. Auf der Rückseite steht ein kurzes Zitat aus dem Gesetz, auf das sich die Darstellung bezieht (Juden dürfen keine öffentlichen Parks besuchen, Juden dürfen nicht in öffentlichen Theatern oder Konzertsälen auftreten usw.). Dieses Projekt wurde von zwei Nachbarschaftsaktivisten, Renata Stih und Frieder Schnock, als Denkmal entworfen und initiiert, um diesen Ort zu einem Ort der Erinnerung zu machen. Es verweist auf eine Zeit (zwischen 1933 und 1945) und einen weiteren Berliner Bezirk, in der und in dem einst viele jüdische Familien lebten.

Eine ganz andere, weitaus konkretere, aber auch persönlichere Form entwickelte das Kollektiv, das die Dauerausstellung „Wir waren Nachbarn" in einem eigens dafür zur Verfügung gestellten großen Raum im Rathaus Schöneberg einrichtete. Der Raum beinhaltet eine Fülle von Dokumenten und persönlichen Gegenständen von deportierten jüdischen Bewohnern des Bezirks. Anders als die meisten Denkmäler richtet diese Dauerausstellung das Augenmerk auf das Persönliche. Sie ist weder anonym noch symbolisch, noch konzentriert sie sich auf Statistiken, sondern macht die Besucher der Ausstellung auf besondere Weise mit der persönlichen Geschichte, der Familie, dem Beruf und den Hobbys der „Nachbarn" vertraut, die mit sehr plastischen Porträts vorgestellt werden. Durch das persönliche Engagement des Rechercheteams bietet sich den Besucher*innen die Möglichkeit, die porträtierten Personen auf eine respektvolle und fast intime Weise kennenzulernen.

Das Schweizer Beispiel

Bis heute hat die Schweiz ihre „Neutralität" gegenüber dem NS-Regime, trotz vieler Belege für die Zustimmung, wenn nicht sogar Mitwirkung, aufrechterhalten. Außer Gedenksteinen auf jüdischen Friedhöfen gibt es in der Schweiz keine Holocaust-Mahnmale.

Als 1998 Überlebende und ihre Anwälte versuchten, auf „ruhende" Schweizer Bankkonten zuzugreifen, und als der World Jewish Congress und die US-Regierung die „Neutralität" der Schweizer Regierung während des Zweiten Weltkriegs in Frage stellten, geriet die Schweiz zwischen Hammer und Amboss. Innerhalb des Landes kam es zu einer Debatte über die Rolle des Militärs, die Verteidigung der Grenzen, die zur Abwehr tausender jüdischer Flüchtlinge führte, und über diplomatische und finanzielle Geschäfte mit Deutschland. Während viele Schweizer Bürger die Überzeugung teilten, die Regierung und die Befehlshaber der Armee jener Zeit hätten alles Notwendige getan, um das Land vor einer deutschen Invasion zu schützen, traten neue - historisch bestätigte -, oft schockierende Informationen zutage, die auf bestürzende und desillusionierende Weise eine hitzige Debatte auslösten, die als „Holocaust-Debatte" bezeichnet wurde. Schlussendlich führte die Schweizer Regierung eine umfassende historische Untersuchung zu ihrer Rolle in der Zeit des Zweiten Weltkriegs durch und zahlten die Schweizer Banken den Erben der ermordeten Kontoinhaber unterschiedlich großzügige Rückerstattungssummen aus.

Ein Künstler, der eine Art Denkmal geschaffen hat - allerdings viel kleiner als die in Berlin und ohne nachhaltige Wirkung, aber aus einer ähnlichen Verpflichtung heraus -, ist der Schweizer Künstleraktivist Schang Hutter. Am 28. Februar 1998 - auf dem Höhepunkt der virulenten Debatte, in der die Schweiz aus dem Ausland und von innen angegriffen wurde - stellte Hutter einen rostigen Eisenwürfel von etwa menschlicher Größe auf dem Bundesplatz, dem Hauptplatz vor dem Schweizer Bundeshaus in Bern, auf. Seine Plastik „Shoah" wurde dort im Rahmen einer landesweiten Skulpturenausstellung zum 200. Jahrestag der 1798 ausgerufenen Helvetischen Republik ausgestellt. Vier Tage später wurde sie von Anhängern einer rechtsgerichteten Gruppierung entfernt und in Hutters Atelier zurückgebracht. Danach tauchte sie auf dem Paradeplatz in Zürich, dem Hauptsitz der beiden größten Banken, wieder auf. Auch dort blieb die Skulptur nicht lange, aber wies dennoch auf etwas Wichtiges hin, das - einige von uns - nie vergessen werden: Es gab einen Menschen, in diesem Fall einen Kunstaktivisten, der einen Weg gefunden hatte, ein tiefes Gefühl von Scham, Bedauern, Empörung und Empathie in einer abstrakten Skulptur auszudrücken, die im richtigen Moment am richtigen Ort oder an den richtigen Orten platziert wurde.

Von den Deutschen lernen?

Der Völkermord in Deutschland wurde anerkannt, es wird an ihn erinnert und Entschädigungen wurden geleistet. Allerdings gibt es im 20. Jahrhundert andere Völkermorde, die weder von den Tätern öffentlich eingestanden wurden, noch derer gedacht wurde oder wird, insbesondere die Völkermorde an den Armeniern und an den Bosniern. Infolgedessen wurde der Trauerprozess dieser Gemeinschaften durch den Kampf um die Anerkennung der Verbrechen sowie um Reue und Schuld behindert, die notwendig sind, um - in den Worten von Susan Neiman - „Formen des Bösen [...] künftig verhindern" zu können.

Ähnlich gibt es in den Vereinigten Staaten historisch gesehen zwei Gruppen, deren Klagen von der Gesellschaft, in der sie weiterhin leben, nie umfassend anerkannt wurden. Das sind zum einen die amerikanischen Ureinwohner und zum anderen die afroamerikanischen Nachkommen versklavter Afrikaner. Keine Regierung hat die Viktimisierung bisher eingestanden, noch wurden Entschädigungen geleistet. Beispiele für Ungerechtigkeit gegenüber den Nachkommen dieser Opfer gibt es bis heute. Im Unterschied zu den jüdischen Opfern des NS-Regimes wurden diese Verbrechen von den Tätern und ihren Nachkommen nie bereut und in vielerlei Hinsicht von den Nachkommen der Opfer über viele Jahrhunderte nicht betrauert. Beide Minderheiten leben in den Vereinigten Staaten ohne Eingeständnis und Anerkennung seitens der Mehrheitsbevölkerung oder der Gesamtgesellschaft.

2018 wurde den versklavten Afrikanern ein Denkmal errichtet. Obwohl sie nicht mit der Absicht aus Afrika verschleppt wurden, ermordet zu werden, entspricht der Akt der Entmenschlichung, Gewalt und Demütigung, dem sie ausgesetzt waren, der Definition von „Völkermord" gemäß der UN-Konvention. Über zehn Millionen afrikanische Männer, Frauen und Kinder wurden gewaltsam nach Amerika gebracht. Die ersten, die verzeichnet wurden, kamen 1619 in den amerikanischen Kolonien an; ihre Nachfahren wurden 1863, mitten im Bürgerkrieg, durch die „Emanzipationsproklamation" befreit, die zwei Jahre später durch den 13. Zusatzartikel zur Verfassung der Vereinigten Staaten bindend wurde. Die Ungerechtigkeit aber wurde offiziell nie anerkannt und den afroamerikanischen Nachkommen dieser Sklaven nie eine Entschädigung angeboten. Daher halten rassistische Politiken auf Regierungsebene in den Bundesstaaten und rassistische Konflikte innerhalb des Landes unvermindert an. Ein Denkmal für die Versklavung und die gewalttätigen rassistischen Ungerechtigkeiten, die der „Emanzipation" folgten, wurde erst vor zwei Jahren errichtet, allerdings nicht von der Regierung in Washington, sondern von einer privaten Nichtregierungsorganisation, der Equal Justice Initiative (EJI), die von Bryan Stevenson, Anwalt und Aktivist für Menschen- und Bürgerrechte, in Montgomery (Alabama), einem bekannten Zentrum des Sklavenhandels, gegründet wurde.

Die EJI rief zwei Einrichtungen ins Leben, die sich Yad Vashem, die Stolpersteine und das Stelenfeld in Berlin zum Vorbild nahmen. Das Legacy Museum und das National Memorial for Peace and Justice wurden im Mai 2018 in Montgomery eröffnet und liegen nur eine Meile voneinander entfernt. Beide Einrichtungen sind Orte des Gedenkens und der Trauer, die an die Demütigungen und Gewalt erinnern, darüber informieren und sprachlos machen. Das Legacy Museum verfolgt einen multimedialen Ansatz, um die Besucher*innen über den Sklavenhandel und dessen Auswirkungen in den Vereinigten Staaten zu informieren. Das National Memorial for Peace and Justice ist vom Stelenfeld inspiriert. Man nähert sich dem Mahnmal auf einem niedrigen Hügel und sieht sich als erstes einer herzzerreißenden lebensgroßen Gruppe schwarzer angeketteter Gusseisen-Figuren gegenüber, die eindeutig Sklaven sind und Leid und Trennung von geliebten Menschen verkörpern. Die Skulptur wurde vom ghanaischen Künstler Kwame Akoto-Bamfo geschaffen und ist ein kraftvolles, überwältigendes Kunstwerk, das gleichzeitig Zorn und Mitgefühl hervorruft sowie Trauer und Reflexion ermöglicht. Seine Botschaft ist sehr deutlich und steht im krassen Gegensatz zu der fast abstrakten Darstellung im zweiten Teil des Denkmals: Den Hügel hinauf gelangt man zu einem offenen Pavillon, von dessen Decke tausende eiserne Stelen herabhängen, die symbolisch die Opfer der Tausenden von Lynchmorden darstellen, die öffentlich, aber nicht legal nach 1863 an befreiten Sklaven und ihren Nachkommen begangen wurden. Auf den Stelen sind außer den Namen der Landkreise und Staaten, in denen die Lynchmorde stattfanden, die Namen der Opfer und das Datum ihrer Ermordung eingraviert. EJI konnte über 4.000 Vorfälle aufdecken. Das Denkmal ist wie das Stelenfeld symbolisch, gleichzeitig werden wie bei den Stolpersteinen die einzelnen Opfer genannt.

Diese beiden Einrichtungen in Montgomery sind (oder könnten es werden) ein Pilgerort für die Nachkommen der Versklavten und all jene, die nach sozialer Gerechtigkeit streben und Diskriminierung aufgrund von Abstammung hinter sich lassen wollen. Ironischerweise oder wohl eher bewusst als „Nationales Denkmal" bezeichnet - obwohl es nicht von der Regierung als offizielle historische Gedenkstätte Amerikas geschaffen wurde -, bietet das National Memorial for Peace and Justice den Besucher*innen, vielleicht vor allem Afroamerikaner*innen, einen Ort, um die Misshandlung ihrer Vorfahren zu betrauern. Darüber hinaus informiert es die breite Öffentlichkeit und ermöglicht ihr, über diesen verabscheuungswürdigen Teil der amerikanischen Geschichte nachzudenken wie auch darüber, Entschädigungen in Betracht zu ziehen, damit eine Richtigstellung und eine Versöhnung möglich werden. Es bleibt nur zu hoffen, dass eine so starke Gedenkstätte zu dem notwendigen, längst nicht abgeschlossenen Trauerprozess beitragen kann, der in diesem großen, mächtigen und polarisierten Land noch stattfinden muss.

Im Rahmen ihrer Untersuchung der deutschen „Vergangenheitsaufarbeitung" beschreibt Neiman den Prozess der Offenlegung historischer Fakten, der schmerzhaften Selbstreflexion, öffentlichen Aufklärung und Erinnerung und gewinnt daraus Erkenntnisse für den anstehenden Prozess in den USA:

> „Noch ist es zu früh, etwas darüber zu sagen, aber der Prozess, der in Frankfurt und Berlin in den 60er Jahren begonnen und die deutsche Nation verändert hat, könnte die Bewegung erahnen lassen, die von Charleston und Charlottesville ausgeht. Wie viele Unterschiede es auch geben mag, zentral ist in allen Fällen die Überzeugung, dass unsere Vergangenheit uns so lange heimsuchen wird, wie wir uns ihr nicht stellen. Eine offene Abrechnung mit jener Vergangenheit ist ein wichtiger Schritt hin zur Mündigkeit, die es uns möglich macht, uns eine vollentfaltete Zukunft vorzustellen, denn eine erwachsene Einstellung zur eigenen Kultur ist einer erwachsenen Haltung gegenüber den eigenen Eltern vergleichbar. Wir alle profitieren von dem Erbe, das wir nicht gewählt haben und nicht verändern können."[4]

Neiman zufolge könnte der Prozess der Vergangenheitsaufarbeitung im Nachkriegsdeutschland ein Modell dafür sein, was die Vereinigten Staaten noch nicht in Angriff genommen haben, aber als Nation tun müssen. Sie untersucht Denkmäler in Deutschland als Teil dieses Prozesses zur Überwindung der Gewalt und Ungerechtigkeiten der Vergangenheit. Sie hilft uns zu verstehen, dass Denkmäler nicht so sehr dafür gedacht sind, den Überlebenden unter den Opfern und ihren Nachkommen zu helfen, sondern dass sich die Nachkommen der Täter mit der Vergangenheit auseinandersetzen, der sie sich nicht entziehen können, um ihre eigenen

4 Neiman: Von den Deutschen lernen [FN 1], 60 f.

Verluste zu betrauern - Ehre, Stolz, Würde, Selbstachtung - und um den Mut zu finden, ungerechter Autorität zu widerstehen.

Die doppelte Aufgabe, „niemals zu vergessen" und gleichzeitig die Wunden der Vergangenheit heilen zu lassen, kann nur erfüllt werden, indem die Erinnerung aufrechterhalten und geeignete Denkmäler für heutige und zukünftige Generationen geschaffen werden. Die deutschen und jüdischen Erfahrungen haben es gezeigt: Die nicht geheilten Wunden müssen sowohl von den Opfern als auch von den Tätern und ihren Nachkommen betrauert werden, um Raum für eine alle Menschen umfassende und von ihrer Last befreite Gesellschaft zu schaffen, um *Tikun Olam* zu ermöglichen, um die Welt endlich zu heilen.

Übersetzung aus dem Englischen von Mira Lina Simon

Julia Bernstein / Katja von Auer

„Sie reagieren nur so, weil Sie jüdisch sind"
Diskursive Auseinandersetzungen mit den Auswirkungen der Shoah im Bildungskontext der Sozialen Arbeit

Seit 75 Jahren findet in Deutschland eine kontinuierliche Auseinandersetzung mit den Verbrechen der NS-Zeit statt. Die öffentliche Ächtung antisemitischer Haltungen und Handlungen ist in weiten Teilen gesellschaftlicher Konsens. Immer wieder wird aber auch der öffentliche und politische Wunsch hörbar, Antisemitismus als ein überwundenes, zur Geschichte gehörendes Phänomen zu betrachten, das im heutigen Deutschland, wenn überhaupt, nur als Ausnahme oder importiertes Weltbild zu finden sei. Gleichzeitig ermöglicht die Berufung auf eine erfolgreiche Aufarbeitung des Shoah-Verbrechens eine weitere Ausbreitung vielfältiger antisemitischer Kontinuitäten, was sich unter anderem in verharmlosenden, von der Geschichte scheinbar entkoppelten sprachlichen Diskursen und plakativen Darstellungen manifestiert und als „Echos aus der NS-Zeit" beschrieben werden kann.[1] Gesellschaftliche Tradierungen und die Widerspiegelung antisemitischer Kontinuitäten in einer kollektiven Identität nichtjüdischer Deutscher bilden die Kulisse, der jüdische Menschen in ihrem Leben im postnationalsozialistischen Deutschland tagtäglich ausgesetzt sind.

Die Betroffenenperspektive eines stetigen Antisemitismus, der in seinen Erscheinungsformen variiert, von ganz unterschiedlichen Akteur*innen und Gruppen ausgeht und sich den Kontexten des jeweils Sagbaren anpasst, spielte bis 2017 im dominanten gesellschaftlichen und politischen Diskurs kaum eine Rolle. Die (vom 2. Unabhängigen Expertenrat Antisemitismus im Bundestag in Auftrag gegebene) Studie „Jüdische Perspektiven auf Antisemitismus in Deutschland"[2] sowie einige öffentlich bekannt gemachte Vorfälle von Antisemitismus an Schulen haben dazu beigetragen, dass jüdische Stimmen seitdem eine größere politische,

1 Julia Bernstein: Antisemitismus an Schulen in Deutschland. Befunde – Analysen – Handlungsoptionen. Mit Online-Materialien, Weinheim/Basel 2020, Kap. 4.3.

2 Andreas Zick/Andreas Hövermann/Silke Jensen/Julia Bernstein: Jüdische Perspektiven auf Antisemitismus in Deutschland. Ein Studienbericht für den Expertenrat Antisemitismus, Bielefeld 2017: https://uni-bielefeld.de/ikg/daten/JuPe_Bericht_April2017.pdf (zuletzt aufgerufen am 22.6.2020).

mediale und wissenschaftliche Aufmerksamkeit erfahren. Doch im Gegensatz zum Antisemitismus unter muslimischen Jugendlichen, über den die Lehrkräfte oft und gerne sprechen,[3] wird die eigene familiäre, institutionelle und kollektive Tradierung des Antisemitismus tabuisiert bzw. aktiv abgewehrt. Daher beschäftigt sich der vorliegenden Aufsatz mit den jüdischen Perspektiven auf die gesellschaftliche, geschichtlich tradierte Kulisse der Echos aus der NS-Zeit. Zunächst werden die Erfahrungen der Betroffenen im mehrheitlichen gesellschaftlichen Kontext dieser Echos aus der NS-Zeit verortet. Anschließend sollen die Herausforderungen der Professionalisierung im Bildungskontext der Sozialen Arbeit dargestellt werden, die durch die Reflexion der Bedeutung eigener kollektiver Identitäten und eine Sensibilisierung für das gesellschaftliche Erbe gekennzeichnet sind.

Die Echos aus der NS-Zeit als gesellschaftliche Kulisse jüdischen Lebens in Deutschland

Auf einem Bild, das den 104. Geburtstag einer Shoah-Überlebenden zeigt, sind 400 Nachkommen zu sehen, die sich an der Klagemauer in der Altstadt von Jerusalem zusammengefunden haben.[4] 400 Menschen, die existieren dürfen, weil diese eine Person überlebte. Diese große Nachkommenschaft, eindrucksvoll festgehalten auf einem Foto, veranschaulicht unmittelbar und schmerzhaft, wie viele Leben durch die Ermordung jedes einzelnen der sechs Millionen Juden und Jüdinnen *nicht* entstehen konnten. Wie viele interessante Menschen, die in dieser Welt einen einzigartigen Beitrag geleistet hätten, haben wir nicht kennengelernt? Dieses Bild gibt eine direkte und unmissverständliche Antwort auf verharmlosende, herabwürdigende und ignorante Diskurse bezüglich der Shoah. Es setzt einer Aussage wie „Hitler und die Nazis sind nur ein Vogelschiss in über 1000 Jahren erfolgreicher deutscher Geschichte"[5] ein klares Statement entgegen und entlarvt eine weitere Aussage Gaulands zu den Gedenkfeiern am 8. Mai

3 Bernstein: Antisemitismus an Schulen [FN 1], Kap. 3.

4 Tamar Lapin: „Holocaust survivor celebrates 104th birthday surrounded by 400 descendants", in: *New York Post*, 7.8.2019: https://nypost.com/2019/08/07/holocaust-survivor-celebrates-104th-birthday-surrounded-by-400-descendants/ (zuletzt aufgerufen am 22.6.2020).

5 „Gauland bezeichnet NS-Zeit als ‚Vogelschiss in der Geschichte'", in: *Welt*, 2.6.2018: https://www.welt.de/politik/deutschland/article176912600/AfD-Chef-Gauland-bezeichnet-NS-Zeit-als-Vogelschiss-in-der-Geschichte.html (zuletzt aufgerufen am 22.6.2020).

2020 - „Für die KZ-Insassen ist er ein Tag der Befreiung gewesen. Aber es war auch ein Tag der absoluten Niederlage, ein Tag des Verlustes von großen Teilen Deutschlands und des Verlustes von Gestaltungsmöglichkeit“[6] - als Verhöhnung der Opfer der Shoah mittels der Konstruktion der nichtjüdischen Deutschen als Opfer.

Die zahlreichen Beispiele der Bagatellisierung der Shoah auf unterschiedlichen Ebenen weisen eine ungebrochene Kontinuität fehlender persönlicher und familiär bezogener Auseinandersetzung mit der Thematik auf und werden in der deutschen Öffentlichkeit viel zu wenig durch Widerspruch aus der Mehrheitsgesellschaft skandalisiert. Der öffentliche Diskurs zeichnet sich im Gegenteil eher durch kritikloses Schweigen oder Tolerieren solcher Aussagen aus. In einer Atmosphäre, die man als stille Zustimmung bezeichnen könnte, verschieben sich die Grenzen des Sagbaren täglich, und das gerade im Zuge von Krisenzeiten wie der Corona-Pandemie, in denen sich eine Flut von Bildern und Vergleichen in Nachrichtensendungen, Zeitschriften und über soziale Medien unzählig reproduziert.

„Anne Frank wäre bei uns. Nie wieder Diktatur!“ als Slogan auf Plakaten von Impfgegner*innen bei den sogenannten Hygienedemos oder die Verunglimpfung des Virologen Christian Drosten durch eine Fotomontage, die ihn neben dem KZ-Arzt Mengele mit der Unterschrift „Trust me, I am a doctor“ zeigt, verweisen auf eine nationalsozialistische Praxis der Verwendung von Schlüsselbegriffen und symbolischen Figuren, die jeder Sinnhaftigkeit entbehrt. Ein weiteres Beispiel aus jüngster Zeit lieferte die Schauspielerin Katja Riemann, als sie in einer Talkrunde zum Thema Flüchtlingslager in Griechenland den folgenden Vergleich zog: „Wer [dort] raus darf, entscheiden nämlich die Ärzte ohne Grenzen. Das ist ja auch eine schwierige Sache, zu entscheiden, wer darf gehen und wer nicht, weißte, wie so ein Reverse-Mengele irgendwie, Entschuldigung“.[7] Die Aussage erntete nicht etwa spontane

6 Jan Sternberg: „Gauland gegen Feiertag am 8. Mai: ‚Es war auch ein Tag der absoluten Niederlage‘“, in: Redaktionsnetzwerk Deutschland (RND), 8.5.2020: https://www.rnd.de/politik/feiertag-am-8-mai-darum-ist-alexander-gauland-afd-dagegen-DGQCKQIZ5RDVJKY27ZASXC27XI.html (zuletzt aufgerufen am 22.6.2020).

7 „Flüchtlingskrise: ‚Reverse-Mengele‘“, in: *Jüdische Allgemeine*, 22.5.2020: https://www.juedische-allgemeine.de/kultur/reverse-mengele/ (zuletzt aufgerufen am 22.6.2020).

Empörung oder Kritik, sondern wurde von der Moderatorin der Sendung mit einem Lachen quittiert.

Eine solche Aneignung und plakative Verwendung nationalsozialistischer Symbolik sowie deren mediale Reproduktion maximieren nicht nur das Maß der Banalisierung millionenfachen Mordes, sondern perpetuieren auch die Nichtanerkennung der Existenz jüdischen Lebens in Deutschland. Jüdische Menschen werden nicht als Adressat*innen solcher Aussagen mitgedacht, und es wird nicht in Erwägung gezogen, was solche Aussagen bei den in Deutschland lebenden Nachkommen der Überlebenden auslösen. Denn hier geht es weder um die Opfer der Verbrechen des Mörders Mengele noch um Anne Frank, ihr Leben und ihre Ermordung, geschweige denn um das, was millionenfach andere Jüdinnen und Juden erleiden mussten, und auch nicht um die Belange oder Gefühle nachfolgender Generationen, sondern um die Instrumentalisierung der Shoah zur Erzeugung starker emotionaler Reaktionen für den eigenen Zweck. Die Wirkungen dieser Praxen auf jüdische Menschen bleiben dabei unbeachtet und werden im dominanten gesellschaftlichen Diskurs marginalisiert, wodurch der Kontext Deutschland als Land der Täter*innen tagtäglich aktualisiert und damit die Legitimität und Erwünschtheit jüdischer Präsenz in Deutschland kontinuierlich infrage gestellt wird.

Sogenannte Corona-Rebellen mit Schildern „Impfen macht frei" oder „Maske macht frei",[8] mit angehefteten Judensternen mit der Aufschrift „ungeimpft"[9] oder in Sträflingskleidung mit Gasmaske im Gesicht[10] vereinen sich mit Menschen, die durch antisemitische Parolen oder Aufschriften, teilweise chiffriert - Oberteil mit dem Aufdruck „Q" und „WWG1WGA" -, aber auch offen

8 RIAS Bayern: „Monitoringbericht #2: Antisemitismus auf ‚Corona-demos' (16. Und 17. Mai 2020)": https://www.facebook.com/notes/rias-bMaske%20macht%20freiayern-recherche-und-informationsstelle-antisemitismus/monitoringbericht-2-antisemitismus-auf-coronademos-16-und-17-mai-2020/806642946410522/ (zuletzt aufgerufen am 22.6.2020).

9 Anne-Beatrice Clasmann: „Mehr Hetze in der Corona-Krise", in: *Jüdische Allgemeine*, 27.5.2020: https://www.juedische-allgemeine.de/politik/mehr-hetze-in-der-corona-krise/ (zuletzt aufgerufen am 22.6.2020).

10 Alexander Holecek/Julian Preuten: „Corona-Demos in Köln: Staatsschutz ermittelt gegen Familienvater im Häftlings-Kostüm", in: *Kölner Stadt-Anzeiger*, 24.5.2020: https://www.ksta.de/koeln/corona-demos-in-koeln-staatsschutz-ermittelt-gegen-familienvater-im-haeftlings-kostuem-36744360 (zuletzt aufgerufen am 22.6.2020).

„gegen Rothschilds und Co“[11] Position beziehen. Das demonstrative Nebeneinander von Personen, von denen die einen sich mittels der Symbole nationalsozialistischer Stigmatisierung als Verfolgte, die anderen hingegen als Entlarver einer und „Rebellen“ gegen „eine jüdische Weltverschwörung“ gerieren, mutet absurd an, folgt aber in beiden Dimensionen ein und derselben Logik, nämlich sich als leidende Opfer zu inszenieren, die aktiv gegen „Ungerechtigkeiten“ und im Namen der Geschichte demonstrieren, damit die passive Mitläuferschaft sich nicht wiederhole. Im ersten Fall geschieht die Opferinszenierung durch die Gleichsetzung der Verfolgung und Markierung von Jüdinnen und Juden im Nationalsozialismus mit einer imaginierten eigenen Verfolgung und Stigmatisierung (nicht geimpft) durch eine angebliche Diktatur, im zweiten Fall vollzieht sie sich mittels der Verschwörungserzählung über eine jüdische Machtelite, die sich die Welt untertan machen wolle.[12]

An dieser Stelle findet sowohl eine kollektive wie auch individuelle Entkopplung der (familiären) Vergangenheit als Täter*innen oder Mitläufer*innen von den nationalsozialistischen Verbrechen statt. Das öffentliche ungenierte Spektakel der Opferinszenierung ist nur vor der Folie einer selbstkritischen nationalen Identität möglich,[13] die sich der Schuld und der Notwendigkeit der Erinnerung bewusst ist und durch die vollzogene und als erfolgreich erachtete Aufarbeitung nun einen Schlussstrich gezogen hat. Allerdings fungiert diese Art der Anerkennung von Verantwortung vielmehr als eine Form der Schuldabwehr im Sinne eines Post-Holocaust-Antisemitismus, der in der Literatur oft als „sekundärer Antisemitismus“ beschrieben wird. Vor der Kulisse angeblich hervorragender deutscher Erinnerungskultur, Aufarbeitung und schließlich Läuterung kann der „Schmodder der Vergangenheit“[14] endlich „weggewischt“ werden. Durch diese *Befreiung* sind nun nicht nur ausgelassenes Fahnenschwenken, schwarz-rot-goldene Fußballbemalungen und das Zelebrieren deutscher kollektiver Identität wieder unbefangen möglich, sondern offensichtlich sogar die unbelastete Verwendung nationalsozialistischer Vernichtungssymbolik.

11 „Monitoringbericht #2“ [FN 8].

12 Vgl. ebd.

13 Vgl. Werner Bergmann: „Sekundärer Antisemitismus“, in: Wolfgang Benz (Hg.): Handbuch des Antisemitismus, Bd. 3: Begriffe, Theorien, Ideologien, München 2010, 300 f., hier 301.

14 Bernstein: Antisemitismus an Schulen [FN 1], 315.

Der Wunsch nach einer kollektiven Entlastung geht mit der Bagatellisierung und Entkontextualisierung der Shoah einher. Dies passiert zum Beispiel durch die Benennung bestimmter Ereignisse als „Holocaust". Auf den Internetseiten des Abtreibungsgegners G. Annen, der dem rechten, evangelikalen Spektrum zugeordnet wird, findet sich folgender Satz: „Die Opfer der Nazis waren wehrhafte Menschen, die nach ihrer Geburt ermordet wurden. Die heutigen Opfer des Feminismus sind wehrlose Menschen, die vor ihrer Geburt getötet wurden und immer noch getötet werden [...] dies bezeichnen wir als MORD, denn: Das vorsätzliche ‚Zu-Tode-bringen' eines unschuldigen und auch noch wehrlosen Menschen ist MORD!"[15] Die Rhetorik der Plattform mit dem Titel „Babycaust" und dem Slogan „Früher Holocaust, heute Babycaust" beruht ausschließlich auf der permanenten Gleichsetzung bzw. dem Vergleich der Schwangerschaftsabbrüche mit der Ermordung von sechs Millionen Juden und Jüdinnen. Ähnlich wie bei der Verwendung der Bilder von Anne Frank geht es den Abtreibungsgegner*innen, die sich selbst als Lebensschützer bezeichnen, an keiner Stelle um die Opfer der Shoah oder um ein aufarbeitendes Gedenken an millionenfaches Leid, sondern einzig und allein um das Herbeiführen einer Schockwirkung zum Zwecke der Erlangung größtmöglicher Aufmerksamkeit für das eigene Thema, das in keinem rationalen Zusammenhang mit den NS-Verbrechen steht. Der Name der Website, die Wortschöpfung „Babycaust", offenbart nicht nur Unwissen in der Auseinandersetzung mit dem Begriff, sondern stellt eine Verhöhnung des Holocaust und damit aller Ermordeten, Überlebenden und Nachkommen dar. Die Website wurde wegen der Verwendung von Fotografien abgetriebener Föten und des vergleichenden Zusammenhangs mit dem Holocaust auf die Liste der jugendgefährdenden Medien genommen,[16] allerdings lediglich mit der Begründung eines nicht zu erwartenden „intellektuelle[n] Differenzierungsvermögen[s]"[17] junger Rezipient*innen. Auch hier blieben die Auswirkungen gewaltvoller Sprache und Symbolik auf jüdische Opfernachkom-

15 www.babycaust.de: „Abtreibung: ‚Schlimmer als der Holocaust'": http://www.babykaust.de/01/2019/holocaust-abtreibung/meinungsfreiheit.html (zuletzt aufgerufen am 22.6.2020).

16 Marc Liesching: „Indizierung des Internetangebotes ‚www.babycaust.de' – vs. Meinungsfreiheit", in: beck-community, 5.3.2008: https://community.beck.de/2008/03/05/indizierung-des-internetangebotes-www-babycaustde-vs-meinungsfreiheit (zuletzt aufgerufen am 22.6.2020).

17 Ebd.

men auf allen Ebenen ausgeblendet. Das bezieht sich sowohl auf die diskriminierende Sprache an sich als auch auf die Ausführungen des Gerichts, die den Begriff „Babycaust" nicht skandalisierten und implizierten, dass erwachsene Menschen den vorgeführten Zusammenhang durchaus intellektuell erfassen könnten. Die Tatsache, dass für einen Teil der Erwachsenen und auch jungen Menschen in Deutschland nicht zur Welt gekommene Kinder in einem direkten Familienzusammenhang mit ermordeten Vorfahren stehen, scheint in der Diskussion nicht zu existieren.

Ein weiteres Beispiel stellt die Plakat- und TV-Kampagne „Der Holocaust auf Ihrem Teller" der Tierschutzorganisation PETA dar, die in den USA durchgeführt wurde und auch in Deutschland starten sollte. Sie wurde noch im selben Jahr vor dem Start gestoppt und das Verbot 2012 per Gerichtsurteil bestätigt.[18] Die Plakate zeigten Bilder von zusammengepferchten KZ-Insass*innen neben Aufnahmen von dichtgedrängten Hühnern in Legebatterien oder Leichenberge jüdischer KZ-Häftlinge neben getöteten Schweinen. In der Diskussion um die Kampagne im Rahmen eines Seminars über Antisemitismus war es nicht möglich, allen Studierenden den prinzipiellen Unterschied zwischen Hühnern und Menschen bzw. die Unvergleichbarkeit von menschlicher Massenvernichtung und Massentierhaltung begreiflich zu machen.

Die Bagatellisierungen und Verhöhnungen der Shoah respektive eine Opfer-Täter-Umkehr setzen die kontinuierliche Exklusion jüdischer Perspektiven in Deutschland fort, indem sie sich über Trauma-Tradierungen, jüdische Lebens- und Erfahrungswelten und die Folgen der Reaktivierung lebensbedrohender Symbolik hinwegsetzen. Die Marginalisierung jüdischen Lebens in Deutschland manifestiert sich ferner in der Tatsache, dass Juden und Jüdinnen entweder nur als Opfer der Nationalsozialist*innen oder aber als Teile einer Weltverschwörung, also als machtvolle Herrscher und Täter, konstruiert werden. Reale Lebenswelt und alltägliches Judentum kommen in diesen Narrativen überhaupt nicht vor. Darin zeigt sich die Negation des Existenzrechts jüdischer Menschen als selbstverständlicher Teil der Gesellschaft.

18 „‚Der Holocaust auf Ihrem Teller' bleibt verboten", in: *Süddeutsche Zeitung*, 8.11.2012: https://www.sueddeutsche.de/panorama/gericht-untersagt-plakataktion-von-peta-der-holocaust-auf-ihrem-teller-bleibt-verboten-1.1517638 (zuletzt aufgerufen am 22.6.2020).

„Wie lange wollen Sie, dass wir noch leiden?"

Nach einem Vortrag über die Tradierungen der transgenerativen Traumata von Shoah-Überlebenden fragte ein nichtjüdischer Zuhörer: „Wie lange wollen Sie, dass wir noch leiden? Es ist viel zu viel erwartet, man kann es nicht vermeiden, das Wort ‚Gas' zu benutzen."[19] Er bezog sich damit auf ein Plakat der Bundeswehr, das mit dem Slogan „Gas, Wasser, Schießen"[20] wirbt und dessen Wirkung im Vortrag thematisiert wurde. Daran lassen sich zwei Perspektiven aufzeigen. Zum einen manifestiert sich in der Verwendung des Wortes „Gas" im Kontext der Bundeswehr die scheinbare Legitimation eines instrumentellen Rückgriffs auf Schlüsselbegriffe der NS-Vernichtungsmaschinerie als Aufmerksamkeit erregende Werbestrategie (vgl. auch ein weiteres Plakat der Bundeswehr: „Führen"[21]), die auf der einen Seite gezielt eben gerade durch die Verwendung dieser Schlüsselwörter bestimmte Zielgruppen ansprechen soll, sich auf der anderen Seite aber mit Verweis auf den harmlosen alltagssprachlichen Gebrauch in der Klempnerbranche (Gas, Wasser, Scheiße) gegenüber Kritik unangreifbar macht. Die andere offenbart sich in der Frage nach dem „legitimen" und anzuerkennenden Leiden. „Menschen leiden unterschiedlich, manche leiden darunter, dass ihre Familienangehörigen von den Nationalsozialisten vergast wurden, andere eben darunter, nicht mehr ‚Gas' zu sagen, wenn man damit die Opfer und ihre Nachkommen schmäht."[22] Denjenigen, die einen bestimmten Sprachgebrauch öffentlich skandalisieren, wird entweder Überempfindlichkeit und Übertreibung oder die Inszenierung als Gutmensch bzw. „Sprachpolizei" vorgeworfen. Damit werden sowohl die Grenzen normativer kommunikativer Codes als auch ihre Aushandlungsmöglichkeiten markiert. Die Abwehrhaltung respektive die Verweigerung, jüdische Wahrnehmung

19 Julia Bernstein: „Der schwierige Umgang mit dem Erbe", in: *Jüdische Allgemeine*, 27.1.2020: https://www.juedische-allgemeine.de/kultur/der-schwierige-umgang-mit-dem-erbe/?q=der%20schwierige%20umgang%20mit%20dem%20erbe (zuletzt aufgerufen am 22.6.2020).

20 Daniel Dillmann: „Bundeswehr wirbt mit Plakat ‚Gas, Wasser, Schießen' für die deutsche Armee", in: *tz*, 24.6.2019: https://www.tz.de/welt/bundeswehr-wirbt-plakat-gas-wasser-schiessen-deutsche-armee-zr-12352318.html (zuletzt aufgerufen am 22.6.2020).

21 Till Eckert: „#Führen-Kampagne: Die Bundeswehr kann nicht mit Sprache umgehen", in: *ze.tt*, 8.8.2018: https://ze.tt/fuehren-kampagne-die-bundeswehr-kann-nicht-mit-sprache-umgehen/ (zuletzt aufgerufen am 22.6.2020).

22 Bernstein: „Der schwierige Umgang mit dem Erbe" [FN 19].

belasteter (Alltags-)Sprache zu achten und sie damit als integralen, erwünschten und aktiven Teil der normativen gesellschaftlichen Landschaft anzuerkennen, gründen zum einen auf dem Privileg der Dominanzgesellschaft, sich nicht zwingend mit dem Sprachgebrauch und dessen Auswirkungen auf unterschiedliche gesellschaftliche Akteur*innen auseinandersetzen zu müssen, zum anderen aber vor allem darauf, dass eine Anerkennung eine „hinderliche Zumutung"[23] darstellen würde, weil sich dadurch der Dominanzanspruch bezüglich der Deutungshoheit und somit die Macht über das, was sagbar ist und was nicht, verschieben würde. Damit geht eine Opfer-Täter-Umkehr einher, die die ursächliche Problematik verschleiert oder unsichtbar macht: die Bagatellisierung von gegenwärtigem und früherem verfolgungsbedingtem Leiden einerseits und die nahtlose Weiterverwendung sowohl subtiler als auch offensichtlicher antisemitischer oder nationalsozialistischer Symbolik andererseits, die sich über Sprache und unwidersprochen Sagbares kontinuierlich reproduziert.

Es scheint naheliegender, Überempfindlichkeiten oder übertriebene Political Correctness zu verhandeln, als die konkret stattfindende Verletzung jüdischer Menschen wahrzunehmen und anzuerkennen. Aber „jedes Echo aus der Nazizeit bringt die Vergangenheit, die aufgearbeitet worden zu sein in Deutschland gemeinhin beansprucht wird, ins Hier und Jetzt und legt damit die Frage der jüdischen Präsenz und Zukunft in Deutschland offen."[24] Die Echos aus der NS-Zeit und die vielfältigen, oft als legitime Meinung geäußerten Formen des Antisemitismus stellen eine mächtige Grundreizstimmung her, mit der jüdische Menschen tagtäglich an unterschiedlichen Orten und in unterschiedlichen Situationen konfrontiert werden. Eine jüdische Schülerin hat das als Nieselregen beschrieben: „Du denkst, es ist nur ein Tropfen, aber du kommst nach Hause und das ganze Haar ist nass." Viele Beispiele für diesen „Nieselregen" machen deutlich, „wie sich eine gewisse Ignoranz gegenüber den Opfern der Shoah [und ihren Nachkommen] in Deutschland normalisiert hat."[25]

---

23 Julia Bernstein/Florian Diddens: „Judenfeindschaft und Rechtspopulismus: Forschungsergebnisse zum Alltag von Jüdinnen und Juden in Deutschland", in: Zentralrat der Juden in Deutschland (Hg.): Perspektiven jüdischer Bildung: Diskurse - Erkenntnisse - Positionen, Bd. 2, Berlin/Leipzig 2019, 349-366, hier 362.

24 Bernstein: „Der schwierige Umgang mit dem Erbe" [FN 19].

25 Bernstein: Antisemitismus an Schulen [FN 1], 365.

Die Betreiber der Brillenläden „Six Million Glasses" änderten erst nach mehr als zehn Jahren und gehäuften kritischen Hinweisen den Namen ihrer Geschäfte: Sie waren sich der Assoziation der sechs Millionen Brillen mit den sechs Millionen Opfern der Shoah oder mit den Bildern von Brillenhaufen, die den Ermordeten im KZ Auschwitz gehörten, nicht bewusst.[26] Desgleichen „entdeckte" der Besitzer eines Karussells erst nach der öffentlichen Skandalisierung, dass sein neues Fahrgeschäft mit dem Namen „Adlerflug" aus rotierenden Hakenkreuzen bestand.[27] Auch unter den Mitarbeitenden des Freizeitparks und bei den zahlreichen Sicherheitsprüfungen war scheinbar niemandem die Nazisymbolik aufgefallen. Bei einem weiteren Beispiel für den „Nieselregen" warb eine Zeitung mit der Titelstory „Walter und Inge seit 75 Jahren verheiratet - Ein Kuss auf die ewige Liebe"[28] und platzierte prominent ein Foto des jungen Paares, auf dem Walter in Wehrmachtsuniform mit etlichen Abzeichen posiert. In dem Artikel werden die Zeit des NS-Regimes und die offensichtliche Beteiligung des Paares im Sinne einer Gauland'schen Vogelschiss-Logik ignoriert. Kontinuität idyllischer Liebe erzeugt somit eine Kontinuität der Ignoranz der Nazisymbolik.

Auch im pädagogischen Rahmen, in Schulen oder Hochschulen, häufen sich die Fälle der Echos aus der NS-Zeit. In einer Besprechung des interkulturalitätspädagogischen Fortbildungsangebots für Lehrkräfte fiel der angedachte Titel der Fortbildung „Jedem das Seine" nur einer unter fast 30 Personen negativ auf. In einem anderen Fall postete ein Student der Sozialen Arbeit in einer dem Rassismus-Seminar geltenden WhatsApp-Gruppe ein Foto, das eine Apfelweinflasche der Firma „Heil" zeigt, mit dem Kommentar „schmeckt". Das Posting erfolgte unmittelbar nach

---

26 Adi Rosenberg: „‚Six Million Glasses' Hamburg store blasted for insensitive name", in: *Ynetnews*, 02.16.18: https://www.ynetnews.com/articles/0,7340,L-5116528,00.html (zuletzt aufgerufen am 22.6.2020), sowie Bernstein: Antisemitismus an Schulen [FN 1], 364.

27 Beate Wild: „Aus für Hakenkreuz-Karussell", in: *Süddeutsche Zeitung*, 20.8.2019: https://www.sueddeutsche.de/panorama/hakenkreuz-karussell-freizeitpark-adlerflug-1.4570063 (zuletzt aufgerufen am 22.6.2020).

28 Schlamassel Muc: „Liebessause in der Vernichtungspause: tz ziert Zeitungskästen mit nettem Wehrmachtsonkel", 25.6.2019: http://schlamassel.blogsport.de/2019/06/25/liebessause-in-der-vernichtungspause-tz-ziert-zeitungskaesten-mit-nettem-wehrmachtsonkel/ (zuletzt aufgerufen am 22.6.2020).

dem Vortrag eines Shoah-Überlebenden. Direkt danach verließ der Student die Gruppe. Zuvor hatte er sich bei vielen Gelegenheiten während des Semesters als Antirassist und vielgereister Weltbürger inszeniert. Er zog sowohl die Bemerkung über den historischen Gehalt solcher Firmennamen als auch die Möglichkeit der gleichzeitigen unterschiedlichen Lesarten ins Lächerliche: Man würde Menschen wegen ihres Familiennamens „Heil" eine problematische Identität unterstellen. Während im genannten Beispiel die jüdische Wahrnehmung und ihre Artikulation bezüglich eines belasteten Begriffs schlicht unakzeptiert bleibt, als lächerlich und damit als vernachlässigbar dargestellt wird, der Student sich selbst als Opfer einer Sprachpolizei inszeniert, werden in anderen Fällen Tabubrüche gezielt genutzt, um andere, zum Beispiel die gegnerische Fußballmannschaft, zu verhöhnen. So wurden erst in Italien, dann auch in Leipzig Aufkleber in Umlauf gebracht, die Anne Frank in den jeweiligen gegnerischen Trikots zeigen. Damit sollten in völliger Entkopplung von nationalsozialistischer Historie die Gegner als Opfer verspottet werden. Zwar wurden sowohl in Rom als auch in Leipzig Konsequenzen gezogen und öffentlich eine Distanzierung von der Verhöhnung Anne Franks und dem offensichtlichen Antisemitismus bekundet, die Banalisierung der Shoah respektive die Verletzung der Gefühle jüdischer Menschen in der Gegenwart wurde jedoch auch in diesem Zusammenhang nicht thematisiert. An diesen Beispielen wird dreierlei sichtbar: ein fehlendes Problembewusstsein, eine kontinuierliche Ignoranz gegenüber jüdischen Menschen und die Annahme über die eigene Unverfänglichkeit.

Die im Jahr 2019 um 13 Prozent gestiegene Anzahl antisemitischer Straftaten[29] verdichtet die jüdische Kontinuitätserfahrung eines allgegenwärtigen Antisemitismus, der sich in Form eines physischen Angriffs oder als verbal geäußerte Vernichtungsfantasie zu jeder Zeit und in jeder beliebigen Situationen offenbaren kann. Während also die antisemitische Diskriminierungserfahrung für einen Teil der Bevölkerung ein konstantes Element der alltäglichen Lebenswelt und damit eine permanent zu bewältigende Bedrohungssituation darstellt, erscheinen für den anderen Teil „antisemitische Angriffe als ‚plötzliche' Ereignisse, und das immer

29 Bundeskriminalamt: „Politisch motivierte Kriminalität - Bundesweite Fallzahlen 2019", 27.5.2020: https://www.bka.de/SharedDocs/Downloads/DE/UnsereAufgaben/Deliktsbereiche/PMK/2019PMKFallzahlen.html (zuletzt aufgerufen am 22.6.2020).

wieder".[30] Dies drückt sich unter anderem in dem immer wieder bemühten Narrativ des verwirrten oder psychisch für nicht stabil erklärten Einzeltäters aus. Den Ereignissen folgen in der Regel kurze Entrüstung und öffentliche Solidaritätsbekundungen (vgl. den Anschlag in Halle 2019), oder es werden skandalisierte Werbekampagnen gestoppt, Entschuldigungen oder Rechtfertigungen ausgesprochen.

Dieses Phänomen folgt der Logik, dass die Aufarbeitung der NS-Zeit für einen großen Teil der deutschen Bevölkerung als erfolgreich abgeschlossenes Kapitel gilt. Die Anerkennung eines nie verschwundenen Antisemitismus würde diesen als gelungen wahrgenommenen Prozess[31] mindestens infrage stellen, wenn nicht als gescheitert vorführen und in der Folge den Wunsch nach einem Schlussstrich als ein Element der kontinuierlichen Entlastungsbemühungen entlarven. Diesen Schlussstrich will ein Drittel der deutschen Bevölkerung ziehen.[32] 81 Prozent wünschen sich, die „Geschichte der Judenverfolgung ‚hinter sich [zu] lassen'",[33] und 41 Prozent meinen, dass Juden zu viel über den Holocaust reden würden.[34] Laut einer CNN-Studie wissen in Deutschland 40 Prozent der 18- bis 34-Jährigen entweder wenig oder sogar gar nichts über den Holocaust.[35] Und europaweit gesehen hat „[e]twa jeder

30 Bernstein/Diddens: „Judenfeindschaft und Rechtspopulismus" [FN 23], 350.

31 Vgl. ebd.

32 Deutsche Welle: bundesweite Umfrage „75. Jahrestag der Befreiung von Auschwitz", 24.1.2020: https://www.infratest-dimap.de/umfragen-analysen/bundesweit/umfragen/aktuell/75-jahrestag-der-befreiung-von-auschwitz/ (zuletzt aufgerufen am 22.6.2020).

33 Steffen Hagemann/Roby Nathanson: Deutschland und Israel heute. Verbindende Vergangenheit, trennende Gegenwart?, hg. v. Bertelsmann Stiftung, 2015, 22 f.: https://www.bertelsmann-stiftung.de/fileadmin/files/BSt/Publikationen/GrauePublikationen/Studie_LW_Deutschland_und_Israel_heute_2015.pdf (zuletzt aufgerufen am 22.6.2020).

34 Bernhard Weidenbach: Umfrage in Deutschland zur Zustimmung zu antisemitischen Aussagen 2019 6.2.2020: https://de.statista.com/statistik/daten/studie/1041402/umfrage/umfrage-in-deutschland-zur-zustimmung-zu-antisemitischen-aussagen/ (zuletzt aufgerufen am 22.6.2020).

35 Kantor Center For the Study of Contemporary European Jewry: Antisemitism Worldwide 2019 and the beginning of 2020, 29: https://en-humanities.tau.ac.il/sites/humanities_en.tau.ac.il/files/media_server/humanities/kantor/Kantor%20Center%20Worldwide%20Antisemitism%20in%202019%20-%20Main%20findings.pdf (zuletzt aufgerufen am 22.6.2020).

20. Europäer [...] sogar noch nie etwas über die systematische Vernichtung der Juden durch die Nationalsozialisten gehört".[36]

Aus der Perspektive der Betroffenen „mutet es absurd an, dass sie regelmäßig [...] Vernichtungsphantasien hören, die Öffentlichkeit aber jedes Mal empört und ungläubig auf solche Äußerungen reagiert, wenn sie bekannt werden".[37] Betroffene fungieren an dieser Stelle im Sinne des antisemitischen Narrativs vom Juden als harmoniestörendem Wesen als diejenigen, die gerade durch ihr Betroffensein genau das Gegenteil dessen beweisen, was im dominanten Aufarbeitungsdiskurs als gelungen vollzogen verhandelt wird. Das bedeutet, dass es in einer Gesellschaft, in der antisemitische Handlungen oder Sprechakte konsensuell als in hohem Maße tabuisiert gelten und gleichzeitig das Narrativ der erfolgreichen Aufarbeitung mehrheitlich internalisiert ist, die Wahrnehmung und Anerkennung einer antisemitischen Kontinuität aus jüdischer Perspektive nicht geben darf, da dies den Aufarbeitungsdiskurs infrage stellen bzw. eine Kontinuität der Echos aus der NS-Zeit im Spiegel der eigenen kollektiven deutschen Identität konturieren und sichtbar machen würde. Juden werden historisiert, wie die Beschreibung der Shoah-Überlebenden der Zweiten Generation Ayelet „wir Juden [sind] ja alle tot"[38] es zum Ausdruck bringt. Umso schmerzhafter für die Betroffenen sind die ihnen gegenüber geäußerten Vernichtungsfantasien, weil sie daran erinnern, dass sie in Deutschland, im Land der Täter*innen leben.

Sprechakte, die direkt oder indirekt auf die Vernichtungsmaschinerie der Nationalsozialisten rekurrieren, werden innerhalb eines eigentlich tabuisierten Bereichs nur auf die Weise möglich, dass sie entweder als Witze getarnt sagbar werden oder durch die Verwendung einer bestimmten Symbolik kontextuell ihre Wirkkraft entfalten. So weist ein Mann seine jüdische Nachbarin darauf hin, dass sie zwar für das Streichen einer Wand im Garten eine behördliche Erlaubnis benötige, aber wiederum das hier - er deutet auf einen rauchenden Schornstein - für sie kostenlos sei.[39]

---

36 CNN-Studie „Viele junge Deutsche wissen nichts oder wenig über den Holocaust", 28.11.2018: https://www.zeit.de/gesellschaft/zeitgeschehen/2018-11/cnn-studie-holocaust-antisemitismus-deutsche-geschichte-wissen-bildung und https://edition.cnn.com/interactive/2018/11/europe/antisemitism-poll-2018-intl/ (alle zuletzt aufgerufen am 22.6. 2020).

37 Bernstein: Antisemitismus an Schulen [FN 1], 351.

38 Ebd., 89.

39 Vgl. ebd., 353.

In einem anderen Fall erzählt eine Frau von einem Gespräch mit einem Anwalt, der sich nach der genauen Schreibweise ihres Nachnamens erkundigt (Hartman mit einem oder zwei „n") und ihr auf Nachfrage, weshalb das wichtig sei, über seinen Witz schmunzelnd, erklärt: „Na ja, mit zwei n bleiben Sie hier, mit einem gehen Sie nach Auschwitz".[40]

Laut der Studie „Antisemitismus an Schulen in Deutschland" sehen sich vor allem junge Betroffene in derartigen Situationen gezwungen, mitzulachen oder sich zumindest die Verletzung nicht anmerken zu lassen, da sie sonst als „Spielverderber" (vgl. harmoniestörendes Wesen) das Maß ihrer Vulnerabilität noch erhöhen könnten. Aus den Antworten der Jugendlichen, die in der Studie nach ihren Reaktionen gefragt wurden, wird ersichtlich, dass in vielen Fällen der Schock und die Verletzung in der Situation so groß sind, dass sie gar nicht in der Lage sind, etwas zu entgegnen: „Denn der Betroffene wird daran ‚erinnert', dass er wie seine ‚Vorfahren' als Jude zum Objekt eines antisemitischen Vernichtungswillens werden kann".[41]

Die Fülle der vorangegangenen Beispiele und Situationen und auch das Gefälle zwischen dominanten und marginalisierten Diskursen machen deutlich, dass die kontinuierliche Reproduktion von Echos aus der NS-Zeit und deren Auswirkungen auf jüdisches Leben in Deutschland nicht im Vordergrund der gesellschaftlichen Auseinandersetzung stehen und gleichzeitig eine belastende Kulisse für jüdische Menschen in Deutschland darstellt. Im gesellschaftlichen Diskurs über kollektive Identitäten und im Laufe der Professionalisierung im Bildungskontext der Sozialen Arbeit werden jüdische Perspektiven nur selten wahrgenommen und berücksichtigt.

Die Holocaustforschung wurde viele Jahre von Wissenschaftler*innen dominiert, die selbst Nachkommen der Mitläufer*innen und Täter*innen waren. Es existieren bis heute kaum Studien, die sich mit dem Thema Antisemitismus aus Sicht der Betroffenen befassen. Die Perspektive der Betroffenen in Bezug auf antisemitische Diskriminierungen und Angriffe stellt ein Desiderat in der deutschen Sozialforschung dar. Der Antisemitismus wird traditionell von nichtjüdischen Wissenschaftler*innen beforscht, die Wahrnehmungen von und die Auswirkungen des Antisemitismus

40 Ebd., 356.
41 Ebd., 352.

auf Juden und Jüdinnen standen bisher kaum im Fokus des Interesses. Dieser Praxis liegt unter anderem die Annahme zugrunde, Betroffene wären im Gegensatz zu Nichtbetroffenen übersensibel, weniger objektiv und sachlich oder neigten zu „Opfermentalität". Dass die tradierte, beschwiegene Mitläufer- oder Täterschaft auf keinen Fall als objektiv oder neutral betrachtet werden kann, wurde lange Zeit außer Acht gelassen. Durch die Erforschung des Antisemitismus als abstraktes Phänomen findet bei nichtjüdischen Personen eine Entkopplung der (Familien-)Geschichte von der nationalsozialistischen Vergangenheit und damit auch von den Täter*innen oder Mitläufer*innen in der eigenen Familie statt. Dies ermöglicht nichtjüdischen Forscher*innen oder auch Studierenden, sich in der Sache als sachlich, scheinbar neutral oder objektiv zu definieren. Die Betroffenheit der einen als jüdische Opfer oder Nachkommen der Opfer fungiert damit als diskursives Ausschlusskriterium, während die Betroffenheit und Nachkommenschaft der anderen sich über den Umweg der Entkopplung von der eigenen Geschichte in angenommene Unverfänglichkeit verwandelt und in der Folge als Legitimation der Deutungshoheit konstruiert wird.

Erfahrungen in einem Seminar zu Auswirkungen der Shoah

Besonders im Laufe der Professionalisierung im Bildungskontext ist die Auseinandersetzung mit den Echos aus der NS-Zeit unverzichtbar, sie findet allerdings nur selten statt. So entstand ein Seminar zu „Auswirkungen der Shoah und anhaltenden gesellschaftlichen Diskriminierungserfahrungen" im Rahmen eines Moduls über Ungleichheitslagen und Diskriminierungserfahrungen im Studiengang Soziale Arbeit der Frankfurt University of Applied Sciences. Die Teilnehmenden erlernen in Grundzügen die Methode des narrativen Interviews und führen dann selber Interviews durch. Neben der Heranführung an die Forschungsmethode liegt hier der Fokus zum einen auf der Sichtbarmachung jüdischer Identitäten und der jahrelangen Unterschätzung der in die nachfolgenden Generationen tradierten Traumata von Shoah-Überlebenden, zum anderen auf der Sensibilisierung (nichtjüdischer) Studierender für das Verständnis jüdischer Identitäten in der Gegenwart, insbesondere wenn die Betroffenen im Land der Täter*innen leben.

Auf der Grundlage der Auseinandersetzung mit der eigenen Familiengeschichte bzw. der tradierten Muster in der familiären

Erinnerungsarbeit, also des Erzählens oder Schweigens in der Familie, findet eine Sensibilisierung hinsichtlich der Komplexität der zugrunde liegenden Faktoren statt, die die Kontinuität antisemitischer Haltungen und Handlungen bedingen. Dabei stehen die Perspektiven der Betroffenen immer im Mittelpunkt. Das gelingt zum einen über die narrativen Interviews mit Shoah-Überlebenden oder Nachkommen der Zweiten bzw. Dritten Generation, im Rahmen derer die Studierenden den jüdischen Lebensgeschichten und damit den individuellen Lebenswelten der Personen sehr nahe kommen. Zum anderen folgen immer wieder Zeitzeugen oder Juden und Jüdinnen der nachfolgenden Generationen der Einladung in das Seminar, um dort aus ihrem Leben zu erzählen. Der Erkenntnis, dass es in Familien ein zu differenzierendes Leiden ebenso gibt wie ein unterschiedlich basiertes Schweigen, kommt dabei eine besondere Bedeutung zu. Sie ist allerdings nur möglich, wenn gleichzeitig eine Auseinandersetzung mit der eigenen Familiengeschichte bezüglich der Verstrickungen als Täter*innen oder Mitläufer*innen in Gang gesetzt wird.

Der Transfer, ausgehend von der Bedeutung individueller Geschichten und Tradierungen hin zur Konstituierung und Konstruktion kollektiver Identitäten, wird durch eine theoretische Auseinandersetzung mit Literatur zum Thema gerahmt. Überdies werden die Studierenden aufgefordert, die Übertragbarkeit der Erkenntnisse über die transgenerationale Weitertradierung eines Traumas auf andere von Traumata betroffene Gruppen zu reflektieren respektive die eigene Haltung bei Interaktionen mit diskriminierungserfahrenen Personen in der Sozialen Arbeit zu hinterfragen. Schließlich werden die Herausforderungen in der Professionalisierung der Studierenden durch eine Sensibilisierung für das gesellschaftliche Erbe und die Bedeutung eigener kollektiver Identitäten reflektiert.

Die zuvor beschriebenen Kontinuitäten des antisemitischen Ressentiments, die lauter werdenden Schlussstrichforderungen und die umcodierten Ausdrucksformen antisemitischer Weltbilder in der Öffentlichkeit in Sagbares (zum Beispiel als salonfähige Israelkritik)[42] spiegeln sich in den intensiven Auseinandersetzungen mit der Abwehr der Studierenden die eigene familiäre und kollektive Geschichte betreffend und als Sehnsucht nach einer

42 Bernstein/Diddens: „Judenfeindschaft und Rechtspopulismus" [FN 23], 350.

unbelasteten deutschen Identität wider. Das zeigt auch die Auswertung der Aussagen der Studierenden, die im Rahmen einer Seminaraufgabe gebeten wurden, die eigenen Assoziationen und Gedanken zu unterschiedlichen Positionen und Positionierungen sowohl jüdischer als auch nichtjüdischer Personen sowie zu den beschriebenen Situationen und Gefühlen deutscher Identität schriftlich festzuhalten.

In den Aussagen finden sich neben der zentralen Erkenntnis, dass in den meisten Familien über die eigene familiäre Beteiligung am kollektiven Verbrechen des Holocaust nach wie vor geschwiegen wird, häufig Formulierungen, die einen starken Wunsch nach Entlastung von einem kaum offen artikulierten Schuldgefühl als Grundstimmung ausdrücken. Damit geht die mehrfach geäußerte Kritik an einer als übertrieben empfundenen Behandlung des Nationalsozialismus im schulischen Bildungskontext einher, verbunden mit dem Hinweis, dass für die Auseinandersetzung mit den Geschichten nichtjüdischer Opfer der Nationalsozialisten deshalb zu wenig Raum bliebe (zum Beispiel: „Warum muss man immer wieder nur über Juden sprechen?"). Während auf der einen Seite die Antworten der Studierenden in vielen Fällen auf eine Identifikation mit den Verletzbarkeiten der nachfolgenden Generationen jüdischer Überlebender hindeuten, die sich zum Teil darauf gründet, dass auch in der eigenen Familie Menschen in Konzentrationslagern ermordet wurden und sich Ähnlichkeiten in der familiären Tradierung offenbaren, weisen andere Antworten darauf hin, dass man ja bei aller Schuld auch nicht vergessen dürfe, wie viel Gutes in Deutschland nach 1945 entstanden sei, und dass ein Soldat der Wehrmacht nicht automatisch ein Nazi gewesen sei: „Auch jetzt bedeutet Deutschland nicht [gleich] NS. Die Geschichte gehört zu Deutschland, aber es hat sich in vielerlei Hinsicht zu einem tollen Land entwickelt." Ein Nationalstolz, der sich in anderen Ländern unter anderem im unbeschwerten Umgang mit nationalen Symbolen wie Flagge und Hymne insbesondere im Kontext Fußball ausdrückt, sollte in Deutschland ohne die ständige Erinnerung an die belastete Vergangenheit wieder möglich sein.

Die Exklusion jüdischer Haltungen zu diesem Thema findet in den Aussagen ihren Ausdruck darin, dass es jedem selbst überlassen sei, ob man sich mit der schwarz-rot-goldenen Flagge identifizieren und die Hymne mitsingen will oder nicht. Die Möglichkeit, dass Sprache, Musik und Symbole triggernde Wirkung haben können und es in diesen Situationen nicht immer um die freie oder rational begründbare Entscheidung geht, etwas mitzumachen oder sich abzugrenzen, wird hier nicht in Betracht gezogen oder ausgeblendet. In einigen Statements beschreiben Studierende, dass sie auch trotz unangenehmer Gefühle gegenüber der deutschen Hymne oder anderer Symbolik „mitfeierten", um nicht als „Spielverderber" dazustehen oder sich rechtfertigen zu müssen, warum sie denn in Deutschland leben würden, wenn sie sich doch zu Grundsymbolen der Nation unwohl fühlten. Folgende Aussage unterstreicht dieses Verhalten: „Was macht einen Deutschen aus? Wenn ich mich an dem Ort und in einem Land nicht wohlfühle, warum lebe ich hier?"

Das bedeutet, dass über eine scheinbare Rationalisierung, die ausschließlich auf Basis einer nichtjüdischen Sicht stattfindet, aber als allgemeingültig wahrgenommen wird, eine Identifikation mit deutschnationalen Ausdrucksformen verlangt bzw. vorausgesetzt wird. Aus jüdischer Perspektive wird an dieser Stelle nicht nur die Tatsache, dass diese Symbolik direkt mit der Ermordung von sechs Millionen Menschen und damit auch der Dezimierung eines großen Teils des gegenwärtigen jüdischen Lebens verknüpft ist, bagatellisiert, sondern es manifestiert sich überdies eine Forderung, sich mit der Gesellschaft der (Ex-)Täter*innen zu solidarisieren und sogar zu identifizieren. Eine nichtjüdische Studentin äußert sich nach dem vierstündigen Seminar folgendermaßen: „Jetzt habe ich endlich verstanden, ich muss kein schlechtes Gewissen haben." Sie funktionalisiert die Auseinandersetzung mit jüdischen Perspektiven für eine Legitimation der persönlichen oder auch kollektiven Entlastung. Wenn eine andere Studentin davon spricht, dass „wir den Schmodder der Vergangenheit endlich wegwischen können", stellt sich die Frage, wer mit diesem „wir" gemeint ist. Ebenso verhält es sich mit der Frage „Wie lange wollen Sie, dass wir noch leiden?" Die Parallele zwischen dem „Schmodder der Vergangenheit" und dem „Vogelschiss in der deutschen Geschichte" ist eindeutig. Ebenso eindeutig wird in diesen Aussagen die Anerkennung der Präsenz von Juden und Jüdinnen und ihre Teilhabe an deutschen Diskursen ausgeschlossen. In diesem „wir" kommen Jüdinnen und Juden schlicht nicht vor.

Eine jüdische Frau beschreibt ihre Verletzbarkeit angesichts ihrer Empfindungen, wenn sie „Deutsche" über den Holocaust reden hört: „Ich möchte es manchmal am liebsten verbieten, da ich das Gefühl habe, dass sie niemals auch nur ansatzweise nachempfinden können, was ich empfinde." An anderer Stelle bringt sie ihr Unwohlsein gegenüber dem typisch Deutschen (Oktoberfest, Schlager oder Fasching) zum Ausdruck und wie schwer es ihr fällt, ihren Kindern deutsche Kindergedichte vorzulesen. Aus den Reaktionen darauf lässt sich eine sofortige Abwehr ablesen. Diese gründet bei den meisten Studierenden auf einem als übergriffig und bevormundend empfundenen Sprachverbot oder sie offenbart sich in einer Abwertung, bei der die Gefühle der betroffenen Person bagatellisiert und ins Lächerliche gezogen werden: „Allgemein finde ich diese Statements sehr abneigend gegenüber der deutschen Bevölkerung und den ‚Deutschen'. Ich empfinde diese Abneigung als ‚nicht gut'. Ein Mensch mit solchen Gefühlen muss sehr unglücklich sein." Die Abwertung erfolgt über das ironische Mitleid für eine sehr unglückliche Person und der gleichzeitigen Individualisierung bzw. Pathologisierung ihrer Aussagen aufgrund der Unglück produzierenden Opfermentalität, bedingt durch ihre persönliche Übersensibilität zum Thema.

Die vorliegenden Statements und die Aussagen dazu sind nicht nur durch Unsicherheiten bezüglich der Benennbarkeit und Besprechbarkeit eigener emotionaler Lagen und familiär bedingter Shoah-Bezüge charakterisiert. Zusammen ergeben sie ein Bild der Lebenswelten respektive der Weltbilder jüdischer und nichtjüdischer Studierender. Dabei wird sichtbar, dass es ein Bedürfnis nach offener Kommunikation und weiterer Auseinandersetzung gibt. Auch der Sensibilisierungsprozess vieler Studierender wird deutlich: „Ich denke, dass durch die Schuldzuweisung auf eine Person bzw. auf eine Generation wir alle es schaffen, uns der Verantwortung zu entziehen. Aber auch die Annahme, dass wir (die jetzige Generation) überzeugt davon sind, niemals so zu handeln, führen zu dieser Entkopplung. Das wäre vielleicht ein Ansatz, um dieses Phänomen zu erklären." Obwohl auch in dieser Aussage sich das Wort „alle" offensichtlich nur auf nichtjüdische Personen bezieht, wird der Reflexionsprozess der/des Studierenden sichtbar und daran anknüpfend die Relevanz des Seminars für die Professionalisierung in der Sozialen Arbeit deutlich.

Das Seminar bietet die Möglichkeit, in diesem Sensibilisierungsprozess zu bleiben und einen Raum offen zu halten, in dem gefragt und gesprochen werden darf, und wo die Bedeutung jüdischer Perspektiven im mehrheitsgesellschaftlichen Diskurs durch den Grundsatz verstetigt wird, dass zu jeder Zeit jüdische Identitäten und die Lebenswelten Betroffener im Vordergrund stehen. Viele der Aussagen zu den Statements beziehen sich auf eine Unsicherheit im Sprechen über sensible Themen und die Angst, etwas Falsches, Verletzendes, Exkludierendes oder gar Diskriminierendes zu sagen. Darin spiegelt sich nicht zuletzt die wirksame Ächtung eines öffentlichen Antisemitismus, allerdings vornehmlich als Angst, „als rassistisch oder antisemitisch abgestempelt zu werden, ohne dass man es so gemeint hat", wie es häufig von den Studierenden ausgedrückt wird.

Es stellt eine pädagogische Herausforderung dar, verständlich zu machen, dass eine zuhörende Haltung gegenüber Betroffenen und Zivilcourage bedeutsamer sind als die permanente Auseinandersetzung mit der „korrekten" Wortwahl, vor allem, wenn dadurch eine Lähmung einsetzt, die verhindert, dass in diskriminierenden Situationen eindeutig und bestimmt reagiert werden kann.

Die narrativ-biografischen Zugänge zum Thema eröffnen den Studierenden eine Möglichkeit der fruchtbaren Auseinandersetzung und der persönlichen Erkenntnisse in Bereichen, die für sie in der Praxis der Sozialen Arbeit eine zentrale Rolle spielen werden. Der Wille zum Weiterdenken und die Einsicht der meisten Studierenden in die Notwendigkeit der Beschäftigung mit der eigenen Geschichte können und sollten einen Beitrag gegen antisemitische Kontinuitäten im gesamtgesellschaftlichen und politischen Kontext leisten. Zu dieser Auseinandersetzung sollten auch die Beschäftigung mit jüdischem Leben in Deutschland und ein Grundwissen darüber gehören. Denn die historisierende Wahrnehmung der hierzulande lebenden Jüdinnen und Juden verhindert eine gleichberechtigte Teilhabe an Gegenwartsdiskursen oder, wie es eine Betroffene formuliert hat: „Für viele sind Juden schon eine Geschichte in schwarz-weiß. Und dann kommst du (realer Mensch) mit deinen Problemen und Schwierigkeiten und es ‚verdirbt' dieses eindimensionale museale Holocaustbild, die Geschichte in schwarz-weiß".[43]

---

43 Julia Bernstein: Food for Thought. Transnational contested identities and food practices of Russian-speaking Jewish migrants in Israel and Germany, Frankfurt a. M. 2010, 363.

Moshe Teller

Papa, mir geht's heute nicht besonders gut …
Holocaust-Überlebende und ihre Kinder: eine klinische Perspektive

Da die Generation der überlebenden Eltern bedauerlicherweise verschwindet, stehen viele Nachkommen vor einer kritischen und herausfordernden Phase ihres Lebens. Sie stellen sich grundlegende Fragen, von denen sie befürchten, dass sie niemals beantwortet werden, wenn sie sie jetzt nicht stellen: Haben sie in den Augen ihrer Eltern genug getan und erreicht? Was wird von ihnen erwartet, jetzt, wo ihre Eltern noch da sind, und später, nach deren Tod? Sie sind nicht einfach nur die nächste Generation, sie sind der Beweis dafür, dass Hitler letzten Endes nicht gesiegt hat. Worin besteht dieses Erbe der Überlebenden, und wie tragen sie es weiter?[1] Haben sie hinreichend Fähigkeiten, auch die physische und emotionale Ausdauer, dieses Erbe zu tragen und an die nächsten Generationen weiterzugeben? Das Erbe, das ein wesentlicher Bestandteil ihrer Identität ist? Das Erbe, das die Nachkommen eines überlebenden Elternteils kennen sollten; ein Erbe, das stillschweigend weitergegeben wurde: die Geschichte ihrer Eltern?

In diesem Beitrag versuche ich Antworten auf diese Fragen anhand von Fallstudien und meiner täglichen Begegnungen mit der Zweiten Generation, den Kindern Überlebender, zu geben. Allerdings bleibt zu befürchten, dass am Ende mehr Fragen als Antworten übrig bleiben. Ob uns das gefällt oder nicht, es ist unser Erbe und wir müssen Wege finden, es anzunehmen, es zu tragen und an die nächsten Generationen weiterzugeben, damit der Holocaust nicht in Vergessenheit gerät.

Das Erbe

Eine Holocaust-Überlebende, um die sich eine jüdische Organisation über viele Jahre gekümmert hatte, hielt in ihrem Testament als Zeichen der Dankbarkeit für all die harte Arbeit der Organisation fest, dass diese ihr Haus - mit all seinem Innenleben - bekommen sollte. Dabei hinterließ sie sehr klare Anweisungen: Wäh-

1 „Ich bin der Nachkomme der Verfolgten, das Herz, ihre bitteren Erinnerungen", vgl. Yehuda Bauer et al. (Hg.): Remembering for the future, Bd. 1: Working Papers and Addenda. Jews and Christians during and after the Holocaust, Oxford 1989, 526.

rend die Organisation mit dem ihr vermachten Haus tun konnte, was sie für richtig hielt, um anderen Überlebenden und Flüchtlingen zu helfen, sollte der gesamte Inhalt entsorgt und nichts geöffnet werden. Nach ihrem Ableben und als alle Papiere unterschrieben waren, fand das designierte Team ein verwahrlostes Haus vor, das seit Jahren nicht mehr instand gehalten worden war. Als sie den Bestand durchgingen, stießen sie auf einen verschlossenen kleinen alten Koffer. Das Team hatte nicht die geringste Ahnung, was sich darin befand, aber es gab sehr klare, rechtsverbindliche Anweisungen - nichts durfte geöffnet werden. Trotz ihrer Neugier hatten sie keine andere Wahl, als den Koffer verschlossen zu lassen und ihn auf die gleiche Weise zu entsorgen wie die anderen Gegenstände. Als alles erledigt war, beschloss das Team, sich in einer Sitzung mit der Frage zu beschäftigen: „Was würde ich finden, könnte ich den Koffer öffnen?"

Als ich die Geschichte hörte, wurde ich mir ihrer metaphorischen Botschaft bewusst: In Gesprächen mit vielen Kindern der Zweiten Generation hatte ich erfahren, dass sie ein Haus geerbt hatten, dessen Inhalt durcheinander war. Sie mussten (und müssen immer noch) eine Ordnung finden, die ihnen sinnvoll erscheint und mit der sie leben können. Diejenigen, die diese Ordnung gefunden haben, haben auch ein größeres Gleichgewicht in ihrem Leben gefunden, auch wenn es schwierig bleibt. Diejenigen, die keine Ordnung gefunden haben, kämpfen immer noch, und einige von ihnen suchen professionelle Hilfe in Einzel- und/oder in Gruppensitzungen auf.

Was ist mit dem Koffer? Es bleibt einem nichts anderes übrig, als diese geerbte Truhe für den Rest des Lebens mit sich zu tragen. Manchmal wird diese Truhe leichter, manchmal wird sie zum Tragen zu schwer. Ist diese empfangene Truhe eine, die nicht geöffnet werden darf? Weder damals, noch heute, noch in der Zukunft? Das ist das Erbe der Kinder von Menschen, die die Shoah überlebt haben.

Das Erbe der Zweiten Generation und seine emotionalen Auswirkungen

BEZIEHUNG
Hierarchie des Leidens „Habe ich das Recht, zu leiden?“
SCHULD VERLUST ANGST STRESS SORGE „Darf ich gestresst sein?“ WUT TRAURIGKEIT
FÜR MEINE ALTERNDEN ELTERN SORGEN „Du solltest dankbar sein ...“

Beziehungsschema: Wie sich das Erbe in der komplexen Beziehungsdynamik zwischen Überlebenden und ihren Nachkommen manifestiert

Papa, mir geht’s heute nicht besonders gut ...
Die Hierarchie des Leidens

Ein Beispiel:
A: Papa, mir geht’s heute nicht besonders gut ...
B: Was meinst du mit „nicht besonders gut“?
A: Ich habe Kopfschmerzen, mir geht’s halt nicht besonders gut ...
B: Wie kannst du dich über Kopfschmerzen beschweren?! UNS ging es in den Lagern viel schlechter.
A: Papa, was ist in den Lagern passiert?
B: Furchtbare Dinge, über die ich nicht sprechen kann.

Was sagt B? „Ich habe etwas Furchtbares erlebt, eine katastrophale Erfahrung, der Großteil unserer Familie [wenn nicht alle] wurde von den Nazis ermordet, doch ich habe überlebt. Was ich erlitt, ist unvergleichlich. Es ist viel zu schmerzvoll, als dass ich dir davon erzählen könnte; ich will dir nicht schaden, sondern dich vor diesem Schmerz schützen. Also bitte, sag mir nicht, dass du unter Kopfschmerzen leidest.“

Viele Überlebende, die in Konzentrationslagern inhaftiert waren und zu mir kamen, glauben fest, dass nur sie wissen, was wahres Leiden ist. Nur sie allein haben ein Monopol darauf. Nichts, nicht einmal Kopfschmerzen, könnte jemals als Leiden angesehen werden. Diese Auffassung hat das Fundament für eine dysfunktionale Beziehung zwischen den beiden Generationen gelegt, wobei nichts, was das Kind tut, jemals „gut genug“ sein wird (D. Winnicott). Für viele Kinder der Zweiten Generation hatte diese Auffassung weitreichende negative Folgen.[2]

Doch es geht noch weiter: Die persönlichen und beruflichen Erfolge vieler Kinder (jetzt Erwachsene Mitte 50 bis Anfang 70) wurden von ihren überlebenden Eltern nie anerkannt. Das brachte viele von ihnen dazu, das Beste zu werden, was sie irgend möglich werden konnten, und im Rahmen ihrer persönlichen und beruflichen Bemühungen großartige Dinge zu erreichen, nur um ihre Eltern nicht zu enttäuschen.

Für einige Kinder war nichts, was sie taten oder tun, jemals genug. Nichts konnte mit den schrecklichen Erfahrungen mithalten, die die überlebenden Eltern durchmachen mussten. Die meisten erlebten im Kindesalter grausamste Trennungen, die ihr Leben für immer veränderten. In meiner Arbeit mit ihnen brachten viele ein tiefsitzendes Schuldgefühl zum Ausdruck, nicht nur überlebt zu haben (Überlebensschuld), sondern auch, „nicht genug getan zu haben“, um ihre Eltern zu retten. Auch die vielen Gespräche, die wir zu diesem Thema führten, vermochten nichts daran zu ändern: Ganz egal, wie jung sie waren - und daher nicht in der Lage, ihr Ziel trotz aller Widrigkeiten zu erreichen -, die Schuld war übermächtig, denn sie hatten nicht „genug“ getan, um ihre Familie zu retten.

Das dürfte bekannt vorkommen. Ich möchte behaupten, dass es einen starken Zusammenhang gibt zwischen dem Gefühl des überlebenden Elternteils, nicht genug getan zu haben, und dem Gefühl der Nachkommen, nicht gut genug zu sein. Dieses Gefühl, oder besser: dieser tief sitzende Glaube hat eine große Kluft zwischen den Generationen entstehen lassen, die beide Generationen im Laufe der Jahre als sehr schwer zu überbrücken wahrnahmen. In einigen Fällen hat dieser Glaube unwiderrufliche Schäden ver-

2 Das Schweigen der Eltern über ihre schreckliche Vergangenheit „verhindert, dass Nachkommen der Zweiten Generation ihre Angst ansprechen, und verstärkt ein Schweigen in der Eltern-Kind-Beziehung“. Siehe Eva Metzger Brown: „The transmission of trauma through care taking patterns of behaviour in Holocaust Families: Re-enactment in a facilitated long-term second-generation group“, in: *Smith College Studies in Social Work* 68 (1998), H. 3, 267–285, 270: http://www.tamach.org/fileadmin/dateien/pdf/caretaking_patterns.pdf (zuletzt aufgerufen am 12.6.2020).

ursacht, die zu Depressionen, psychischen Problemen, allen Arten von Essstörungen, Problemen in der Beziehungsbildung, Albträumen und Suizidgedanken geführt haben. Solche Fälle erforderten professionelles Einschreiten, um in ihren jeweiligen Leben ein „gut genug"-Gleichgewicht herzustellen.

„Nichts, was ich tue, ist jemals genug", erzählten mir einige der „Kinder". Und dennoch war ein Kind für überlebende Eltern der ultimative Sieg über den Nationalsozialismus. Das Kind war nicht nur der eindeutigste Beweis für ihr Überleben, sondern auch der aller Juden, die während des Holocaust ermordet wurden. Das Kind war das Juwel in der Krone, so der Kern dieses Paradoxes.

Selbst unter den Überlebenden kam und kommt es immer wieder vor, dass die Leiden gegeneinander abgewogen werden: So wiegen die Leiden der KZ-Überlebenden schwerer als die der Versteckten Kinder (Hidden Children), der Geretteten der Kindertransporte oder derer, die zumindest mit einem Elternteil überlebt oder ein Elternteil nach dem Krieg wiedergefunden haben. Die „haben nicht wirklich gelitten, weil sie nicht durchgemacht haben, was ich durchgemacht habe!", wurde mir gesagt. Oder, wie es einmal ein KZ-Überlebender formulierte, während er uns allen in der Gruppe die Nummer auf seinem Arm zeigte: „Ich bin der wahre Überlebende!"

Diese Hierarchie hat zu Antagonismen und Spaltungen innerhalb der verschiedenen Gruppen geführt, da alle das „Recht zu leiden" beanspruchten, das Recht zu leiden jedoch nicht immer gewährt wurde. In der gemischten Gruppe aus Versteckten Kindern und Geretteten des Kindertransports, die ich vor einigen Jahren „geerbt" hatte (eine Gruppe, die nicht mehr existiert), war das Leiden und wer mehr gelitten hatte das alles beherrschende Thema.

In beiden Gruppen gab es eine ganze Reihe von Personen, die das Gefühl hatten, nicht so sehr gelitten zu haben wie die „wahren Überlebenden", und daher war, trotz ihrer schlechten Gesundheit, ihre Aufmerksamkeit für die eigenen Bedürfnisse weniger groß als für die „Überlebenden der Lager". Aufgrund dieser Hierarchie waren diese Gruppen anfangs getrennt, kamen jedoch wegen Krankheit und weil es immer weniger wurden in beiden Gruppen wieder zusammen.

Die Zweite Generation bittet mehr denn je inständig darum, dass ihre Stimme gehört, anerkannt und respektiert wird. Dieser Appell richtet sich nicht nur an ihre Eltern, sondern auch an alle Organisationen, die Holocaust-Überlebende unterstützen. Ihre

Stimme ist jetzt laut und deutlich: „Auch wir haben das Recht zu leiden!“

Wenn sie Kindern der Zweiten Generation die angemessenste und respektvollste Betreuung bieten möchten, müssen diese Organisationen jetzt handeln und dürfen nicht so lange warten, bis der letzte überlebende Elternteil verstorben ist. Die Leiden der Nachkommen dürfen nicht mehr geringer geschätzt werden als die Leiden ihrer Eltern: Es ist die Pflicht der zuständigen Hilfsdienste, ihre Türen zu öffnen und den erforderlichen praktischen und emotionalen Halt zu bieten, insbesondere wenn nur noch wenig Zeit bleibt.

Verlust, Traurigkeit, Stress und Angst

Die überwältigende Traurigkeit, die mit dem Verlust von Familienmitgliedern, mit der brutalen Trennung von Angehörigen verbunden ist - ganz abgesehen davon, dass ein Drittel einer ganzen Nation verschwand -, war ein untrennbarer Bestandteil der täglichen Lebenserfahrung der Zweiten Generation. Die Kinder leben nicht nur ihre eigene Existenz, sondern auch die des verstorbenen Bruders, der verstorbenen Schwester, des verstorbenen Eltern- oder Großelternteils der Eltern, vielleicht wurden sie sogar nach einem von ihnen benannt. Im unausgesprochenen immensen Leiden der überlebenden Eltern ist die Verpflichtung, sich zu erinnern und niemals zu vergessen, immer präsent. Außerdem hält der jüdische Kalender die Erinnerung wach - wenn man es wagt, zu vergessen. Die Last und Verantwortung, den Stab weiterzutragen - und niemals zu vergessen -, ist enorm.

Dies hat eine Generation von Kindern von Überlebenden hervorgebracht, die das Beste sein mussten, was sie sein konnten: sich niemals schlecht benehmen, niemals Anzeichen von Angst und/oder Wut zeigen, niemals Streit und weitere Verstimmungen hervorrufen. Die Eltern haben schließlich schon genug gelitten.

Das Leiden einiger überlebender Eltern und ihr anschließendes Schweigen wogen möglicherweise schwerer als ihr Schutzbedürfnis: Wenn sie schweigen, „können sie unser Leben und das Leben anderer retten. Machen sie ein Geräusch, riskieren sie, das Leben aller aufs Spiel zu setzen.“[3] So haben manche Kinder der Zweiten

---

3 „M (überlebendes Kind) versteckte sich mit seiner Mutter und seiner Schwester in den Bergen, wo sie hauptsächlich in Höhlen lebten und M keinen Lärm machen durfte. M weiß aus dem, was seine Mutter ihm später erzählte, dass seine Mutter, als die deutschen Soldaten

Generation schon früh gelernt, still oder leise zu sein, aus Angst vor der möglichen Reaktion ihrer Eltern, wenn sie „ein Geräusch" machen. In so einem Umfeld kann man bestimmte Verhaltensmuster (übliche Alltagsmuster) entwickeln, durch die Angst und Schweigen auf die nächste Generation übertragen und beibehalten werden. Wenn dies der Fall ist, was lernen wir daraus und wie können wir denen helfen, denen es nicht erlaubt war, Grenzen zu überschreiten?

Wenn keine Traurigkeit jemals mit der ihrer Eltern verglichen werden kann, wie viel Raum wurde den Kindern der Zweiten Generation gegeben, um ihre eigene Traurigkeit auszudrücken, geschweige denn Empathie für ihre Emotionen zu finden? Einige fühlten und fühlen sich immer noch mit ihren Sorgen, die nur in einem professionellen Rahmen ans Licht kommen, sehr allein gelassen. Bei meinen täglichen Begegnungen mit Kindern der Zweiten Generation, insbesondere bei meiner therapeutischen Arbeit mit ihnen, habe ich verschiedene Ebenen von Stress und Angst beobachtet, die mit dem Altern und der Verschlechterung der Gesundheit ihrer Eltern in Verbindung standen. Während der Gespräche brachten viele zum Ausdruck, dass sie nicht wüssten, was praktisch und emotional von ihnen erwartet würde. Sie äußerten sich wütend über die Tatsache, dass sie keine „Anweisungen" erhielten, weil die Eltern sie vor „schlechten Nachrichten" schützen wollten. Im Gegenzug fühlten sie sich „unfähig und nutzlos", worüber sie schwiegen, da sie ihre Eltern nicht beunruhigen wollten.

Für einige Kinder der Zweiten Generation war ein Glücksgefühl immer mit einem Schuldgefühl verbunden. Darüber ärgerten sie sich, konnten aber dennoch nichts dagegen tun: „Wie kann ich nach dem, was meine Eltern durchgemacht haben, glücklich sein?!"

Gesagt zu bekommen, dass es in Ordnung ist, trotz der Leiden ihrer Eltern glücklich zu sein, hat vielen Erleichterung verschafft. Für einige war es das erste Mal, dass ihnen „die Erlaubnis"

das Gebiet durchsuchten, ihn verzweifelt ruhig gehalten hat und seinen Mund bedeckte, bis er blau wurde. Nach diesem Vorfall hat er nie mehr geweint." Siehe Elisheva van der Hal/Danny Brom: „Infant Survivors of the Holocaust: Consequences of traumatic experiences in very early childhood", in: Hidden Child Foundation/ADL (Hg.): Infant Survivors of the Holocaust. The last witnesses, Bd. XXIV, New York 2016, 24-32, hier 30 f.: https://www.adl.org/media/13110/download (zuletzt aufgerufen am 12.6.2020).

erteilt wurde, sich so zu fühlen. Sie fühlten sich anerkannt und ihre Gefühle wurden endlich bestätigt. Sich glücklich fühlen zu können, ohne sich schuldig fühlen zu müssen, verlieh einigen ein Gefühl von Freiheit. Auf kognitiver Ebene erkannten alle, dass es richtig war, sich ohne Schuldgefühle glücklich zu fühlen, aber auf emotionaler Ebene war das anders. Einige brauchten lange, um endlich ein Gleichgewicht zu erlangen, für andere ist es immer noch ein großes Ringen.

Für meine alten Eltern sorgen: Stress und Schuld

Jetzt, da die Holocaust-Überlebenden älter werden und sich ihre körperliche und kognitive Gesundheit allmählich verschlechtert, sehen sich ihre Nachkommen mit gebrechlichen Eltern konfrontiert, die erwarten, nicht unbedingt von anderen, sondern von ihnen, den Kindern, betreut zu werden. In der westlichen Gesellschaft, in der in den meisten Familien nicht mehr als zwei Generationen unter einem Dach leben, ist das stressig. Trotzdem kümmern sich viele der Zweiten Generation mit Liebe und Hingabe bis zum Schluss um ihre Eltern: um den Elternteil, dessen Kindheit während des Holocaust gestohlen und zerstört wurde; um den Elternteil, der unter den schrecklichsten Umständen seine eigenen Eltern und den Großteil seiner Familie verlor und als einziger überlebte.

Kann ein überlebender Elternteil, der nicht gesehen hat, wie seine eigenen Eltern alt wurden, und sich nie um sie gekümmert hat, sich gut genug um seine Nachkommen kümmern?[4] Was ist mit dem Elternteil, der alles in seine Kinder investiert hat und dessen Kinder zu *den* höchst geschätzten Familienmitgliedern wurden, um der Welt zu beweisen, dass Hitler nicht gesiegt hat? Und was ist mit dem, der fest davon überzeugt ist, dass er über ein Leidensmonopol verfügt und nichts anderes jemals mit dem mithalten kann, nicht einmal das Leid seiner Kinder? Und was

4 „Winnicotts Begriffe der ‚unterstützenden Umgebung' oder der ‚Mutter, die gut genug ist' erweisen sich insofern als anpassungsfähig, als sie eine sichere Bindung sowie eine selbstbewusste, autonome und offene Erforschung der Welt bei minimaler Fragmentierung des Selbst gewährleisten. In dieser Theorie ist implizit enthalten, dass die ‚Mutter, die gut genug ist' selbst ‚gut genug' bemuttert wurde und die ‚normalen', überschaubaren Schwierigkeiten des Alltags erlebt hat, Schwierigkeiten, die mit ihrer Fähigkeit vereinbar sind, die Angst sowohl für sich selbst als auch für ihre Kinder zu regulieren" (Metzger Brown: „The transmission of trauma" [FN 2], 269).

ist mit dem, der über seine Vergangenheit geschwiegen hat, um das Kind vor jeglichem Schaden zu bewahren, dessen Schweigen das Schweigen seiner Kinder gefördert hat, die Angst, nach der Vergangenheit der Eltern zu fragen, um sie vor weiteren Schmerzen zu schützen? Sie sind in einer „Verschwörung des Schweigens" eingesperrt. Dieses Phänomen wurde als primärer Bewältigungsmechanismus beschrieben, bei dem die Angst des überlebenden Elternteils auf die nächste Generation übertragen wird, zunächst durch eine „empathische Bindung", die sich im Schweigen manifestiert und den Nachkommen keine Erklärung für die tiefgreifenden elterlichen Störungen und die anhaltende Not bietet.

Wenn man das oben Genannte betrachtet, ist es kein Wunder, dass viele mit mehreren Dilemmata konfrontiert sind: Kann ich das? Möchte ich die primäre Pflegekraft meiner Eltern werden? Was, wenn ich das nicht möchte? Warum kann ich sie nicht einfach in ein jüdisches Pflegeheim geben, in dem das Fachpersonal weiß, was zu tun ist? Bin ich gut genug dafür? Was auch immer ich in meinem Leben getan habe oder jetzt tue, war nie genug. Was erwarten sie von mir? Werden sie mir sagen, was sie brauchen, oder erwarten sie, dass ich es weiß? Ich bin mir über meine Beweggründe nicht sicher, würde mich aber schuldig fühlen, abzulehnen, sie haben schon genug gelitten! Hilfe, ich weiß nicht, was ich machen soll!

Diese Fragen, verbunden mit weiteren Dilemmata, haben sich viele Kinder überlebender Eltern gestellt. Sie wurden in einem sicheren, professionellen Rahmen ausgesprochen und untersucht. Dabei ist festzustellen, dass die Herangehensweise an solche Dilemmata und die Reaktionen darauf weitgehend von der Qualität der Beziehung abhängen, die die Nachkommen zu ihren Eltern haben. Trotzdem ist der Stress enorm groß.

Ein „Kind" der Zweiten Generation, das an einer Selbsthilfegruppe für Betreuer teilnahm, die sich um ihre überlebenden Eltern kümmern, erzählte, dass er es sehr schwierig fände, für seine „fordernden" Eltern zu sorgen. Die Rolle des Fürsorgers habe er aus einem Pflichtgefühl heraus übernommen, weil ihn andernfalls starke Schuldgefühle geplagt hätten. Erst kürzlich hatten ihm seine Eltern gesagt, dass er sich in seiner Rolle sehr glücklich schätzen dürfe, schließlich hätten sie nie die Gelegenheit gehabt, sich um ihre eigenen Eltern zu kümmern. Die schwere Last, die auf diesem einzelnen Menschen lag, war riesig und ist es möglicherweise immer noch. Man kann nur hoffen, dass die Gruppe zusammenhält und stark und unterstützend genug ist, um seine Last auf sich zu nehmen.

Fallstudie 1

Z, eine alleinerziehende Mutter, lebte viele Jahre mit ihrer erwachsenen Tochter, die psychische Probleme hat, im Ausland. Aufgrund des fortgeschrittenen Alters und der sich verschlechternden Gesundheit ihrer Mutter beschloss Z, sie öfter in Großbritannien zu besuchen. Letztes Jahr entschied sie sich, übergangsweise ganz zu ihr zu ziehen und ihre Tochter (die große Schwierigkeiten hat, für sich selbst zu sorgen) in ihrem Zuhause in Übersee zurückzulassen. Z kam nach Großbritannien mit der Idee, die meiste Zeit in dem Haus zu leben, das sie dort besitzt. Wenn nötig, wollte sie für kurze Phasen zu ihrer Mutter ziehen, doch sobald sich ihr Zustand besserte, in ihr eigenes Haus zurückkehren. Leider verschlechterte sich der Gesundheitszustand ihrer Mutter und Z hatte das Gefühl, keine andere Wahl zu haben, als bis auf weiteres bei ihr einzuziehen. Dies erwies sich für Z als überaus schwierig, da sie sich durch das, was ihre Mutter von ihr verlangte, „erstickt" und „manipuliert" fühlte. Sie brauchte ihren „persönlichen Raum", konnte jedoch nie den „richtigen Zeitpunkt" finden, es ihrer Mutter zu sagen - sie wollte ihr keine weiteren Schmerzen zufügen: „Sie leidet genug".

Kollegen erzählten mir, dass sich Zs Mutter über ihre Tochter beschwert hatte, weil sie ihr nicht genügend „Raum zum Atmen" gab, sie einengte. Ihre Mutter fand diese Situation teilweise unerträglich, besaß aber nie den Mut, es ihrer Tochter zu sagen. Sie wollte Z nicht verletzen.

Hier befinden wir uns wieder einmal in einer Situation, in der Eltern und Kinder nicht in der Lage sind, offen miteinander zu reden, weil sie befürchten, sich gegenseitig zu verletzen. Da das Schweigen zwischen beiden Frauen ein wesentlicher Bestandteil ihrer Beziehung war, ist es nicht verwunderlich, dass es auch andere Ebenen ihrer Beziehung durchdrungen hatte. Die Fähigkeit, sich selbst zu vertrauen, um dem anderen vertrauen zu können, war nicht vorhanden, sodass sie professionelle Hilfe benötigten.

Z war hin- und hergerissen zwischen ihrem Bedürfnis nach einem Freiraum für Körper und Geist und dem zunehmenden Bedürfnis ihrer Mutter nach Pflege. Gleichzeitig fiel es Z schwer, ihr eigenes Leben zu managen, weil sie immer sofort auf die Bedürfnisse ihrer Mutter eingehen musste, weshalb sie bei ihr blieb.

Obwohl all diese Aspekte in Zs Leben die gleiche Priorität hatten, konnte Z ihre Mutter aus zwei wesentlichen Gründen nicht verlassen: die Schuld, sie alleine zu lassen, und die Angst vor dem Tod der Mutter in ihrer Abwesenheit. Da Z ein Einzelkind war, war es ihre Pflicht, für ihre Mutter zu sorgen. Z fühlte sich schuldig, so lange im Leben ihrer Mutter abwesend gewesen zu sein, und wenn sich jemals ein Zeitpunkt bot, „einen Teil des Schadens wieder gutzumachen", dann war es jetzt.

Z war über die Pläne ihrer 90-jährigen Mutter im Falle ihres Todes sehr besorgt und gestresst: Hat sie irgendetwas vorbereitet? Wenn ja, was? Ist sie Mitglied einer Synagoge? Hat sie irgendwelche Bestattungsvorkehrungen getroffen, und wenn ja, welche? Z wusste, dass ihre Mutter ein Testament geschrieben hatte, fand aber nie den Mut, mit ihr darüber zu sprechen. Z wollte ihre Mutter nicht verärgern, hatte aber keine Ahnung, was sie tun, an wen sie sich wenden oder wen sie um Rat fragen sollte, falls ihre Mutter nichts arrangiert hatte.

Der bloße Gedanke, mit ihrer Mutter über diese Themen zu sprechen, war für Z mit einer unvorstellbaren Angst verbunden. Es bestand kein Zweifel, dass ihr die praktischen Vorkehrungen große Sorge bereiteten. Dennoch machte ihr nicht der Tod ihrer Mutter die größte Angst, sondern dass sie sehr wenig über ihre Kindheit und Familie vor, während und nach dem Krieg wusste. Nach dem Tod ihrer Mutter würde es niemanden geben, der ihr diese Geschichte erzählen könnte, trotzdem konnte Z sich nicht dazu durchringen, ihre Mutter danach zu fragen.

Z betritt das Haus, das sie samt Inhalt geerbt hat. Sie ist nicht wirklich glücklich darüber, dort zu wohnen, fühlt sich jedoch ihrer Mutter gegenüber verpflichtet. Aus diesem Grund bleibt sie und gibt ihr Bestes. Sie weiß, dass dort ein „Koffer" steht, und findet ihn, wohlwissend, dass sie ihn für den Rest ihres Lebens zu tragen hat. Doch Z hat Angst, den verschlossenen „Koffer" zu öffnen, und braucht von ihrer Mutter noch die Erlaubnis dazu. Ob sie diese bekommt oder nicht, ist unklar. Schon jetzt ist die Last unerträglich schwer, und für Z lautet die Frage: Wie lange wird sie diese Last wohl tragen können? Ob für Z das Erbe ein verschlossener Koffer bleibt oder nicht, wissen wir nicht, aber Z bleibt nichts anderes übrig, als Wege zu finden, die Last für den Rest ihres Lebens zu tragen.

Zs Schwierigkeit mit dem „verschlossenen Koffer" besteht darin, dass es im Leben ihrer Mutter ein Kapitel gibt, zu dem Z keinen Zugang hat. Eine solche Leere kann in der Tat sehr schädlich sein, wie es bei vielen Kindern von Holocaust-Überlebenden der Fall ist. Wie Z mit dieser spezifischen Belastung umgehen wird, hängt stark davon ab, ob sie in der Lage ist, ihre innerlichen und äußerlichen Konflikte mit den von ihr erworbenen und erlernten „Fähigkeiten" zu bewältigen und zu überwinden.

Fallstudie 2: Wut, Angst und Identität

J, ein Einzelkind, war eine hochgebildete Frau, die eine leitende Position im Bildungswesen innehatte. J heiratete einen jüdischen Mann und hatte drei Kinder mit ihm. Als J zu mir kam, waren die Kinder noch sehr jung. Js Eltern lebten seit einiger Zeit getrennt. Ihre Mutter, die keine Holocaust-Überlebende war, starb in den folgenden Jahren. Ihr Vater, ein Überlebender aus den Lagern - ein „wahrer Überlebender" -, wurde langsam gebrechlich und lebte alleine in Europa. Trotz Js angespanntem Verhältnis zu ihrem Vater fühlte sie sich aufgrund seines Leidens, das er in seiner Kindheit während des Krieges erlitten hatte, dazu verpflichtet, ihn regelmäßig zu besuchen.

Ihr Vater hat nie über seine Erfahrungen gesprochen, wurde nie interviewt und hat auch keine Memoiren verfasst. Als J den Wunsch äußerte, mehr wissen zu wollen, beharrte ihr Vater darauf, dass sie kein Recht dazu habe, Fragen zu stellen - sein und ihr Leben wären schließlich nicht miteinander verbunden, weshalb sie auch keinen Anspruch auf jenen Teil seiner Geschichte habe. Vielleicht war dies seine Art, mit der Vergangenheit zurechtzukommen und zu versuchen, sie zu beschützen. J wusste nur, dass er ein Lager überlebt hatte, der Rest war tabu. Ihre Versuche, mehr herauszufinden, wurden abgewehrt, und infolgedessen war J gezwungen, mit ihren eigenen Vorstellungen über seine Kindheit während des Krieges zu leben. Das erzeugte eine Abneigung ihm gegenüber, da sie sich als Teil seiner Geschichte verstand. In ihren Augen war seine Geschichte auch ihre Geschichte. Schließlich war sie seine Tochter, und deswegen glaubte sie, das Recht zu haben, es zu erfahren. Sie war wütend auf ihn, weil er so dickköpfig war und ihr den Zutritt zu seinem Leben verweigerte. Sie war wütend auf ihn, weil er sie zurückgewiesen hatte und den Zugang zu einem entscheidenden Kapitel in ihrem eigenen Leben, das ihre Identität bestimmte, verweigerte.[5] Und nicht zuletzt hatte sie

5 „Die gesunde Entwicklung des Kindes wird skizziert, wobei ein beson-

Angst vor ihm, vor seinen möglichen Ausbrüchen und davor, was sie finden könnte, wenn er ihr seine Erfahrungen mitteilte. Was würde sie ihren jüdischen Kindern über ihre Familiengeschichte erzählen? J war sich nicht sicher, ob sie es schaffen würde, der Geschichte, die nie erzählt wurde, standzuhalten. All dies brachte J in ein zwiespältiges Verhältnis zu ihrem Vater, über das sie niemals mit ihrem Vater würde sprechen können. J hatte keine andere Wahl, als mit diesen Gefühlen alleine fertig zu werden.

Kurz nach der Rückkehr von einem ihrer regelmäßigen Besuche bei ihrem Vater rief J uns an, war sehr verstimmt und bat darum, schnellstmöglich jemanden zu sehen. Dies war der Beginn einer relativ kurzfristigen therapeutischen Behandlung. J erzählte, dass ihr Mann während ihres Besuchs bei ihrem Vater den Bogen der Volkszählung (die alle paar Jahre in den USA durchgeführt wird) ausgefüllt hatte. J hatte keine Ahnung, dass er dies in ihrer Abwesenheit erledigt hatte, da sie es für selbstverständlich hielt, dass sie es bei ihrer Rückkehr gemeinsam tun würden.

J konnte ihre Wut gegenüber ihrem Ehepartner nicht im Zaun halten, denn er hatte unter Familienreligion „jüdisch" geschrieben, ohne sich vorher mit ihr zu beraten. Die Tatsache, dass ihr Mann dieses Feld nicht leer ließ, war schon ärgerlich genug, aber ihren Kindern diesen Stempel aufzudrücken, war ihr unerträglich. Ich hatte den Eindruck, als sei vieles, was J so viele Jahre lang unterdrückt hatte, in der ersten Sitzung vulkanartig ausgebrochen. J fürchtete den Gedanken, dass ihre Kinder, falls ein weiterer Krieg ausbräche, als erstes ins Visier gerieten, denn offiziell „weiß jetzt jeder, dass sie Juden sind!". In diesem Zusammenhang deutete J an, dass die Briten, käme es morgen zum Krieg, ohne weiteres „die nächsten Nazis" sein könnten. Ein Vertrauensverlust

---

deres Augenmerk auf das entscheidende Element der Identitätsbildung gelegt wird. Die Zweite Generation von Holocaust-Überlebenden hat den Auftrag, ‚den Stab weiterzutragen', was mit einer normalen Identitätsbildung unvereinbar ist. Für die Kinder dieser Generation war es, über die normativen Meilensteine beim Erwerb der persönlichen Identität hinaus, besonders schwierig, ein Selbstgefühl zu entwickeln, das sich von der familiären und religiösen Identität unterscheidet. Diese bedrohte Ich-Integrität verweist auf eine mögliche Diskordanz der Identität, eine Störung des Entwicklungsprozesses und Probleme im Erwachsenenleben von Überlebenden der Zweiten Generation" (Samuel Juni: „Identity Disorders of Second-Generation Holocaust Survivors", in: *Journal of Loss and Trauma* 21 [2016], H. 3, 203-212, hier 203).

zu den Menschen, mit denen sie seit vielen Jahren zusammenlebte, und die Angst vor Vernichtung durch eben diese war Js Erbe.

Die folgenden Wochen verliefen nicht viel anders und waren von Wut- und Angstausbrüchen gekennzeichnet. Die meisten richteten sich gegen ihren Ehemann, obwohl sie wusste, dass sie nichts mehr ausrichten konnte: Die Volkszählung war bereits vor ihrer Rückkehr ausgewertet worden. Der Adressat ihrer Wut verlagerte sich allmählich vom Ehepartner auf den Vater, den Mann - der „wahre Überlebende" -, der nicht „berührt" werden durfte, weil er Unvorstellbares erlitten hatte. J sprach über ihre gefürchteten Besuche und das während ihres Aufenthalts auftretende Schweigen: Es gab so viel zu sagen und so wenig Gespräch. J hatte sowohl Angst vor seinem Schweigen, weil sie nicht wusste, was sie tun oder sagen sollte, als auch vor seinen gelegentlichen Wutausbrüchen, weil sie nicht wusste, wie sie ihn beruhigen konnte.

Trotz Js persönlicher und beruflicher Leistungen war sie in Bezug auf ihren Vater immer noch das kleine, ängstliche Kind. Das Kind, das es äußerst schwierig fand, wenn nicht unmöglich, ihren Vater mit seiner Vergangenheit zu konfrontieren. J konnte ihre tiefe Enttäuschung nicht verwinden, nicht wenigstens in einen Teil seiner Geschichte eingeweiht zu sein. Als sie erkannte, dass ein Teil ihrer Identität immer fehlen würde und sie nichts dagegen tun konnte, war sie außer sich.

J war sehr besorgt über das Erbe, das sie an ihre eigenen Kinder weitergibt, und die möglichen Folgen für ihre Enkelkinder. Ihre Angst, dass ihre Kinder öffentlich als „jüdisch" angesehen würden, war nicht zu bändigen. Aufgrund ihrer Reaktion bezüglich der Ausgesetztheit ihrer Kinder war J besorgt darüber, wie sie reagieren könnten, würden sie mit Feindseligkeiten in Bezug auf ihre Identität konfrontiert. Sie wollte nicht, dass ihre Kinder die nächste Generation von Versteckten Kindern werden.

J wurde klar, dass die Wut, die sich gegen ihren Ehemann richtete, und die anschließende Angst eigentlich Ausdruck der schwierigen Dynamik zwischen ihr und ihrem Vater waren. Als sie dies einmal verinnerlicht und akzeptiert hatte, konnte J ein tieferes Verständnis von sich selbst, ihren Impulsen und nicht zuletzt ihrer Beziehung zur Außenwelt erlangen und ist nun wahrscheinlich in der Lage, ihren Kindern eine ausgewogenere und positivere Botschaft zu vermitteln.

Trennung, Verlassenheit und Angst vor Ablehnung

Viele Überlebende haben extreme Formen grausamer Trennung von ihren Eltern und ihrer Familie erlebt. Von einem auf den anderen Moment wurden sie von ihren Eltern getrennt und waren sich selbst überlassen. Ein Verlassenheitsgefühl, Verwirrtheit und Verängstigung waren die Folge. Später erzählten mir Überlebende, dass sie sich verantwortlich dafür fühlten, ihre Eltern im Stich gelassen zu haben, denn sie hätten nicht genug getan, um sie zu retten. Solche Gefühle sind bei vielen, denen ich in meiner Arbeit begegne, immer noch stark ausgeprägt.

Die Überlebenden der Lager, die ihren Eltern brutal entrissen wurden, um sie nie wiederzusehen; die Versteckten Kinder, die an verschiedenen Orten versteckt wurden, damit ihr Leben gerettet werden konnte, weit weg von ihren Familien; die Kinder, die 1938/39 mit den Kindertransporten nach England kamen: Sie alle mussten sich unfreiwillig von ihren Liebsten verabschieden, ohne zu wissen, ob sie sie jemals wiedersehen würden. In den Jahren danach sollten einige herausfinden, was mit ihren trauernden Eltern geschehen war.

Ich erinnere mich an ein Kindertransport-Mädchen, das mir erzählte, wie sie sich gezwungen hatte, ihre Augen zu schließen, um die Augen ihrer Eltern nicht zu sehen, als der Zug nach England abfuhr. Auf diese Weise habe sie nie „den Schmerz fühlen müssen".

Selbst im fortgeschrittenen Alter suchen manche Überlebende immer noch nach ihren Eltern und haben nie vermocht, ihren Tod zu betrauern. Andere haben es geschafft, Trost zu finden, indem sie innerlich eine „Grabstätte" fanden, die ihnen „Besuche" ohne zeitliche Einschränkungen ermöglichte. In der Tat sind all dies brutale und grausame Trennungen.

Im Rahmen meiner therapeutischen Tätigkeit hatte ich das Privileg, mit einem ungarischen Lager-Überlebenden zusammenzuarbeiten, der Bilder heraufbeschwor, die einen tiefen Eindruck in mir hinterließen. Nachdem er mehrmals mit dem Gesetz in Konflikt geraten war, kam er zu Kunsttherapie-Sitzungen, da die einzige Möglichkeit, einer Inhaftierung zu entgehen, eine therapeutische Behandlung war. Keine Bestrafung hätte seine kriminellen Neigungen aufhalten können: Er glaubte fest daran, dass das „Establishment" im Unrecht war. Über zwei Jahre arbeiteten wir zusammen, in denen er seine nie erzählte Geschichte in Zeichnungen schilderte. Es dauerte Monate bis seine kleinen Kritzeleien voller versteckter Botschaften erkennbare Formen annahmen. Als die Formen größer wurden und sich voneinander unterscheiden ließen, nahm auch seine Geschichte Gestalt an. Eine Geschichte, die eine entsetzlich schmerzhafte Erfahrung offenbarte.

Gegen Ende unserer gemeinsamen Arbeit zeichnete er ein Ganzkörperbild, das ihn als Kind zeigte. Der abgebildete Körper war nackt, hatte einen rasierten Kopf und lediglich zwei großen Augen; Mund, Nase und Ohren fehlten. Die Figur hatte zwei Beine und zwei Arme, jedoch war ein Arm unterhalb der Schulter gerissen. Er erklärte, dass ihn die Wachen bei seiner Ankunft im Lager so fest von seiner Mutter weggezogen hatten, dass sein Arm riss und für immer bei ihr blieb. In den Jahren nach der Befreiung aus dem Lager traf dieser Mann die bewusste Entscheidung, eine Frau aus einer anderen Glaubensgemeinschaft zu heiraten und nie eigene Kinder zu bekommen.

Fallstudie 3

D, ein Mann Mitte 60, verheiratet und Vater mehrerer Kinder, wandte sich einige Monate nach dem Tod seiner Mutter an unser Holocaust Survivors Center (HSC/Shalvata). Beide Elternteile waren Holocaust-Überlebende, sein Vater war einige Jahre zuvor gestorben. D kam als ängstlicher Mann, für den der Verlust seiner Mutter viele persönliche Fragen aufgeworfen hatte, denen er sich zuvor nicht bewusst war. Obwohl er einige davon mit seiner Frau geteilt hatte, behielt er die meisten für sich. Unnötig zu erwähnen, dass er sie nie mit seinen überlebenden Eltern besprochen hatte. Darüber hinaus konnte D sich nicht dazu entschließen, Hilfe aufzusuchen, als seine Eltern noch lebten, da er der Meinung war, dass sie Vorrang vor seinen eigenen Problemen hatten. D erzählte mir, dass er über die Vergangenheit seiner Eltern zwar ein wenig Bescheid wusste, sein Wissen jedoch sehr begrenzt war, weil seine Eltern nie darüber sprechen wollten. Er wusste, dass seine Mutter 1938 mit einem Kindertransport nach Großbritannien gekommen war.

Von all den Ängsten, die D mir offenbarte und die alle damit in Verbindung standen, dass er ein Kind der Zweiten Generation ist, fürchtete er am meisten Ablehnung: Ablehnung von seinen Eltern, Ablehnung von seiner Familie und Ablehnung von den Menschen im Allgemeinen. Dieses Gefühl begleitete ihn seit seiner Kindheit und wurde durch den Tod der Mutter verstärkt. D konnte sich das nicht erklären. Immerhin hatte er eine gute Erziehung und Ausbildung genossen und eine unterstützende Familie gehabt. Dass sich bestimmte Gefühle in Zeiten großer Umbrüche verstärken, ist nur zu verständlich. Berücksichtigen wir jedoch auch die Umstände, die seine Eltern in dieses Land gebracht hatten, dann tritt ein Narrativ zutage, das von früher Kindheit an an D weitergegeben wurde.

Im Vergleich zu den oben dargelegten Fallstudien stellt sich die Erfahrung von D nicht grundlegend anders dar: Trotz aller Liebe und Fürsorge war das Schweigen zwischen Eltern und Nachkommen recht ausgeprägt. Auch D scheint einen „verschlossenen Koffer" geerbt zu haben, den er für den Rest seines Lebens zu tragen hat. Obwohl D schon früher eine therapeutische Behandlung hätte in Anspruch nehmen können, musste seine Mutter erst sterben, bevor er professionelle Hilfe suchte. Könnte es also sein, dass dieses tiefe, verstörende Gefühl von Verlassenheit und daraus resultierender Ablehnung, das seine Eltern in sich trugen, ohne ein einziges Wort an D weitergegeben wurde?[6] Wie konnte D auf sich selbst achten, wenn seine größte Sorge seinen Eltern galt? Vielleicht verspürte D sogar, man wagt es kaum zu denken, trotz seines Verlusts nach dem Tod seiner Eltern ein Gefühl der Erleichterung, da er sich nun um seine eigenen Bedürfnisse kümmern konnte? Diese und weitere Fragen lagen in der Luft. Da unsere Begegnung nur kurz war, kam es zu keinen Antworten. Allerdings eröffnete sich mit dem abgeschlossenen Kapitel für D auch die Möglichkeit, seine eigenen Antworten zu finden.

Eine persönliche Geschichte

Ich bin ein Kind der Zweiten Generation, Sohn eines ungarischen Vaters, eines Überlebenden, und einer jüdischen chilenischen Mutter, keiner Überlebenden. Nach der Scheidung meiner Eltern wanderten meine Mutter und ich nach Israel aus und ließen uns in einem Kibbuz nieder, dessen Gründer Holocaust-Überlebende waren. Ein paar Jahre später zog meine Mutter in die Stadt und ich blieb bei meiner neuen Adoptiv-„Kibbuz-Familie", die bereits zwei Töchter hatte. Einige Jahre darauf kam ihr Sohn zur Welt.

6 „Traumaübertragung"/„Weitergabe von Traumata" - die nachfolgenden Konzeptionen am besten beschrieben hat Joseph H. Albeck in: „Intergenerational consequences of trauma: Reframing traps in treatment themy. A second-generation perspective", in: Mary B. Williams/John F. Sommer (Hg.): Handbook of post-traumatic therapy, Westport/London 1994, 106-125, hier 106.

Die Familie bestand aus Holocaust-Überlebenden sowie meinem Kibbuz-Bruder und meinen Kibbuz-Schwestern, zu denen ich immer noch eine sehr enge Verbindung habe.

Meinem Kibbuz-Vater, der als überlebendes Kind die wohl schrecklichsten Erfahrungen durchmachen musste, gelang es, seinen Hass und seine Wut umzuwandeln und als renommierter Forscher den Holocaust in all seinen Facetten zu untersuchen. Er war ein bekannter Akademiker, der für seine Beiträge zur Förderung des Verständnisses der Shoah sehr geschätzt wurde, und zudem ein beliebter Lehrer. Wir, die Kinder im Kibbuz der Überlebenden, wurden alle nach den Vorstellungen der Gründer erzogen, mit dem einzigen Zweck, das Werk fortzusetzen, das sie begonnen hatten: den Kibbuz mit seiner starken sozialistischen Ideologie. Aufgrund unserer ähnlichen Erziehung wussten wir alle das gleiche.

Wir bekamen das Beste, was der Kibbuz uns bieten konnte - schließlich waren wir nicht nur die nächste Generation, sondern der stärkste unwiderlegbare Beweis dafür, dass Hitler nicht gesiegt hatte! Wir waren etwas Besonderes, ohne zu wissen warum; wir hatten auch nie danach gefragt, aber uns war bewusst, dass wir es waren. Vielleicht hielten wir das für selbstverständlich.

Schon in jungen Jahren wussten wir, dass die Kibbuz-Gründer - unsere Eltern - Holocaust-Überlebende waren. Wir brauchten keine Worte, um diese Botschaft zu vernehmen und zu verinnerlichen. Die jüdischen Feiertage, die Gedenktage und nicht zuletzt der Name des Kibbuz, der an eine jüdische Heldin erinnerte, die zur Rettung der Juden nach Europa geschickt und kurz nach dem Fallschirmabsprung in der Tschechoslowakei von den Nazis gefangen und getötet wurde, waren weitere Erinnerungsstützen.

Wenn die Kibbuz-Gründer nicht wollten, dass wir sie verstehen, wechselten sie in ihre Muttersprache, was uns wiederum darauf hinwies, woher sie kamen. Natürlich fragten wir sie, und sie sagten es uns auch, allerdings mit sehr spärlichen Zusatzinformationen. Ohne ihr Wissen lernten wir die Bedeutung einiger Wörter, um besser verstehen zu können, was sie sagten. Diese Wörter fanden allmählich ihren Weg in unser alltägliches Hebräisch und erweiterten unsere Sprache. Ohne uns dessen bewusst zu sein, trugen wir die Geschichte unserer Eltern sogar in unsere Sprache hinein.

Wir scherzten und nahmen einige Überlebende auf die Schippe, die bestimmte Verhaltensmuster aufwiesen, die für uns komisch waren. Was wussten wir? Niemand hat uns wirklich etwas gesagt! Der einzige Hinweis auf den Holocaust und das erfahrene Grauen war der Tadel, der uns erteilt wurde, wenn wir diese Mitglieder verspotteten. Die Kibbuz-Gründer forderten uns auf, damit aufzuhören, und erinnerten uns an ihr unvorstellbares Leid während des Holocaust. Wir stellten keine weiteren Fragen, da wir instinktiv wussten, dass weitere Fragen nicht erlaubt waren.

Jahre später verließ ich den Kibbuz und zog in die Stadt, nicht ohne mich schuldig zu fühlen. Kibbuz-Kinder, die den Kibbuz verließen, wurden von manchen Mitgliedern als Verräter der Geisteshaltung angesehen, in der sie erzogen worden waren, und der damit verbundenen Erwartungen. Wir hatten den Kibbuz verraten. Ein Jahr darauf ging ich zur Weiterbildung nach Großbritannien und gründete eine Familie. Seitdem lebe ich hier. Ich sollte ergänzen, dass mein Kibbuz-Vater, ebenso wie meine leiblichen Eltern, vor einigen Jahren verstorben sind.

Trotz der liebevollen Kibbuz-Familie, die ich haben durfte, wollte ich immer meinen Erzeuger, meinen Vater, kennenlernen. Der Vater, von dem ich wusste, dass ich ihn einmal hatte, und der während meines Heranwachsens weit weg von mir lebte. Als ich älter wurde und sich mein Wissen über die Shoah aus verschiedenen Perspektiven vergrößerte, wurde für mich das Auffinden meines abwesenden Vaters zu einer Notwendigkeit. Und in der Tat fand ich einige Jahre nach meinem Militärdienst und einem Briefwechsel mit Familienmitgliedern in Chile heraus, dass mein Vater am Leben war und in La Paz wohnte, der Hauptstadt Boliviens.

Nach 25 Jahren traf ich meinen Vater zum zweiten Mal. Er war verheiratet und hatte drei Kinder, meine weiteren Geschwister (das vierte wurde ungefähr ein Jahr nach meiner Abreise geboren). Nach fast vier Monaten in seiner und der Gesellschaft seiner Familie kehrte ich in den Kibbuz zurück. Die dort verbrachte Zeit gab uns die Chance, die Familie und einander kennenzulernen. Zu unserem großen Erstaunen entdeckten wir, wie ähnlich wir uns in vielerlei Hinsicht waren.

Die Begegnung mit meinem Vater und der neuen Familie war in der Tat eine aufwühlende Erfahrung für alle, trotz der Ängste, die mit solch wichtigen Ereignissen verbunden sind, auch davor, gegenseitig auf Ablehnung zu stoßen. Während meines Aufenthalts stellte ich fest, dass die Angst meines Vaters, von mir abgelehnt zu werden, weitaus größer war als meine Angst vor seiner Ablehnung: Er hatte immer gewusst, dass er einen Sohn hat, und fühlte sich schuldig, ihn nie kontaktiert zu haben. Was mich hingegen betraf, so wusste ich emotional nie, was es heißt, einen Vater aus Fleisch und Blut zu haben.

Mein Vater hat, wie viele Eltern, mit mir oder meinen Geschwistern nie über die Shoah gesprochen. In einem seiner Briefe schrieb er mir in zwei Zeilen, wie er als Kind die schrecklichen Umstände des Schicksals seiner Eltern in den Lagern miterlebte. In den folgenden Jahren und nach dem Tod unseres Vaters fand mein Bruder (über Yad Vashem sowie andere Archive und Agenturen) weitere Informationen über unseren Vater heraus. Diese Erkenntnisse gaben uns ein umfassenderes und aussagekräftigeres Bild über sein Leben, das er vor uns verborgen hatte.

1961 prägte William G. Niederland, ein Psychoanalytiker, der für seine Arbeit mit Überlebenden bekannt ist, den Begriff „Überlebenden-Syndrom".[7] Er stellte fest, dass die Symptome nicht nur bei Überlebenden, sondern auch in ihren Familien auftraten. Die in diesem Feld tätigen Wissenschaftler*innen sprechen von einer „Syndromreihe". Das Syndrom, um das es hier geht, bezieht sich auf die Möglichkeiten, mit der schrecklichen Erfahrung in den Lagern umzugehen. Kennzeichnend ist eine vermindertes Gefühlsvermögen der Überlebenden als Abwehrmechanismus gegen überwältigende Bilder. Bei der Ankunft in den Lagern stellten die Enteignung aller Besitztümer (egal, wie wenig man dabei hatte), die gewaltsame Trennung, Desinfektion, Rasur und Tätowierung einer Nummer auf den Arm eine Erfahrung der willentlichen und totalen Entmenschlichung dar. Wie sonst hätten sie überleben können, wenn nicht als Roboter, losgelöst von menschlichen Gefühlen?

Mein Vater war nicht darin versiert, seine Gefühle auszudrücken, sie waren blockiert, und Wut war eines von ihnen. Ich erinnere mich daran, als seine Wut ein paar Mal ausbrach, unaufhaltsam wie ein Vulkan und ohne Vorwarnung. Bleibst du in der Nähe, verbrennt dich die Lava.

„Wütend zu sein und sich schuldig zu fühlen, bedeutet, lebendig zu sein": Für viele Überlebende waren Wut und Schuld nach dem Krieg die treibenden Kräfte hinter ihren Errungenschaften und Erfolgen in allen Aspekten ihres Lebens. Der Ausdruck von

---

7 Ein Syndrom ist eine Gruppe von gemeinsam auftretenden Anzeichen oder Symptomen, die eine Anomalie charakterisieren. Zum „Überlebenden-Syndrom" siehe William G. Niederland: Folgen der Verfolgung: Das Überlebenden-Syndrom. Seelenmord, Frankfurt a. M. 1980.

Wut war nicht nur eine Demonstration des Lebendigseins, sondern auch eine Freiheitserklärung. Alles, was in der Vergangenheit verriegelt und unterdrückt werden musste, fand nun mit aller Kraft seinen Weg heraus, denn es gab keine Angst mehr vor dem Tod als Strafe.

Die schrecklichen Entbehrungen und die Trennung, die mein Vater ertragen musste, haben zweifellos einen irreversiblen Schaden verursacht, der sein ganzes Leben danach beeinflusste. Ich bin fest davon überzeugt, dass seine Erfahrung auch das Leben seiner Kinder zutiefst geprägt hat, sowohl in unserer Beziehung als Geschwister als auch in der Art und Weise, wie wir miteinander kommunizieren. Wie konnte mein Vater nach allem, was er durchgemacht hatte, die Fähigkeit besitzen, sein Leben wieder aufzubauen (nicht ohne eine große Narbe), eine Familie zu gründen und in seiner Karriere relativ erfolgreich zu sein?

„Schuld" könnte die Antwort sein: „Überlebensschuld". Wie bereits erwähnt, bedeutet „sich schuldig fühlen, lebendig zu sein". Aber Schuldgefühle während der Lagerhaft, als nichts getan werden konnte, hätten alles verzehrt, wären einem Todesurteil gleichgekommen. Warum ist Schuld wichtig? Weil Schuldgefühle, wenn etwas getan werden *kann*, uns erlauben, etwas wiederherzustellen. Schuld hat viele Überlebende dazu gebracht, eine Familie zu gründen und in ihrem Leben erfolgreich zu sein. Keine neu gegründete Familie wird jemals all jene ersetzen, die wir verloren haben, aber sie ist Ausdruck von Ausdauer und der Widerstandsfähigkeit gegenüber allen Widrigkeiten. Die Hölle zu überleben, Gefühle ohne Angst wiederzugewinnen, aus Asche Leben zu erschaffen, war ein Triumph des Guten über das Böse. Sie haben nicht nur gesiegt, sondern sind auch wieder „menschlich" geworden. Selbst nach der Pensionierung und auch heute noch, wenn viele gebrechlich sind und von uns scheiden, besitzen Holocaust-Überlebende eine unvergleichliche innere Stärke und Widerstandsfähigkeit, die sie am Leben hält. Dies hat zweifellos auch negative Seiten, denn häufig wird Langlebigkeit von Krankheiten wie Demenz, Alzheimer usw. begleitet.

Für viele Überlebende ist Trennung gleich Tod. Die ständige Angst, Angehörige könnten unter unvorhergesehenen Umständen weggebracht werden, war bei den überlebenden Eltern weit verbreitet und wurde auf die Kinder der Zweiten Generation übertragen (Fallstudie 2). Diese Angst verstärkt sich in schwierigen Zeiten, seien es neue Kriege oder globale Pandemien.

Die Frage lautet: Wie kann jemand, der selbst eine so brutale Trennung erlebt hat und dem eine normale Kindheit genommen wurde, seinen eigenen Nachwuchs verlassen?[8] Wie Untersuchungen nahelegen, waren manche überlebenden Eltern so sehr mit der Trauer um ihre eigenen Eltern beschäftigt, dass sie nicht in der Lage waren, Gefühle in ihre Kinder zu investieren. Der bloße Gedanke an die mögliche Ablehnung seines eigenen Sohnes nach so vielen Jahren der Trennung könnte möglicherweise eine „unvorstellbare Angst" in meinem Vater verursacht haben. Es ist anzunehmen, dass es für ihn erträglicher war, seinen Sohn auf „sicherem Abstand" zu halten, als ihn zu treffen und mit dem Treffen herausgefordert zu sein. Obwohl die Trennungen von seinen Eltern und seiner Familie und unsere Trennung so unterschiedlich sind, kann ich nicht anders, als Parallelen in ihnen zu erkennen. Doch warum er das tat, was er tat, kann allein mein Vater beantworten.

Rückblickend reiste ich nach La Paz mit der einzigen Absicht, meinen Vater zu treffen, ihn kennenzulernen und dadurch mich selbst besser kennenzulernen. Das und noch mehr habe ich bekommen: Ich habe heute eine starke und liebevolle Verbindung zu meinen Geschwistern und der Frau meines Vaters. Gemeinsam haben wir es geschafft, den Kreislauf des Schweigens zu durchbrechen, der seit so vielen Jahren mit unserem Vater bestand.

Fazit

Der Holocaust war das jüngste Unheil in der Geschichte unseres Volkes, des jüdischen Volkes. Schätzungsweise 18 Millionen Juden lebten zu dieser Zeit auf der ganzen Welt. Eineinhalb Millionen Kinder und viereinhalb Millionen Erwachsene kamen unter den grausamsten Umständen, die vom NS-Regime orchestriert wurden, ums Leben. Sechs Millionen Menschen - ein Drittel unseres gesamten Volkes - wurden ermordet und die Welt schwieg. Es besteht kein Zweifel, dass der Holocaust das Antlitz des jüdischen Volkes für immer gezeichnet hat. Dieses katastrophale Kapitel kommt zu allen vorherigen Kapiteln unserer jüdischen Geschichte hinzu, ist aber längst nicht abgeschlossen.

---

8 Studien deuten darauf hin, dass „Eltern mit ungelöstem traumatischem Verlust und primär labilen Geisteszustand weniger wahrscheinlich für die sichere Bindung ihrer Nachkommen sorgen" (van der Hal/Brom: „Infant survivors of the Holocaust" [FN 3], 28 f.).

Der Holocaust hatte auf unzählige Weise tiefgreifende Auswirkungen auf das jüdische Volk, und sein Erbe hat auch die Art und Weise beeinflusst, wie wir miteinander umgehen. Die Fallstudien wurden zur reinen Illustration verwendet, um etwas detaillierter darzustellen, wie die Erfahrung der überlebenden Eltern die komplexe Dynamik zwischen ihnen und ihren Nachkommen beeinflussen kann. Nicht zuletzt führt meine persönliche Geschichte zu meinen Wurzeln und mag auch erklären, woher meine Neugier und Leidenschaft kommen. Ich hoffe, dass ich es damit geschafft habe, einen Blick durch das Schlüsselloch in unser Zuhause zu werfen.

Elie Wiesel hat sich dazu entschieden, „die Geschichte" zu erzählen, weil er überlebt hat und das Gefühl hatte, dass er sie „den Toten" schuldet. Er warnte uns, dass wir sie, wenn wir uns nicht erinnern, ein weiteres Mal „verraten" würden. Eine deutliche Warnung eines produktiven Schriftstellers und Dozenten, der in der Hölle war und aus ihr zurückkam. Eine solche Verantwortung ist eine schwere Bürde, ganz zu schweigen von der Schuld, die mit dem Vergessen verbunden ist. Aber Elie Wiesel geht noch weiter. Indem er uns daran erinnert, dass es ohne Erinnerung keine Zivilisation, keine Gesellschaft, keine Zukunft geben wird, sagt er auch, dass wir gezwungen sind, uns nicht nur an den Holocaust zu erinnern, sondern auch an das, was unseren Vorfahren und deren Vorfahren passiert ist. Ohne Erinnerung gibt es keine Identität. Wie können wir als Kinder überlebender Eltern die Erinnerung weitertragen und am Leben erhalten, wenn unsere alternden Eltern aus gesundheitlichen Gründen anfangen, „zu vergessen"?

Ich denke an ein Kind der Zweiten Generation, das in meinen Augen einen geeigneten Weg gefunden hat, den „Koffer" zu tragen, und uns ins Gedächtnis ruft, dass „wir Wege finden und Anreize haben müssen, uns zu erinnern". Vor allem aber „müssen wir uns der Herausforderung stellen, zu wissen, woran wir uns erinnern und warum".

Wir sind die Generation, die die Schlüssel zum Schloss bekommen hat und dieses bewachen. Wir haben die Verantwortung erhalten, dafür zu sorgen, dass der Holocaust in Erinnerung bleibt. Um sicherzustellen, dass die Welt, die war, von allen erinnert wird, von dieser Generation und von allen zukünftigen. Was auch immer wir zurückholen, niederschreiben oder übermitteln, wird zu einer öffentlichen Aufzeichnung, von der alle lernen können, um denselben Fehler in der Zukunft zu vermeiden. Was auch immer wir ignorieren, wegwerfen oder übersehen, wird verschwinden.

Dazu sagte das Kind eines Überlebenden: „Wir müssen vorsichtig sein, wie und woran wir uns erinnern." Aber noch wichtiger sei: „Wir müssen uns daran erinnern, dass das Erinnern nur ein Werkzeug ist, ein unverzichtbarer Schlüssel zum Leben, aber kein Ende an sich."

Weil die Überlebenden sich erinnert und ihre Erinnerungen geteilt und dokumentiert haben, wird die Geschichte des Holocaust nicht in Vergessenheit geraten, sondern von Generation zu Generation weitergegeben, so wie die Geschichte des Exodus an Pessach. In der Haggada heißt es: „Je häufiger man die Geschichte erzählt, desto besser."

Es gibt viele persönliche Gründe, warum ich mich für die Arbeit als Kunsttherapeut entschieden habe, abgesehen von einem tiefen Verantwortungsbewusstsein für die Gemeinschaft und ihr Wohlergehen als Ganzes. Mir ist klargeworden, dass meine Berufswahl nicht nur mit dem unausgesprochenen Erbe meines Vaters zu tun hat, sondern auch mit dem meiner Kibbuz-Familie. Doch ein Grund sticht heraus: Ich möchte den Überlebenden ihre Stimme zurückgeben und ihnen die Möglichkeit bieten, mir, einem „Professionellen" der Zweiten Generation, die Geschichte zu erzählen, die sie ihren Nachkommen nicht erzählen können. Im Gegenzug höre ich die Geschichte, die mein Vater mir nie erzählen konnte.

Übersetzung aus dem Englischen von Mira Lina Simon

Noemi Staszewski / Ricarda Theiss

Zeitzeugentheater
Potenziale transgenerationaler Projekte

Im Kontext der Demokratieerziehung und Vermittlung eines gesellschaftlichen Miteinanders auf der Basis von Gleichberechtigung und gegenseitiger Akzeptanz und Wertschätzung werden immer wieder unterschiedliche Modelle und Methoden der Vermittlung historischer Fakten und biografischer Erfahrungen diskutiert. Dabei geht es unter anderem um die Frage, wie nachfolgende Generationen sensibilisiert und motiviert werden können, sich mit den Erfahrungen von Überlebenden nationalsozialistischer Verfolgung und Diskriminierung auseinanderzusetzen. Zeitzeugengespräche, Gedenkstättenbesuche und die historische Aufarbeitung lokaler Bezugspunkte bilden erste Annäherungen an historische Begebenheiten. Überdies erschließen sich Zugänge durch künstlerische Medien wie Malerei, Musik, Theater und Film. Diese Zugänge ebnen den Weg für eine erste Auseinandersetzung mit Diskriminierungsformen und -mechanismen.

Je länger die historischen Ereignisse zurückliegen, desto weniger Zeitzeug*innen sind in der Lage, über ihre Lebenserfahrungen vor, während und nach dem Zweiten Weltkrieg und der Shoah zu berichten. Gleichzeitig haben die öffentliche Wahrnehmung der Überlebensgeschichten, die gesellschaftliche Anerkennung ihrer traumatischen Erfahrungen, die empathische und zugewandte Auseinandersetzung einen enormen Stellenwert für Überlebende der Shoah und deren Verortung und Integration in ihr soziales Umfeld und die Gesellschaft, in der sie heute leben.

Das Erleben von Deportation, Verfolgung, Trennung und Verlust hat einen nachhaltigen Einfluss auf das physische und psychische Leben von Überlebenden der Shoah. Bleiben Traumata unthematisiert, führen diese nicht nur zu Einschnitten und Einschränkungen im alltäglichen Leben der Zeitzeug*innen, sie können auch transgenerational weitergegeben werden. Traumasensible Unterstützungsangebote und Community-basierte Angebote können Stressfaktoren auffangen und abbauen helfen.

Die Folgen komplexer Traumatisierungen sind vielfältig. Traumatisierungsprozesse hängen nicht nur von den traumatisierenden Erlebnissen ab, sondern auch, wie bereits Hans Keilson[1] und nach ihm David Becker[2] konstatiert haben, von den Lebensumständen nach der Befreiung und dem Umgang der Gesellschaft mit den traumatisierenden Erfahrungen der Überlebenden während der Shoah. Werden diese Erfahrungen marginalisiert oder ihre Echtheit gar geleugnet, kann dies posttraumatische Symptome auslösen oder verstärken. Nach den Erfahrungen der Verfolgung, Versklavung und Ermordung eines großen Teils ihrer Familien kann das sowieso fragile Vertrauen in die Menschen und die Gesellschaft gestört werden, können Depressionen, Schlaflosigkeit, Stimmungsschwankungen und vieles mehr den Alltag von Überlebenden prägen.

Idee und Umsetzung

Das Konzept des „Zeitzeugentheaters“ bietet eine Handlungsperspektive an, um die Weitergabe der Überlebenserfahrungen im öffentlichen Raum zu thematisieren und zugleich über einen intergenerationalen Ansatz Zeitzeugen als Akteure in ein soziales Umfeld einzubinden, das ihnen Anerkennung und Aufmerksamkeit bietet. Dies ist vor allem für diejenigen von besonderer Bedeutung, die alleinstehend sind und über keine familiäre Anbindung mehr verfügen. Über einen längeren Zeitraum hinweg entwickeln Überlebende der Shoah und Jugendliche gemeinsam unter professioneller Anleitung ein Theaterstück, das sich aus Szenen von Zeitzeugenberichten zusammensetzt. Im Unterschied zum Zeitzeugengespräch, das einmalig, zeitlich eng begrenzt und selten in einer dialogischen Form strukturiert ist, haben hier Jugendliche wie Senior*innen die Möglichkeit, sich über einen längeren Zeitraum immer wieder zu treffen, sich kennenzulernen, auszutauschen, in unterschiedlichen Situationen zu erleben und gemeinsam etwas zu erschaffen. Durch die Erzählungen der durchlebten Erfahrungen agieren Zeitzeug*innen als Expert*innen in eigener Sache und bieten einen Zugang und Einblicke in ihre Lebenswelt. Zugleich werden die Weitergabe von Erinnerungen an die Verfolgungssituationen und damit das Verständnis für die Lebenswelt der Überlebenden in der Enkelgeneration gefördert und Geschichte erlebbar gemacht.

---

1 Hans Keilson: Sequentielle Traumatisierung bei Kindern. Untersuchung zum Schicksal jüdischer Kriegswaisen, 2. Aufl., Gießen 2005.

2 David Becker: Die Erfindung des Traumas. Verflochtene Geschichten, 2. Aufl., Gießen 2014.

Die Wege zum Ursprung des „Zeitzeugentheaters“ führen uns nach Israel, genauer zu Ezra Dagan und seiner Frau Irit Lavie Dagan. Beide stammen aus Familien, in denen Angehörige während der Shoah ermordet wurden. Ihr Ansatz besteht darin, für die Weitergabe von Überlebenserfahrungen das Medium Theater und insbesondere das szenische Darstellen therapeutisch zu nutzen und den Überlebenden in der Kommunikation und Interaktion mit Jugendlichen „Hoffnung, Freude und Kontinuität“[3] zu vermitteln. Doch bei der Realisierung des Projekts sahen sich die Dagans mit vielen Fragestellungen konfrontiert. Wie kann man sich den schmerzlichen Erfahrungen annähern, ohne Retraumatisierungen auszulösen oder bereits verheilte Wunden wieder aufzubrechen? Wie das Erzählte eingrenzen, welche Szenen aussuchen oder vernachlässigen, um am Ende ein Theaterstück zu erhalten, in dem sich alle Protagonist*innen mit ihrer je eigenen Geschichte wiederfinden?

In Israel wird das Projekt neben der Arbeit mit Überlebenden der Shoah vor allem in Kooperation mit Schulklassen und Enkeln Überlebender realisiert. Mit im Team sind neben Pädagog*innen und Dramaturg*innen immer auch Psychotherapeut*innen, die die Workshops, die Biografiearbeit und die Entstehung und Ausarbeitung der Szenen begleiten. Viele von ihnen gehören der Zweiten Generation Shoah-Überlebender an. Die Interaktion zwischen den Generationen, das Entstehen von Beziehungen, die Entwicklung von Empathie für die Überlebenden über Generationsgrenzen hinweg und viele andere Aspekte der intergenerationalen Arbeit stehen im Mittelpunkt des Projekts. Der Prozess des Miteinanders ist dabei mindestens genauso wichtig wie das Ergebnis, was die Dagans bereits sehr früh formuliert haben.[4]

Durch die Kooperation mit dem Joint Distribution Committee (JDC) expandierte das Projekt und fand neue Standorte in den USA und in Europa. Seine spannende Erfolgsgeschichte begann vor rund 16 Jahren und es konnte bereits über 60 Mal erfolgreich durchgeführt werden. Zuletzt gelangte das Projekt nach Dormagen bei Köln (in Kooperation mit dem Bundesverband Information und Beratung für NS-Verfolgte)[5] und nach Frankfurt am Main.

3 Vgl. https://www.edut.org.il/en/the-people-behind-the-project (zuletzt aufgerufen am 25.7.2020).

4 Ezra Dagan, ebd.

5 Vgl. https://www.nsberatung.de/index.php/de/archiv/87-zeitzeugentheater (zuletzt aufgerufen am 25.7.2020).

Frankfurter Erfahrungen

In Frankfurt wurde das Konzept des Zeitzeugentheaters von der Zentralwohlfahrtsstelle der Juden in Deutschland (ZWST) aufgegriffen und umgesetzt. Das Projekt wurde von Aktion Mensch gefördert und bekam Unterstützung durch ein multiprofessionelles Team, bestehend aus einer Dramaturgin/Regisseurin, einem Psychoanalytiker, Sozialarbeiter*innen, Pädagog*innen und einem Komponisten. Durch den engen Bezug zum „Treffpunkt für Überlebende der Shoah"[6] fanden sich schnell erste Zeitzeug*innen, die vom Treffpunkt-Team während des ganzen Projektes begleitet wurden. Nach einer Informationsveranstaltung gelangen Kontakte zu Schulen. Allerdings stellte sich die kontinuierliche Teilnahme der Jugendlichen als Herausforderung dar, weil sich die schulischen Anforderungen und die Arbeit in einer generationsübergreifenden Gruppe nicht immer vereinbaren ließen. Daher gab es anfangs bei den jugendlichen Teilnehmer*innen eine gewisse Fluktuation, bis sich die endgültige Theatergruppe formieren konnte. Am Ende nahmen neun Schüler*innen (geboren zwischen 2003 und 2005) aus verschiedenen Schulen im Rhein-Main-Gebiet und sechs Zeitzeug*innen (alle Child Survivors, geboren zwischen 1932 und 1940) am Theaterprojekt teil. Zu Beginn trafen sie sich wöchentlich für mehrere Stunden. Über einen Zeitraum von acht Monaten (statt zwölf, wie dies normalerweise der Fall ist) entwickelten sie mit Unterstützung des multiprofessionellen Teams Szenen aus den Lebenserinnerungen der Überlebenden und setzten sie zu einem einstündigen Theaterstück zusammen, das bei der Premiere über 500 Zuschauer*innen zu sehen bekamen.

Das Theaterprojekt wurde von Anfang an von einem Kamerateam begleitet, das den gesamten Prozess festhielt: von den Anfängen der Gruppenbildung und dem Kennenlernen über die Zeitzeugenberichte und die Entwicklung einzelner Szenen bis hin zur Aufführung des Theaterstücks. Aus dem Filmmaterial entstand eine Dokumentation des Entstehungsprozesses sowie des Theaterstücks selbst.[7]

---

6 Das Zentrum der ZWST für Überlebende der Shoah und ihre Angehörigen in Frankfurt am Main existiert seit 2002.

7 Vgl. https://www.facebook.com/watch/?v=2480967495362153; https://www.facebook.com/watch/?v=330575124496687; https://www.youtube.com/watch?v=t0uFViT5uNA (alle zuletzt aufgerufen am 25.7.2020).

Die erste Phase des Projektes konzentrierte sich vor allem auf die Schaffung eines „geschützten Raumes", der die Möglichkeit eines vertrauensvollen und offenen Dialoges bot. Das gegenseitige Kennenlernen und aufeinander Eingehen sollte in einer Atmosphäre stattfinden, die von gegenseitiger Rücksichtnahme und Empathie geprägt war. In der psychosozialen Arbeit mit komplex traumatisierten Menschen hat die Entwicklung vertrauenswürdiger Beziehungen eine besondere Bedeutung. Sie sind die Voraussetzung dafür, dass Überlebende überhaupt in der Lage sind, schmerzliche Erinnerungen preiszugeben. Für die Zeitzeug*innen bedeutete diese erste Phase auch, ohne Leidenskonkurrenz den Lebensgeschichten der anderen Teilnehmer*innen zuzuhören und die Jugendlichen mit ihren Fragestellungen und Verstehensmustern anzunehmen. In Kleingruppen lernten die Jugendlichen die schmerzhaften und traumatisierenden Erfahrungen der Zeitzeug*innen kennen und wurden durch die Weitergabe dieser Erlebnisse zu sogenannten Zweitzeug*innen.

Das Gefühl der gegenseitigen Wertschätzung bildet die Basis einer produktiven Zusammenarbeit, setzt kreative Kräfte sowohl bei den Jugendlichen als auch bei den Zeitzeug*innen frei und macht eine szenische Auswahl der Lebenserinnerungen für eine erfolgreiche Umsetzung des Theaterstücks möglich. Für Überlebende haben spezifische Ereignisse ihrer Überlebensbiografie eine enorme Bedeutung, sind identitätsstiftend für das Leben danach. Für Außenstehende muss dies nicht zwingend nachvollziehbar sein. Manchmal sind solche Momente auch schwer zu inszenieren. Wie sich auch bei der Frankfurter Inszenierung gezeigt hat, stellt die Auswahl der Szenen für den Dramaturgen oder die Dramaturgin eine große Herausforderung dar. Hier gilt es, eine Balance zwischen den Empfindungen der Überlebenden und dem Machbaren zu finden und bei den Entscheidungen zur Inszenierung alle Beteiligten, Überlebende wie Jugendliche, mitzunehmen.

Die wertschätzende Atmosphäre und gegenseitige Akzeptanz entstand durch gemeinsame positive Erfahrungen. Neben der szenischen Ausarbeitung gab es viele persönliche Begegnungen, in denen Lieblingslieder ausgetauscht wurden, gemeinsam gelacht, gegessen und gefeiert wurde. Die einfühlsame musikalische Begleitung des Projekts durch einen jungen Komponisten und Künstler förderte nicht nur die Aussprache und Stimmbildung der Protagonist*innen, sondern erzeugte viele emotionale Momente, die

die Gruppe zusammenwachsen ließen. Dass sich alle Überlebenden der Shoah sowohl bei der Ausarbeitung der Szenen als auch auf der Bühne aktiv einbrachten, war ein Anzeichen für einen gelungenen und wertschätzenden Austausch.

Die Weitergabe der Erfahrungen der Zeitzeug*innen sowie die Bindungen, die unter den Projektteilnehmer*innen entstehen, stellen den tragenden Rahmen für ein gelingendes Theaterstück dar. Dadurch, dass die Überlebenden im Mittelpunkt stehen, wird die Perspektive der Zeitzeug*innen in den öffentlichen Raum der Erinnerung hineingetragen. Diese narrative Ebene ermöglicht eine emotionale und authentische Aufarbeitung der Shoah, die über die Aufführung hinaus das Publikum aufwühlt und berührt:

> „Das war ein Erlebnis, das ich so schnell nicht vergessen werde, ich war das ganze Stück über emotional ergriffen, vielen Dank für den Mut ein solches Stück auf die Beine zu stellen."[8]

Die Beziehungen, die während der gemeinsamen Interaktion unter den Protagonist*innen entstanden, wirkten über den Projektrahmen hinaus. Das wird nicht zuletzt auch aus den vielen positiven Rückmeldungen ersichtlich.

Dieses Projekt zeigt eindrucksvoll, wie generationsübergreifendes gemeinsames Handeln positive Erfahrungen auslösen kann. Die Zeitzeug*innen erfahren durch die Akzeptanz und Resonanz, die ihnen zuteilwird, Aufmerksamkeit und eine positive Anerkennung ihrer Lebensgeschichten. Sie erleben, dass ihre Erinnerungen an die Folgegenerationen weitergegeben werden. Viele Überlebende der Shoah, gerade Child Survivors, haben bisher nicht oder nur sehr rudimentär über ihre Verfolgungserfahrungen berichtet, die wenigsten von ihnen öffentlich. Viele Überlebende wollen oder können auch heute noch nicht über ihre Erfahrungen während der Shoah sprechen, oft aus Angst, die dadurch ausgelösten Erinnerungen nicht aushalten, die mühsam zurückgedrängten Schmerzen der Verluste nicht ertragen zu können. Im Frankfurter Projekt hat etwa die Hälfte der Mitwirkenden zum ersten Mal über ihre Erfahrungen vor und während der Shoah gesprochen. Einige von ihnen haben keine Familienangehörigen mehr, die sie emotional auffangen und unterstützen können. Das verdeutlicht, wie wichtig die psychologische Begleitung eines solchen Projektes ist.

8 Reaktion einer Zuschauerin bei der Uraufführung des Stückes in Frankfurt (unveröffentlichte Aufzeichnungen der ZWST).

Durch die Teilnahme von jüdischen und nichtjüdischen Jugendlichen mit unterschiedlichen Familienbiografien konnten verschiedene Strategien im Umgang mit der Shoah sowie mit anderen Diskriminierungs- und Ausgrenzungserfahrungen sichtbar und begreifbar gemacht werden. Die einzigartige Chance, an derartigen Erfahrungen teilhaben zu können, wurde den Jugendlichen während der Erarbeitung der Szenen und erst recht nach der gelungenen Aufführung bewusst.

Ein Ausblick

Die Erinnerung an die Kriegsverbrechen der Deutschen in zwei Weltkriegen führt in der Mehrheitsgesellschaft zu Wut und Frustration. Sie verhindert den positiven Bezug auf ein heutiges Deutschland. Durch Schuldabwehr wird die Erinnerung an die Shoah jedoch unmöglich gemacht. Die Binnensicht der jüdischen Gemeinschaft in Deutschland bleibt dabei außen vor. Um der erschreckenden und rasanten Zunahme der Ignoranz, der Geschichtsleugnung und antisemitischer Einstellungen entgegenzuwirken und die Dimensionen im Umgang mit der Shoah sowie der Auseinandersetzung mit dem Nationalsozialismus zu erweitern, bietet das Konzept des Zeitzeugentheaters einen innovativen Ansatz.

Die gängige, oftmals moralisierende Praxis der Shoah-Education verhindert einen sensiblen und offenen Zugang der Schüler*innen zum Thema und kann Abwehrmechanismen begünstigen. Klassenräume sind keine bewertungsfreien Räume, sie orientieren sich an gesellschaftlichen Debatten, die im Schulunterricht oder auch auf dem Schulhof thematisiert werden müssen. Die pädagogische Arbeit sollte neben der Erinnerungsarbeit immer auch eine selbstreflexive und dialogische Auseinandersetzung der Lernenden erlauben. Dies erfordert unausweichlich die Auseinandersetzung mit eigenen Ismen, Stereotypen und Vorurteilen wie auch eine oftmals schmerzliche Auseinandersetzung mit den eigenen familienbiografischen Bezügen.

Das Zeitzeugentheater als multiperspektivischer Ansatz im Umgang mit der Shoah und gesellschaftlicher Exklusion eröffnet neue Möglichkeiten des Lernens in unterschiedlichen Bildungsbereichen. Durch die individuellen biografischen Berichte der Zeitzeug*innen werden Zugänge geschaffen, die es den Schüler*innen ermöglichen, sich abseits einer abstrakten Unterrichtsvermittlung auf der Basis authentischer, realer Begegnungen, bei denen die

Perspektiven der Betroffenen im Mittelpunkt stehen, mit den Themen Nationalsozialismus und Shoah zu befassen.

Dieses Konzept transgenerationaler Weiter- und Wiedergabe der Erfahrungen von Überlebenden der Shoah ist ein Gegenentwurf zu den häufig praktizierten moralisierenden und abstrakten Zugängen zu Diskriminierungserfahrungen und den Auswirkungen nationalsozialistischer Verfolgung und Vernichtung von Minderheiten. Gesamtgesellschaftlich leistet das Projekt nicht nur einen wichtigen Beitrag zur Prävention, es befördert und stärkt auch die selbstaktivierenden, selbstempowernden Kräfte jedes Einzelnen und macht aufmerksamer und wehrhafter gegen Diskriminierung, Rassismus und Intoleranz aller Art.

In Frankfurt wurde das Projekt im Rahmen der ZWST mit jüdischen und nichtjüdischen Protagonist*innen und Teammitgliedern realisiert. Wie das Beispiel von Dormagen bei Köln zeigt, lässt es sich auch in einem anderen Kontext mit einem heterogeneren Kreis von NS-Verfolgten erfolgreich durchführen. Dass es hierfür Interesse gibt, zeigen diverse Rückmeldungen von Lehrkräften aus dem Rhein-Main-Gebiet, die bei der Aufführung anwesend waren. Es bleibt zu hoffen, dass dieses Projekt noch viel Nachahmung findet.

Lukas Welz

Erinnern und Vergessen verantworten
Über die Notwendigkeit einer emanzipierten Erinnerung an die Shoah für die Betroffenen und die Gesellschaft

Der Umgang mit traumatisierender Vergangenheit ist von Erinnern und Vergessen geprägt. Beides ist zumeist Teil des Verarbeitungsprozesses unmittelbar Betroffener mit den eigenen Erfahrungen, kennzeichnet aber auch das Verhalten der Gesellschaft als Ganzes.

Die Dichotomie von Erinnern und Vergessen ist in ihrem Spannungsfeld und ihrer Wechselseitigkeit der Kern der Tätigkeit der „Vergangenheitsarbeitenden", derjenigen also, die mit Betroffenen traumatisierender Vergangenheit einerseits oder als Multiplikator*innen in der Vermittlung und Bildung rund um den Themenkomplex der Shoah andererseits wirken. Erinnern und Vergessen sind die Pole, zwischen denen sich psychosoziale Hilfe für Betroffene im Kontext extremtraumatisierter Gewalt bewegt. Andererseits stehen wir als „Vergangenheitsarbeitende" in der öffentlichen Auseinandersetzung und Vermittlung der Folgen von Verfolgung genau in diesem gesellschaftlichen Spannungsfeld des kollektiven Erinnerns und Vergessens. Sowohl einzelne Betroffene als auch ganze Gesellschaften sehen sich mit der Dynamik zwischen Können und Wollen von Erinnern und Vergessen konfrontiert. Als Gesellschaft und als diejenigen, die Betroffene unterstützen, müssen wir uns fragen, ob und wenn ja, wie wir Erinnern und Vergessen verantworten können und wollen.

> „Wir haben alle sehr viel gearbeitet, um zu vergessen.
> Wie die meisten Holocaust-Überlebenden hier in Israel.
> Mein Mann hat von morgens bis abends gearbeitet,
> und ich auch.
> Das hat uns am Leben gehalten."
> *Ruth Malin*

> „Keines der Kibbuzmitglieder merkte,
> was hinter dem jugendlichen Enthusiasmus
> und der Lebensfreude versteckt war.
> Niemand spürte, was sich hinter den Kulissen unserer Seelen abspielte,

wo sich die Wunden schrecklicher Kriegsjahre verbargen.
Wunden, die niemals heilen würden."
Zwi Helmut Steinitz sel. A.

Schweigen, Vergessen, Verdrängen sind Möglichkeiten, mit einer traumatisierenden Vergangenheit umzugehen, der Versuch, mit ihr abzuschließen, sie hinter sich zu lassen. Viele Überlebende in Israel haben sich, nach außen zumindest, in den Anfangsjahrzehnten in Schweigen gehüllt: teilweise, weil ihnen kein Glauben über das Erlebte geschenkt wurde, teilweise, weil die Gegenwart herausfordernd genug war. Teilweise auch, weil sie selbst nach vorne schauen wollten - oft auf sich allein gestellt, weil die Verwandten ermordet wurden. Und teilweise, weil sie sich nicht verstanden fühlten. Viele schwiegen nach außen, blieben aber nicht stumm. Untereinander sprachen viele über das Erlebte.

„Israel war damals kein Ideal für uns.
Ich dachte, ich finde eine Familie,
ein Dach über dem Kopf,
ein Haus,
eine Mutter,
jemanden, der für mich sorgt.
Davon war nichts da.
Jeder war so beschäftigt, die Armut war groß."
Yehuda Bacon

„Freitagabends kamen viele Holocaust-Überlebende,
um meine Mutter zu besuchen.
Denn es war schön, mit einer Mutter zusammen zu sein.
Mütter gab es sonst keine mehr."
Giselle Cycowicz

Es dauerte bis in die 1980er Jahre, bis Überlebende auch in der israelischen Gesellschaft zunehmend ihre individuellen Bedürfnisse artikulierten und mehr und mehr Gehör fanden. Vor dem Hintergrund der lange fehlenden Anerkennung und dem Vergessen einer ganzen Generation von Überlebenden, die teils vergessen wollten und im Sinne eines zionistischen Aufbruchs auch vergessen sollten, was sie erlebt hatten und wo sie herkamen, entstand eine zunehmende Diskrepanz zu der immer augenscheinlicheren Hilfsbedürftigkeit dieser Menschen. Auch das Alter der

Überlebenden spielte dabei sicher eine Rolle. Zu denjenigen, die über 30 Jahre lang Hilfe durch AMCHA erfuhren, gehört etwa Zwi Helmut Steinitz sel. A. Schon an seinem Namen lässt sich der Prozess der individuellen Bearbeitung der traumatisierenden Vergangenheit ablesen. So legte er nach seiner Rettung vor dem Tod - er überlebte das Krakauer Ghetto, die Konzentrationslager Plaszow, Auschwitz-Birkenau, Buchenwald und Sachsenhausen sowie Todesmärsche - in Israel seinen alten, europäischen Namen ab, weil er vergessen wollte, und nannte sich fortan Zwi statt Helmut. Die Begegnungen und die konkrete Hilfe bei AMCHA in Tel Aviv vermochten schließlich wieder eine biografische Verbindung zwischen seiner Gegenwart und seiner Kindheit herzustellen und er nannte sich Zwi Helmut Steinitz. Mit diesem Namen trat er in den letzten Jahren sogar in dutzenden Zeitzeugenveranstaltungen in Deutschland auf und hatte die Kraft, aus seinem Leben und den Erfahrungen in der Shoah zu berichten.

AMCHA, sinngemäß „eine*r von uns", wurde vor diesem Hintergrund der Nichtanerkennung und des Vergessens von Überlebenden, die selbst als Psychologen tätig waren, als Selbsthilfeorganisation gegründet, um ihresgleichen zu unterstützen, die eine Gemeinschaft und Anerkennung brauchten. Daraus erwuchs schließlich in den 1980er Jahren ein psychosoziales Konzept der therapeutischen Hilfe, in das viele soziale und gemeinschaftliche Komponenten, die für Sozialclubs charakteristisch sind, einflossen. Auf diese Weise wird die Begegnung mit traumatisierender Vergangenheit nicht pathologisiert. Sie ist vielmehr integraler Teil des Lebens und ein Prozess, der nicht abgeschlossen sein kann - so wenig, wie die Vergangenheit vergessen gemacht werden kann. Die Shoah ist in den AMCHA-Zentren und den therapeutischen Aktivitäten nicht vordergründig präsent, da sie selbst ja immer mitschwingt und fester Bestandteil der Biografien der Betroffenen ist. Sie wird nicht verschwiegen, schon gar nicht vergessen. Sie wird *leise* erinnert, sodass sie ihr Leben nicht weiterhin zu sehr prägt und belastet. Erinnern und Vergessen bedingen sich also insofern, als dass sie Teil eines individuellen Verarbeitungsprozesses sind.

Auf der gesellschaftlichen Ebene hingegen sind Erinnern und Vergessen Teil einer bewussten Auseinandersetzung mit Vergangenheit - was auch die bewusste Nichtauseinandersetzung einschließt. Auch in informierten Kreisen ist das Unwissen oder gar die Ignoranz über die langfristigen Folgen der Verfolgung, die

Gegenwart der Vergangenheit oder transgenerationale Aspekte groß. Unwissenheit etwa darüber, dass es noch zehntausende Menschen weltweit gibt, die lebendige Erinnerungen an die Shoah haben. Und Ignoranz, wenn ich mir das Unverständnis für die fortdauernden seelischen Leiden auch 75 Jahre nach der *Befreiung*, auch über Generationen hinweg, vor Augen führe. So dauerte der Kampf um Anerkennung der Taten als Verbrechen, der Orte der Shoah als Tatorte, der Überlebenden als diejenigen, denen Leid zugefügt und die rehabilitiert und entschädigt werden müssen, der ganze Kampf um Gerechtigkeit für die NS-Opfer viele Jahrzehnte an - und ist zum Teil bis heute nicht abgeschlossen. Gleichzeitig ist seit gut einem Jahrzehnt besonders an Gedenktagen das Mantra von den „letzten Überlebenden" zu hören, die nun wirklich zum letzten Mal teilnehmen und berichten könnten.

Beides verstellt den Blick für die Notwendigkeit gegenwärtiger Verantwortung für die noch etwa 180.000 lebenden Überlebenden der Shoah weltweit. In beiden Fällen werden die gegenwärtigen Bedürfnisse der Überlebenden und ihre Präsenz in unserer Gegenwart beschwiegen und wird die Übernahme von Verantwortung, die für sie ein steter Kampf und Überzeugungsprozess ist, abgewehrt. Auch in zehn Jahren wird es noch Menschen geben, die als Kinder verfolgt wurden und eine lebendige Erinnerung an diese Zeit haben können. Wenn auch vielleicht nicht als Zeitzeug*innen, so doch als Überlebende, denen elementare Grundbedürfnisse genommen wurden, die Verluste erlitten haben. Angesichts der hohen Lebenserwartung können auch im Jahr 2040 noch Menschen leben, die während der Shoah als kleine Kinder traumatisierende Erfahrungen machen mussten. Und: die Perspektive, dass die Shoah in der lebendigen Erinnerung zu einem Abschluss kommen könnte, verstellt auch die Wahrnehmung für die Bedürfnisse der Nachkommen der Überlebenden. Sie sind nicht nur als Zeitzeug*innen des Umgangs mit der Shoah interessante Akteure der Erinnerung an die Shoah und ihre Nachwirkungen. Sie sind zum Teil selbst betroffen, durch transgenerationale Traumata von den Erfahrungen ihrer Eltern oder Großeltern berührt worden. Ihr Leben ist unmittelbar mit der Shoah verbunden und sie haben einen Anspruch darauf, gehört zu werden und Hilfe zu erfahren. Vor dieser Tatsache, dass Menschen auch - oder erst - 75 Jahre nach den traumatisierenden Erfahrungen Hilfe suchen oder nun Unterstützung benötigen, schützen uns weder Unwissen noch Ignoranz.

„Wir wurden gerettet, nicht befreit“, ist eine in diesem Zusammenhang wichtige Aussage des Auschwitz-Überlebenden Norbert Wohlheim in einem Brief an einen Freund. Darin berichtet er von den körperlichen und psychischen Folgen, unter denen die Überlebenden der Shoah auch nach 1945 leiden. Diese wenigen Worte beschreiben den nicht so hoffnungsvollen Zustand vieler Überlebender in der Zeit der „Befreiung“ vor 75 Jahren. Sie brechen mit dem optimistischen Blick von damals und dem verklärenden Blick von heute auf diese Zeit. Und sie fragen damit nach den Rollen von Zeitzeug*innen und Überlebenden damals und heute in unserer Gegenwart und für unsere Zukunft.

Im Angesicht von Krieg, Antisemitismus und Rechtsextremismus werden sie oft als moralische Instanzen gebraucht, die ein lebendiges Zeugnis davon ablegen sollen, wohin das Schlechte in der Welt führen kann. Diese Überhöhung von Überlebenden ignoriert ihre individuellen Bedürfnisse. Und sie reduziert sie und ihre Lebenserfahrungen auf die Zeit der Verfolgung. Zugleich werden die vielfältigen Sichtweisen und Schlüsse der Überlebenden auf und aus ihrer Zeit der Verfolgung wie auch zum Umgang damit nach der Befreiung pauschal auf einen Lehrsatz reduziert. Ist es nicht vermessen anzunehmen, dass alle Überlebenden die gleiche Sichtweise teilen würden, für die einige der Überlebenden in der Öffentlichkeit repräsentativ stehen? Was wären die Konsequenzen daraus, wenn Überlebende, denen wir begegnen, unsere eigenen politischen Ansichten nicht teilten? Würden wir ihnen weniger zuhören, gar weniger mitfühlen?

Der mit der Befreiung 1945 einsetzende Fortschrittsglaube widerstrebt der Erkenntnis, dass bestimmte Strukturen und Verhaltensweisen, Antisemitismus und Rassismus, gruppenbezogene Menschenfeindlichkeit und Ausgrenzung durch alle Jahrzehnte hindurch Teil der Erfahrungen von Überlebenden der Shoah und dann auch ihrer Nachkommen geblieben sind. Hieran wird noch einmal die gesellschaftliche Dimension im Umgang mit den traumatisierenden Erfahrungen deutlich. Traumata im Kontext kollektiver Gewalt lassen sich nicht pathologisieren, sind keine Krankheit, die nur der Betroffene heilen kann. Für die Bearbeitung und die Möglichkeit, einen guten Umgang mit den traumatisierenden Erfahrungen zu finden, zählt genauso entscheidend, wie die Umwelt, die Gesellschaft, der Staat damit umgehen und für die Betroffenen handeln. Diese Perspektive knüpft unmittelbar an die Erkenntnisse von Hans Keilson an. Der Arzt und Psychoanalytiker hat mit seinen Forschungen zum Umgang mit Traumata bei niederländischen Kinderüberlebenden wesentlich zu einem prozesshaften und dynamischen Verständnis von Traumata und den Folgen beigetragen. Vor allem aber wird mit seinem Konzept des „sequentiellen Traumas“ deutlich, dass weniger die Schwere der traumatisierenden Erfahrung als vielmehr das Betreuungsumfeld der Betroffenen nach der Rettung entscheidend dafür waren, wie sie diese Traumata bearbeiten, das heißt in ihr Leben integrieren konnten.

> „Wir dachten, dass es unsere Pflicht sei,
> unsere Geschichte zu erzählen,
> damit die Menschen besser würden.
> Niemand wurde besser.“
> *Yehuda Bacon*

Allzu oft werden Antisemitismus und Rassismus auf radikale Ränder ausgelagert und wird die Frage, welche Strukturen und Dynamiken eigentlich auch in der Breite der Gesellschaft diesem Denken und Handeln zugrunde liegen, zur Seite geschoben. Dabei wäre der allemal sehr fragwürdige Umgang mit der Shoah nach 1945 ein mindestens ebenso wichtiges Zeitdokument und mahnender Erfahrungsbericht der Zeitzeug*innen, die auch nach ihrer „Befreiung“ mit fortdauernder Ablehnung bis hin zu Hass konfrontiert waren. Diese Zeitzeugenschaft würde aber eine kritische Selbstbefragung der jüngeren Vergangenheit bis zur Gegenwart bedeuten und die gesellschaftliche Breite einschließen. Sie hätte das Potenzial, uns kritisch selbst zu befragen, die Überlebenden in ihren vielfältigen Perspektiven wahrzunehmen und den Blick auf die jüngere Vergangenheit und unsere Gegenwart zu schärfen, um humanitäre Verantwortung im Hier und Jetzt zu übernehmen.

Dazu gehört auch die Wahrnehmung, dass diese traumatisierenden Erfahrungen über die Erlebensgeneration hinaus auch in die Folgegenerationen hineinreichen. In den komplexen familiären und sozialen Verhältnissen eines Lebens nach dem Überleben haben die Erfahrungen der Eltern und Großeltern tiefe Spuren bei den Nachkommen hinterlassen, die auch in 20, 30 und 40 Jahren noch sichtbar sein werden. Die Nachkommen haben unmittelbar erfahren, wie die Verfolgung und insbesondere der Umgang mit der Verfolgung ihre nächsten Angehörigen und ihr eigenes Leben geprägt haben. Auch dies ist eine Zeugenschaft, die heute und in

Zukunft genutzt werden kann. Und es bringt auch eine humanitäre Verantwortung mit sich, die sich unmittelbar mit den Verbrechen der Shoah in Beziehung setzen lässt. Ein dynamisches und prozesshaftes Verständnis der Wirkung von Vergangenheit würde dann auch mehr die Funktion der Erinnerung in den Blick nehmen. Und sie würde auch die Zeit nach 1945 betrachten, deren Strukturen bis heute wirken und eine vielfältige Erinnerung unter Einbeziehung der eigenen, familiären Erfahrungen mit Vergangenheit ermöglichen - oder eben nicht. Es sind diese Aspekte - humanitäre Verantwortung für die Gegenwart und Präsenz der Überlebenden, die kritische Selbstbefragung einer Gesellschaft zum Umgang mit Marginalisierten, kurzum: die gesellschaftlichen Dimensionen der Bearbeitung von Traumata -, die im Fokus unseres Handelns zur Vermittlung der Traumata der Shoah und unserer Unterstützung mit psychosozialer Hilfe stehen.

Im Folgenden werde ich beispielhaft drei Projekte vorstellen, an denen wir unmittelbar beteiligt waren und die an der Schnittstelle zwischen Erinnern und Vergessen bei den Betroffenen angesiedelt sind und den Umgang der Gesellschaft damit in den Blick nehmen. AMCHA Deutschland wurde 1988, bereits ein Jahr nach Gründung der Selbsthilfeorganisation in Israel, sowohl in der DDR als auch in der BRD als Unterstützungskreis gegründet. Seither fördern wir die psychosoziale Hilfe für Überlebende und ihre Nachkommen in Israel finanziell und begleiten die Arbeit durch Vermittlung unserer Themen, Fachaustausch und internationale Dialogformate.

„Wachsen mit Erinnerung“ - Ein Denkmal verknüpft Vergangenheit und Gegenwart

So, wie jüdisches Leben ein integraler Bestandteil Deutschlands bis zur Shoah war, so finden sich Orte der Verfolgung und Zerstörung sowohl in den Zentren wie in der Peripherie und in entlegenen Gegenden. So auch in der brandenburgischen Stadt Eberswalde, in der bis zur Zerstörung im Zuge der Novemberpogrome 1938 mitten im Zentrum eine besonders schöne Synagoge stand. Bis zur Errichtung des Denkmals am historischen Ort waren die Fundamente der Synagoge überbaut, war jahrzehntelang die Präsenz jüdischen Lebens in der Vergangenheit fast unsichtbar, wurde die Shoah aus dem lokalen Kontext getilgt. Im Prozess der Neuergründung dieser Geschichte kam sehr schnell die Frage nach dem Umgang mit diesem Ort auf. AMCHA Deutschland begleitete den Prozess in Form mehrerer Bürgerwerkstätten. Hier kam die interessierte und engagierte lokale Zivilgesellschaft zusammen, um Form, Funktion und Nutzen der Erinnerung und eines Denkmals zu diskutieren. Schließlich wurde das Denkmal „Wachsen mit Erinnerung" am 9. November 2013 auf dem Fundament der zerstörten Synagoge im Beisein von Bundespräsident Joachim Gauck eingeweiht; gestaltet haben es die für ihre kontroversen und gleichzeitig Debatten anregenden Erinnerungsentwürfe bekannten Künstler und Architekten Horst Hoheisel und Andreas Knitz.

Das Denkmal soll dazu anregen, eine vergangenheitsbewusste Verantwortung für die Gegenwart zu erkennen. Auf den Grundrissen der früheren Außenmauern der Synagoge im Zentrum der Stadt wurde eine hohe Mauer errichtet, die keine Öffnung hat. Zunächst nicht sichtbar wuchsen im Innenraum Bäume heran, die im Laufe der Zeit die Gebäudestruktur nachbilden werden. Der Innenraum bleibt verschlossen. Das Konzept des sich durch Pflanzen kontinuierlich verändernden und wachsenden Gedenkortes steht dafür, neue Generationen an die Erinnerung der Vergangenheit und die Übernahme von Verantwortung heranzuführen. Wie die Bäume wächst und verändert sich auch die Erinnerung. Es gibt eine Verantwortung, die unabhängig ist von Schuld. Sie schließt auch die Verpflichtung für die Gegenwart ein, die seelischen und nicht selten existenziellen Nöte der Überlebenden des Holocaust lindern zu helfen. Die von den Bürgern gestifteten rund tausend Buchstaben, die in die Denkmalsmauer eingelassen wurden, stellen die Verbindung der Eberswalder zu ihrer jüdischen Geschichte wieder her.

„Leben nach dem Überleben" - Eine Ausstellung und ihr Begleitprogramm

In der Vermittlung der psychosozialen Hilfe für Überlebende der Shoah und ihre Familien stehen die Fragen, was Traumata eigentlich sind, warum sie so lange das Leben von Betroffenen beeinflussen können und wie viele Menschen direkt und indirekt durch die Shoah betroffen sind, im Mittelpunkt unserer Bemühungen um Aufklärung. Ein wesentliches Instrument zur Vermittlung unserer Themen war daher die Dokumentationsarbeit „Leben nach dem Überleben", mit deren Realisierung AMCHA Deutschland 2014 die Fotografin und Dokumentarin Helena Schätzle betraute. Ziel war es, die Verflechtungen von (traumatisierender) Vergangenheit und Gegenwart bei Betroffenen, die individuellen Erfahrungen mit Gewalt, Migration und Neuanfang anhand von beispielhaften Biografien Überlebender und ihrer Familien in Israel zu vermitteln. Sie stehen exemplarisch für die Perspektiven und Erfahrungen vieler Betroffener, wenngleich uns klar ist, dass eine Dokumentation angesichts der vielzähligen Erfahrungen der Verfolgung, des unterschiedlichen Umgangs mit der Shoah sowie der vielfältigen Lebensumstände und -perspektiven niemals den Anspruch auf Allgemeingültigkeit erheben kann. Außerdem war es uns aus ethischen Gründen nicht möglich, besonders betroffene Überlebende für die sehr intensive und intime Zusammenarbeit mit einer nichtjüdischen, deutschen Fotografin anzusprechen. Alle Porträtierten besitzen daher eine gewisse Stärke im Umgang mit ihren Erfahrungen und waren zum Zeitpunkt der Dokumentation nicht so gebrochen, dass eine Zusammenarbeit unmöglich gewesen wäre.

Vor diesem Hintergrund erschien es auch zwingend notwendig, eine Fotografin für dieses Vorhaben zu gewinnen, die nicht nur die nötige Sensibilität und Empathie, sondern auch Wissen um die Themen und Erfahrungen im Umgang mit marginalisierten Gruppen mitbrachte. Helena Schätzle ist dafür die ideale Person gewesen. Sie hat sich intensiv mit ihrer eigenen Familiengeschichte auseinandergesetzt, als sie im Rahmen eines Vorgängerprojekts („9645 Kilometer Erinnerung") auf den Spuren des Kriegsfotoalbums ihres Großvaters, der im Zweiten Weltkrieg mit der Wehrmacht am Vernichtungskrieg gegen die Sowjetunion beteiligt war, Menschen, Orte und Landschaften porträtierte, die Zeugen von NS-Verbrechen waren. In Indien, wo sie lange gelebt hat, engagierte sie sich zudem in Fragen sozial-ethischer Fotodokumentation.

Wie also sichtbar machen, was von außen als Trauma kaum wahrnehmbar ist? Helene Schätzle lernte die Geschichten der Porträtierten kennen und durfte an ihrem Alltag teilhaben. Viele Monate lang begleitete die Fotografin 14 Überlebende der Shoah und acht Angehörige der Zweiten und Dritten Generation in Israel. Die Aufnahmen und Zitate der drei Generationen zeigen die emotionalen Spuren einer immer noch präsenten Vergangenheit. In intimer Zusammenarbeit entwickelten sich Narrative, die von der Lebensgeschichte der Porträtierten ausgehend das Leben nach dem Überleben in Bildern und Aussagen zu fassen versuchen. So entstanden Fotografien und Zitate, die die Betrachtenden tief hinein nach Israel mitnehmen, in die Wohnzimmer, auf Spaziergänge und mitten in das bunte Leben der Familien. Es sind intime

Einblicke in das pralle Leben, aber auch Momente tiefer Einsamkeit. So lässt sich das Trauma der Shoah vermitteln, wenn sich der Betrachter einlässt auf zurückgezogene, einsame Momente, auf die Trauer und die Gesichter der Menschen, die von ihrer Vergangenheit gezeichnet sind. Die Präsenz der Vergangenheit wird so nachvollziehbar, die Verletzungen der Seele werden sichtbar gemacht.

Zeitgleich sind Bilder und Aussagen entstanden, die Freude am Leben, Zuwendung und Hoffnung, Dankbarkeit und die Kraft, ein Leben nach dem Überleben aufzubauen, eindrücklich zeigen. Auch die nachfolgenden Generationen von Überlebenden des Holocaust sind geprägt von der belastenden Vergangenheit. Die Bilder nehmen ihre Geschichten auf und spiegeln die Emotionen, Sehnsüchte und Wünsche wider, die Kinder und Enkelkinder von Überlebenden haben. Die Bilder und Aussagen der Überlebenden verschmelzen zu einer Erzählung, die über die individuelle Ebene hinausweist, denn sie steht exemplarisch für viele andere Überlebende. Nicht nur Yael sitzt verstört vor ihrem Teller: Viele haben Probleme mit dem Essen. Nicht nur George schläft auf dem Sofa mit angezogenen Schuhen: Viele schlafen in einer Haltung ständiger Alarmbereitschaft. Nicht nur Judith jauchzt und tanzt vor Freude im Abendlicht: Viele haben eine große Lust auf das Leben. Hier wird erfahrbar gemacht, wie ein Leben nach dem Überleben möglich ist. Das lenkt den Blick auch auf die Herausforderungen, vor denen viele traumatisierte Opfer von Kriegen und kollektiver Gewalt in der Gegenwart stehen.

Helena Schätzle wurde 2016 für ihr Dokumentationsprojekt „Leben nach dem Überleben“ mit dem Alfred Fried Photography Award ausgezeichnet. Der Preis wird jährlich vom österreichischen Parlament, der UNESCO und der Edition Lammerhuber verliehen. Ein Bild aus dieser Serie erhielt außerdem den Hauptpreis „Friedensbild des Jahres 2016“. In der Begründung der Jury, vorgetragen durch Laudator Peter-Matthias Gaede, dem ehemaligen Chefredakteur von *GEO*, hieß es, Schätzle habe auf sensible Weise „späte Momente von Trost, Zärtlichkeit und Intimität im Leben jener eingefangen, die von einer schrecklichen Geschichte verfolgt worden sind, späte Momente des Glücks in einem traumatisierten Leben nach dem Überleben“.

Die Ausstellung ist als dreidimensionale Raumskulptur konzipiert, die in Annäherung an das Unendlichkeitszeichen die Wiederkehr traumatischer Erinnerungen und das Nebeneinander von Glück und Leid in den Seelen der Überlebenden zum Ausdruck bringen soll. Die Ausstellungsfigur greift die Gleichzeitigkeit und ständige Wiederkehr von Trauer und Freude, Angst und Vitalität, Leid und Hoffnung auf, die traumatisierte Überlebende des Holocaust, aber auch ihre Familien, in einem Leben nach dem Überleben bis in die Gegenwart hinein durchleben. Entsprechend gestalten sich die drei Ausstellungskapitel, die aufeinander aufbauen und in Wechselwirkung zueinander das Leben nach dem Überleben traumatisierter Menschen und ihrer Familien erfahrbar machen: Holocaust - Trauma & Auswirkungen - Retrospektive / Rückblicke auf das Leben.

Holocaust

Der Holocaust zählt zu den extremen Beispielen kollektiver Gewalt, die ganze Gesellschaften prägt und auf den Einzelnen einwirkt. Die jahrelange Verfolgung und Gewalt führten bei den Überlebenden und ihren Nachkommen oftmals zu starken seelischen Verletzungen, die ein Leben lang nachwirken. Hier sind vor allem Zitate zu sehen, die wie Schlaglichter der Erinnerung Erlebnisse während des Holocaust widerspiegeln und wach werden lassen. Diese sind fotografisch nicht darstellbar. Die Fotografien beschränken sich daher auf historische Aufnahmen der Porträtierten, die wie Familienbilder im Regal an die Zeit vor der Verfolgung erinnern. Zudem sind Momente eingefangen, in denen die Porträtierten an diese Erlebnisse denken, sich erinnern, diesen Teil ihres Lebens reflektieren. Vom Intro der Ausstellung führt ein sich verengender Gang in dieses Ausstellungskapitel und soll so auch das Gefühl der Bedrängung und Enge, das die traumatisierenden Erlebnisse während des Holocaust oft auslösten, darstellen.

> „Ob man will oder nicht: Man verharrt. Man muss diese kurzen Texte lesen, in denen das Entsetzen und der Kampf um das nackte Überleben wie in Kristall gegossen zu sein scheinen. Das sind Inschriften des Lebens, wie sie nur am Rande des alles verschlingenden Abgrunds entstehen können."
> *Stephan Wehowsky, in: Journal 21.ch, 30.11.2016*

Trauma & Auswirkungen

Die Befreiung von physischer Qual, Gewalt und Verfolgung nach dem Ende des Zweiten Weltkrieges führte für viele Überlebende nicht zu einem Leben frei von Ausgrenzung und Leid. Für alle Zeit war ihre Psyche verletzt und bis heute wirken sich die Traumatisierungen als Folge der Gewalt und Verfolgung auf ihr Leben aus. Flucht, Migration und soziale Not sind Faktoren, die das Trauma der Überlebenden weiterhin prägen und zusätzlich belastend auf sie einwirken. Schon alltägliche Situationen können dazu führen, dass die Erinnerungen so dominant werden, dass sie die Überlebenden immer wieder zum mentalen Durchleben der grausamen Erfahrungen aus dem Holocaust zwingen. Alte Ängste werden dann gegenwärtig, frühere Traumata brechen wieder auf.

Der Raum, der das Herzstück der Ausstellung bildet, bietet einerseits Schutz, sich mit diesen sehr persönlichen und sensiblen Themen auseinanderzusetzen. Andererseits nimmt er auch symbolisch die Abschottung, Abgeschlossenheit, zum Teil Ausweglosigkeit auf, der traumatisierte Menschen und insbesondere Überlebende des Holocaust ausgesetzt waren. Auch wird auf die nächsten Generationen und die innerfamiliären Herausforderungen in Familien von Überlebenden eingegangen. Kinder von Überlebenden verinnerlichen oftmals die unterdrückten Gefühle der Eltern im Prozess der transgenerationellen Übertragung von Traumata.

Retrospektive / Rückblicke auf das Leben

Die ersten Jahrzehnte nach der Befreiung waren für viele Überlebende eine Zeit, in der sie das Leben organisieren mussten: Wohin gehen, wenn die Heimat genommen oder die Familie ermordet wurde? Wie leben, wenn die körperlichen und seelischen Kräfte kaum reichten? Das Erfahrene verdrängen, eine Familie gründen, einem Beruf nachgehen und das Alltagsleben regeln, waren Prämissen für dieses neue Leben. Die Vergangenheit aber bleibt allgegenwärtig im Leben vieler Überlebender des Holocaust und ihrer Familien. Trotz Einsamkeit, Angst oder Trauer sind Hoffnung, wiedergewonnene Freude an der Gegenwart und eine zutiefst beeindruckende Vitalität und Lebensbejahung Ausdruck eines Lebens nach dem Überleben.

Dies wird auch im Ausstellungskonzept aufgegriffen, indem der Besucher durch einen sich nach außen hin öffnenden Gang um die Ausstellungsskulptur herum geführt wird. Lebensfrohe und Hoffnung ausdrückende Zitate und Bilder strahlen nach außen und umschließen den inneren Raum der Trauer, Traumata und Erinnerungen an den Holocaust. Am Ende des Gangs werden die Porträtierten in Kurzbiografien vorgestellt.

> „Das Trauma, den Holocaust erfahren und überlebt zu haben, hat viele Gesichter. Helena Schätzle zeigt knapp zwei Dut-

zend von ihnen. […] Sie hat intime Fotos gemacht, von Menschen in ihrem Alltag und im Kreis ihrer Familie. […] Und manchmal stehen sie verloren in der Umgebung und schauen ins Nichts, als gäbe es kein Gegenüber und keine Gegenwart. […] Solche Erzählfragmente der Abgebildeten, unterschiedlich im Ton, immer eindringlich und nie klagend, verbinden sich mit ihren Porträts, mit historischen Familienfotos […]. ‚Leben nach dem Überleben' […] macht zugleich demütig und dankbar. Es bringt für Momente Licht und Wärme in eine Welt, die uns noch heute zu oft kalt und finster begegnet.
Ein Zeugnis der Begegnung, der Handreichung über Generationen und einen historischen Abgrund hinweg. Ein [Zeugnis], das unpathetisch, aber mit enormen Einfühlungsvermögen das Leben preist, ohne Einsamkeit und dauerhaften Schmerz zu beschönigen."
Carsten Hueck, Deutschlandfunk Kultur, 9.1.2017

Die Ausstellung wurde bisher in Berlin, Bielefeld, Kassel, Münster, Aachen, Eschweiler und Bonn gezeigt und konnte jedes Mal mit einem Begleitprogramm wichtige Aspekte zum besseren Verständnis der Shoah, Traumata und Folgen über Generationen hinweg, aber auch die Verstrickungen der Gesellschaft und jedes Einzelnen thematisieren. Es wurden jeweils Orte ausgesucht, die nicht typischerweise als Präsentationsorte genutzt werden, um Menschen zu erreichen, die sich bisher kaum mit den Themen auseinandergesetzt haben. An diesen Orten - im Auswärtigen Amt in Berlin, in der Volkshochschule in Bielefeld, im Regionalparlament in Münster, in Kirchen in Aachen, Eschweiler und Bonn sowie im Bundessozialgericht in Kassel - wurden jeweils sehr unterschiedliche Schwerpunkte gesetzt.

„PresentPast" - Transnationaler Dialograum für psychosoziale Hilfe

Die Gründung von AMCHA fiel in eine Zeit, in der die psychosozialen Folgen der Verfolgung während der Shoah zunehmend auch wissenschaftlich begleitet wurden und sich daraus der Hilfsbedarf stärker artikulierte. Die praktische Arbeit mit tausenden Überlebenden und ihren Nachkommen in Israel hat darüber hinaus wesentliche Impulse zur Auseinandersetzung mit den langfristigen Folgen der Verfolgung geliefert: einerseits mit Blick auf die Erkenntnisse über Traumata und ihre Wirkung über Generationen hinweg, andererseits durch die gesammelten Erfahrungen in der Bearbeitung dieser Traumata im Kontext kollektiver Gewalterfahrung.

75 Jahre nach der Befreiung stehen Organisationen wie AMCHA, die sich bisher auf die Arbeit mit Shoah-Überlebenden konzentriert haben, vor der Frage, ob und wie sie das gesammelte Wissen auch für andere Kontexte sinnvoll nutzbar machen können. Als Gründungsmitglied der Israel Trauma Coalition (ITC) stellt AMCHA bereits seit einigen Jahren bei Notsituationen in Israel und auf internationalen Missionen Ressourcen und Wissen zur Verfügung. Auch die Arbeit mit Nachkommen von Shoah-Überlebenden, die seit der Gründung von AMCHA 1987 immer mitgedacht wurde, wird zunehmend im Fokus stehen. Wie aber kann ein Austausch kontextübergreifend gelingen, um das Verständnis für die Folgen von Verfolgung und die Möglichkeiten der psychosozialen Hilfe nach kollektiver Gewalterfahrung zu erweitern und zu vertiefen?

Seit 2014 begleitet AMCHA mit dem PresentPast-Programm (zu Deutsch „gegenwärtige Vergangenheit") den transnationalen Dialog über den fachlichen Austausch von Erkenntnissen und Instrumentarien hinaus. Unser Anliegen ist es, entlang der oben beschriebenen Ansätze die gesellschaftlichen Dimensionen und die psychosozialen Perspektiven zu vermitteln und, über die technische Hilfe hinaus, zur Vernetzung und Ermächtigung der Akteure in diesem Feld beizutragen.

Angesichts kollektiver Gewalt, kriegerischer und genozidaler Erfahrungen, die Menschen weltweit machen müssen, gewinnt die Frage an Bedeutung, wie damit umzugehen ist und was für diese Menschen getan werden kann. Die Beschäftigung mit dem Trauma als mögliche Folge gewaltsamer Erlebnisse und der psychologischen Hilfe für Traumatisierte spielt dabei eine zentrale Rolle. Einerseits ist das Wort „Trauma" als Teil des Begriffes der Posttraumatischen Belastungsstörung ein klar definiertes Syndrom, das als psychische Störung klassifiziert ist. Andererseits wird „Trauma" oft als Synonym für schreckliche Ereignisse benutzt und steht damit im Verdacht, für politische Zwecke missbraucht werden zu können.

Langjährige Verfolgung und Gewalt führen häufig zu extremen Traumata bei den Überlebenden und ihren Nachkommen - oftmals auch Jahrzehnte danach, wie man bei Überlebenden des Holocaust zeigen kann. Migrationserfahrung, soziale Not,

Krieg und Verlust von Angehörigen sind zudem Faktoren, die zu einer mehrfachen Traumatisierung und zu Retraumatisierungen führen können. Von welchen Traumata sprechen wir im Kontext menschengemachter Gewalt? Welche Voraussetzungen braucht es, um psychosoziale Hilfe wirksam und nachhaltig zu gestalten und damit den Traumatisierten langfristig zu helfen?

Im ersten Projekt des PresentPast-Programms 2014/2015 trat eine Gruppe von deutschen und israelischen Expert*innen mit klinischem und wissenschaftlichen Hintergrund im Bereich der Traumaarbeit - darunter klinische Psychologen, Psychotherapeuten, Berater und Sozialarbeiter - in einen Wissens- und Erfahrungsaustausch über ihre Arbeit mit traumatisierten Personen und Bevölkerungsgruppen in beiden Ländern. Ziel der Treffen war es, ein gemeinsames Verständnis sowohl der Traumata von Überlebenden kollektiver Gewalt als auch der psychosozialen Arbeit mit traumatisierten Personen sowie die notwendigen Voraussetzungen für eine effektive und nachhaltige Behandlung zu entwickeln. Ziel war es hingegen nicht, Instrumente und spezifische Leitlinien oder Methoden zu erörtern, da dies der notwendigen Flexibilität und Anpassung an verschiedene Umstände widersprochen hätte. Vielmehr sollten Ziele und Prinzipien für ein gemeinsames Verständnis von Trauma und psychosozialer Intervention definiert werden.

Zwei hierfür notwendige Eckpfeiler wurden herausgearbeitet: Anerkennung und Gemeinschaft. Die Anerkennung der Leiden und des Schmerzes der Opfer und Überlebenden von menschengemachter Gewalt ist für die Bearbeitung der Traumata von äußerster Wichtigkeit. Die Verletzungen und die Gewalt müssen als geschehen anerkannt werden. Und die Person, die diese traumatisierende Erfahrung durchlitt, muss in ihrer Individualität anerkannt und als einzigartige Persönlichkeit mit einem spezifischen kulturellen Hintergrund, mit Hoffnungen, mit spirituellen und religiösen Überzeugungen wahrgenommen werden.

Gemeinschaft wiederum ist notwendig, um die traumatisierende Vergangenheit zu überwinden, besonders nach Gewalt, die von Menschen verursacht wurde. Gemeinschaften sind eine notwendige Bedingung für die seelische Gesundheitsfürsorge und sollten aufgebaut, gefördert und erhalten werden. Gemeinschaft ist auch für die Helfer notwendig, um Gefühlen der Isolation, Burnout, Pessimismus und sekundärer Traumatisierung entgegenzuwirken.

Dies sehen wir als die Bedingungen an, um Interventionen und Therapien nützlich und effektiv zu gestalten und eine Bearbeitung von Traumata erst zu ermöglichen. Der Erfolg unserer Arbeit ist maßgeblich abhängig vom Bestehen oder dem steten Kampf um die Schaffung und Erhaltung dieser grundlegenden Prinzipien und Bedingungen:

1. Trauma ist ein Prozess, kein einzelnes Ereignis.
2. Die moralische Gesellschaft: Es gibt eine gesellschaftliche Verantwortung, nicht nur pathologische Herangehensweisen, bei der Bearbeitung von Traumata.
3. (Wieder-)Eingliederung von traumatisierten Personen in die (aufnehmende) Gesellschaft.
4. Sofortige, langfristige und niedrigschwellige Hilfe für Traumatisierte organisieren.
5. Beim Traumatisierten das Gefühl von Kontinuität wiederherstellen.
6. Die Bearbeitung von Traumata als langfristiger Prozess: Alter und Trauma.
7. Sicherheit fördern: Geschützte Räume für die Traumabearbeitung und Gemeinschaften von Traumatisierten und von Helfern schaffen.
8. Selbsthilfe und Befähigung/Empowerment fördern.
9. Förderung psychosozialer Aspekte bei der Behandlung von extremen Traumata.
10. Helfer qualifizieren, Professionalisierung der Hilfe unterstützen.

Der deutsch-israelische Austausch machte deutlich, wie viele Gemeinsamkeiten es trotz aller unterschiedlichen Kontexte gibt, auf die wir uns gegenseitig beziehen können. Auch in einem deutsch-israelisch-ukrainischen Dialog wurde deutlich, wie wichtig der kontextübergreifende Austausch und das Lernen voneinander sind. Die ukrainischen Teilnehmer*innen, die in der medizinischen, psychologischen und psychosozialen Betreuung von gefährdeten Gruppen und traumatisierten Personen tätig sind, konnten ihr Verständnis von Traumatisierung und Traumabehandlung aus verschiedenen Perspektiven vertiefen. Die teilnehmenden Organisationen arbeiten mit Überlebenden der Shoah, Opfern der stalinistischen Repression, Binnenvertriebenen, Verfolgten der Roma-Bevölkerung, Flüchtlingen und anderen Marginalisierten. Neben dem Erwerb von Wissen und Fertigkeiten standen der Erfahrungsaustausch und die Vernetzung im Mittelpunkt der Qualifizierung. So wurde deutlich, dass es in der Ukraine viele Akteure gibt, die mit ähnlichen Ansätzen arbeiten und vor ähnlichen Herausforderungen stehen. Alle arbeiten mit Menschen, die auf die eine oder andere Weise in einer Gesellschaft marginalisiert wurden, die lange Zeit von sowjetischen Strukturen geprägt war und eine offene und direkte Auseinandersetzung mit Verbrechen nicht zuließ, kurzum, in der Anerkennung und Gemeinschaft außerhalb der vorgegebenen Normen nicht akzeptiert wurden. Und sie wirken in einer Gesellschaft, die nach Maidan um die richtige Form des Zusammenlebens und für demokratische Strukturen ringt. Diese Transformationsprozesse prägen nicht nur die Betroffenen, sondern auch die Helfenden, die oftmals am Rande ihrer Kräfte und Ressourcen Hilfe und Unterstützung leisten. Die Akteure haben sich über den Projektzeitraum hinaus vernetzt und gegenseitig gestärkt. Oftmals hilft schon die Erkenntnis, dass das, was die Beteiligten im Rahmen ihrer psychosozialen Hilfe leisten, sehr sinnvoll ist, und dass andere diese Perspektiven und Ansätze teilen können.

An den hier vorgestellten, sehr unterschiedlichen Projekten wird deutlich, wie vielfältig die Unterstützung für Überlebende sein kann, denen unsere ganze Solidarität gelten muss. Wir sollten sie in ihren vielfältigen Bedürfnissen anerkennen, stärken und diejenigen in den Blick nehmen, die sie unterstützen. Dafür brauchen wir eine solidarische, aufgeklärte Gesellschaft, die dieses Wirken unterstützt und fördert. Nur so können Betroffene, aber auch die Gesellschaft emanzipiert, das heißt selbstbestimmt und selbstermächtigt, über Erinnern und Vergessen nachdenken, entscheiden und dies für sich verantworten.

Lea Wohl von Haselberg

Zwischen Erinnern und Vergessen – Notizen zu Shoah und Film

Der Film erstreckt sich gleichzeitig im Raum und in der Zeit. Erst das zeitliche Aufeinanderfolgen von statischen Einzelbildern lässt im analogen Film Bewegung entstehen. Und der Film hat spezifische Möglichkeiten, mit Zeit umzugehen, sie zu dehnen oder zu raffen, entweder über die Abspielgeschwindigkeit, die mal schneller mal langsamer sein kann, oder über die Montage, die Rückblenden und Vorschauen ermöglicht. Der Film verweist im Moment des Zuschauens auf den Moment der Aufnahme, der ihm als weitere zeitliche Ebene eingeschrieben ist. All das war von Anfang an Gegenstand filmtheoretischer Überlegungen. Das audiovisuelle Bewegtbild scheint in besonderer Weise geeignet, um sich mit dem Gedächtnis, dem Erinnern und Vergessen zu befassen, mehr noch: Teil des Gedächtnisses zu werden. Vielleicht ist deshalb die Verbindung zwischen der Erinnerung an die Shoah und dem Film von Anfang an und bis heute andauernd so augenfällig eng. Im Folgenden möchte ich auf einige Aspekte dieser Verbindung eingehen.

Film als Beweis und Zeugnis

Schon zwischen Juli 1944 und Mai 1945 bei der Befreiung der Konzentrations- und Vernichtungslager durch die alliierten Soldaten und in der unmittelbaren Zeit danach entstanden die ersten Filmaufnahmen der nationalsozialistischen Verbrechen bzw. der Spuren, die davon noch sichtbar waren. Dabei waren die Kameras für die Filmenden sicherlich auch ein Mittel der Distanzierung: Sie konnte schützend und Distanz schaffend zwischen sich und die vorgefundenen Grausamkeiten geschoben werden. Das Gesehene war weniger unmittelbar.

An diesen Aufnahmen zeigen sich gleich zwei wichtige Aspekte: die Begrenztheit des Bildmaterials, das uns über die Shoah zur Verfügung steht, und die große Hoffnung, die in die Beweiskraft dieser wenigen - keineswegs unproblematischen - Bilder von Anfang an gesetzt wurde. Das durch Soldaten aufgenommene Bildmaterial war zunächst als Beweismittel für zukünftige Prozesse gegen NS-Täter*innen gedacht, wurde dann aber nicht nur vor Gericht gegen einzelne Täter, sondern in Form der sogenannten Atrocity-Filme *gegen* ein größeres deutsches Publikum eingesetzt, das sich die Filme anschauen (musste) und damit öffentlich beschämt werden sollte.[1] Auch die verhafteten KZ-Aufseher*innen, beispielsweise im befreiten Lager Bergen-Belsen, wurden den Kameras und damit den Augen der künftigen Zuschauer*innen des Filmmaterials vorgeführt. Die Filmbilder konnten also die Funktion eines Beweisstückes einnehmen, sowohl vor Gericht als auch zur Konfrontation der deutschen Bevölkerung mit den Verbrechen, die unter ihrer Duldung oder auch Mithilfe verübt worden waren. Die häufige Wiederverwendung in Dokumentar- und Kompilationsfilmen, aber auch Spielfilmen hat zu ihrer Ikonisierung beigetragen, doch ob den bloßen Bildern tatsächlich die erhoffte aufklärerische Wirkung innewohnt, scheint zweifelhaft.

1961 war der Eichmann-Prozess in Jerusalem der erste im Fernsehen umfangreich übertragene Gerichtsprozess gegen einen NS-Täter, und nicht nur die Aussagen des Angeklagten, sondern auch die Aussagen der überlebenden Zeug*innen wurden hier für ein weltweites Publikum hörbar. Vor den Augen und Ohren der Welt legten sie Zeugnis ab. Damit begann die langsame Hinwendung zu den Berichten der Überlebenden,[2] die in den 1980er Jahren mit der Entstehung der *Oral History* weiteren Vorschub erhielt. In dieser Zeit entstanden auch die ersten Sammlungen von Video-Interviews Überlebender als angelegte Archive von Zeugnissen, die von der Shoah berichten und die Erfahrungen der Überlebenden dem Vergessen entreißen sollten. So begann im Juni 1979 das Fortunoff Video Archive for Holocaust Testimonies, videographierte Interviews von Holocaust-Überlebenden aufzuzeichnen.[3] Das Fortunoff Archive markiert den Anfang, und zwischen 1978 und 1994 zeichneten etwa 70 Initiativen und Organi-

1 Ulrike Weckel hat die sogenannten Atrocity-Filme ausführlich aufgearbeitet: Beschämende Bilder. Deutsche Reaktionen auf alliierte Dokumentarfilme über befreite Konzentrationslager, Stuttgart 2012.

2 Vgl. zur Entstehung des Zeitzeugen als Medienfigur und zu jüdischen Überlebenden als Akteur*innen in der bundesrepublikanischen Erinnerungskultur: Martin Sabrow/Norbert Frei (Hg.): Die Geburt des Zeitzeugen nach 1945, Göttingen 2012.

3 Nicht zufällig geht die Initiative auf Laurel Vlock, eine Filmemacherin, und Dori Laub, einen Psychiater und Holocaust-Überlebenden, zurück. Es sind die Interessen dieser beiden Disziplinen, hier die Frage nach einer angemessenen filmischen Auseinandersetzung mit der Shoah, dort die Erforschung des Umgangs mit dem Trauma und dem Weiterleben sowie der Weitergabe der Spätfolgen der Verfolgung, die sich in den videographierten Überlebenden-Zeugnissen treffen.

sationen in den USA Überlebenden-Interviews auf. Den Endpunkt dieser Entwicklung bildete 1994 die Gründung der Shoah Foundation von Steven Spielberg: Der finanziell sehr gut ausgestatteten Stiftung gelang es binnen fünf Jahren, bis 1999, 50.000 Videos zu produzieren.[4]

Aber nicht nur Video-Archive, sondern auch Dokumentarfilme wandten sich zunehmend Überlebenden und ihren (mündlichen) Zeugnissen zu: Das Sprechen der Überlebenden wurde zu einer zentralen Form der Darstellung der Verbrechen der Shoah, für die es keine Bilder und streng genommen auch keine (lebenden) Zeug*innen gab. Mit diesen Interviewfilmen wurden gleichzeitig ihre Erinnerungen bewahrt und ein Publikum konfrontiert, das lieber vergessen wollte. Nahezu zeitgleich entstanden Claude Lanzmanns elfstündiger Kinofilm *Shoah* (FR/UK 1985, R.: Claude Lanzmann), der bis heute zu Erinnerungsanlässen gezeigt wird und zu Recht als Meilenstein der filmischen Auseinandersetzung mit der Shoah gilt,[5] und Karl Fruchtmanns Zeugen-Projekt (Radio Bremen 1981-1986) für das westdeutsche Fernsehen, das heute nahezu vergessen ist.[6]

Versteht man, diese Funktion des Films nachzeichnend, Film als Zeugnis, das die Verbrechen bezeugt - sei es über die Bilder der Befreiung, sei es über die Erzählungen von Überlebenden -, so rückt auch die Materialität des Zeugnisses in den Blick, die im Falle des Films nicht gut altert. Um diese Zeugnisse künftig zu erhalten, muss das Filmmaterial digitalisiert werden. Dabei geht es aber eben nicht nur um die fertigen Werke, in denen aus der Auswahl des gedrehten Materials eine künstlerische Anordnung

4 Vgl. Alina Bothe: Die Geschichte der Shoah im virtuellen Raum. Eine Quellenkritik, Berlin 2019.

5 Anfang 2020 rief das internationale Literaturfest Berlin anlässlich des 75. Jahrestages der Befreiung des Lagers Auschwitz zu einem Worldwide Screening von *Shoah* am 27. Januar 2020 auf, dem zahlreiche Institutionen und Initiativen gefolgt sind: http://www.worldwide-reading.com/archiv/27-01-2020-worldwide-screening-shoah-von-claude-lanzmann/teilnehmer-innen (zuletzt aufgerufen am 20.6.2020).

6 Zum *Zeugen*-Projekt zähle ich nicht nur den ersten Zweiteiler *Zeugen. Aussagen zum Mord an einem Volk* (BRD 1981, R.: Karl Fruchtmann), für den Fruchtmann an die 60 Überlebende interviewte und der im März und November 1981 ausgestrahlt wurde, sondern auch noch die darauffolgenden vier Einzelporträts mit einer Länge zwischen 30 und 40 Minuten, in denen er einzelne Überlebende aus den *Zeugen*-Filmen ins Zentrum rückte.

wird,[7] sondern auch um das Rohmaterial, das die Dauer der Filmfassung um ein Vielfaches übersteigt. So drehte Claude Lanzmann etwa 350 Stunden Filmmaterial für *Shoah*, und die Interviews, die Karl Fruchtmann für den vierstündigen Zweiteiler *Zeugen. Aussagen zum Mord an einem Volk* drehte, belaufen sich auf etwa 80 Stunden Rohmaterial. Auch dieses Rohmaterial hat einen Zeugniswert.

Die materielle Rettung von Bewegtbildern bedeutet allerdings nicht zwangsläufig, dass die darauf aufgezeichneten Zeugnisse auch Teil des kulturellen Gedächtnisses werden oder bleiben. Es ist wichtig, sich klarzumachen, dass die Digitalisierung älterer Filme nicht mit ihrer Verfügbarkeit zu verwechseln ist, und Verfügbarkeit, sofern sie gegeben ist, nicht mit Zirkulation.

Film als Gedächtnismedium

Neben dem dokumentarischen Filmmaterial ist auch der Spielfilm für die Erinnerung an die Shoah bedeutsam. Das kollektive Gedächtnis ist durch Gedächtnismedien geprägt: Texte und Bilder, die gesellschaftlich zirkulieren und dadurch die kollektive Erinnerung zu prägen vermögen. Gerade der Spielfilm ist für die Vermittlung von Geschichte eine zentrale Form. Dabei werden historische Ereignisse durch die Brille der Gegenwart gedeutet, aber auch verzerrt oder sogar instrumentalisiert, und für ein breites Publikum inszeniert.

Das gilt auch für die Auseinandersetzung mit der Shoah und dem Nationalsozialismus - vielleicht sogar in besonderer Weise. Wie stark die nationalsozialistischen Verbrechen das Medium Film mit seinen Grenzen, aber auch Möglichkeiten konfrontiert haben, zeigt sich auch an der großen Menge an Forschungsliteratur zum Holocaustfilm.[8] Populäre Filme wie *Schindlers Liste* oder

7 Auch die videographierten Überlebenden-Interviews der verschiedenen Interviewprojekte/Datenbanken setzen durch Anordnung, Interviewtechnik usw. einen spezifischen Rahmen, geben den Interviewten Richtungen vor und legen Interpretationen an.

8 Für dieses ausgiebig bearbeitete Forschungsfeld lassen sich lediglich exemplarisch Arbeiten anführen: Judith E. Doneson: The Holocaust in American Film, Philadelphia 1987; Sven Kramer: Auschwitz im Widerstreit. Zur Darstellung der Shoah in Film, Philosophie und Literatur, Wiesbaden 1999; Annette Insdorf: Indelible Shadows. Film and the Holocaust, Cambridge u. a. 1989; Peter Reichel: Erfundene Erinnerung. Weltkrieg und Judenmord in Film und Theater, München 2004; Waltraud Wende (Hg.): Der Holocaust im Film. Mediale Inszenierung und kulturelles Gedächtnis, Heidelberg 2007; Catrin Corell: Der Holocaust als Herausforderung für den Film. Formen des filmi-

Fernsehserien wie *Holocaust* sind mit dem breiten Publikum, das sie erreicht, und den gesellschaftlichen Debatten, die sie ausgelöst haben, regelrechte Zäsuren in der Erinnerung an die Shoah.[9] Ihre Bilder und Deutungen prägen die Erinnerung bis heute nachhaltig und sie stehen im Spannungsfeld einer doppelten Verpflichtung: Angemessenheit der Darstellung und Einhaltung der Regeln und Konventionen des populären Erzählens. In diesem Spannungsfeld ringen sie in unterschiedlichem Maße und auf unterschiedliche Weise um eine Balance.

Die Frage nach der Angemessenheit der Darstellung ist der Kern der meisten Debatten um Holocaustfilme. Sie hat sich einerseits immer wieder um die Zulässigkeit von Fiktionalisierungen entsponnen, auf die Spielfilmproduktionen vielfach durch den Verweis auf „eine wahre Geschichte" reagierten, andererseits aber auch um die Verwendung von Archivmaterial (vornehmlich im Dokumentarfilm), die beispielsweise Claude Lanzmann ebenso wortgewaltig wie präzise begründet ablehnte.[10]

Doch es sind natürlich nicht nur diese prominenten Beispiele zu nennen, und es ist auch keineswegs so, dass die Auseinandersetzung mit der Shoah im Spielfilm erst nach dem Jahrzehnt des Schweigens und Verschweigens, den 1950er Jahren, einsetzte. Bereits in der unmittelbaren Nachkriegszeit begann die filmische Auseinandersetzung mit den nationalsozialistischen Verbrechen in Filmen wie *Morituri* (D 1948, R.: Eugen York), *Der Ruf* (D 1949, R.: Josef von Baky), *Die Mörder sind unter uns* (D 1946, R.: Wolfgang Staudte), *Ehe im Schatten* (D 1947, R.: Kurt Maetzig) und *Ostatni Etap* (PL 1948, R.: Wanda Jakubowska) oder einige Jahre später *Singing in the Dark* (USA 1956, R.: Max Nosseck). Doch wer hat sie gesehen? Gerade die frühen Filme fanden vielfach kaum ein Publikum, was daran erinnert, dass Filme erst vor den Augen der Zuschauer*innen Bedeutung entfalten. Die Angebote für eine Auseinandersetzung, die diese Filme machten, wurden gerade in der frühen Bunderepublik vielfach harsch abgelehnt.

---

schen Umgangs mit der Shoah seit 1945. Eine Wirkungstypologie, Bielefeld 2009; Tobias Ebbrecht: Geschichtsbilder im medialen Gedächtnis. Filmische Narrationen des Holocaust, Bielefeld 2011.

9 Vgl. Martina Thiele: Publizistische Kontroversen über den Holocaust im Film, Münster 2001.

10 Claude Lanzmann: „Das Unbenennbare benennen", in: *Frankfurter Allgemeine Zeitung*, 27.1.2015: https://www.faz.net/aktuell/feuilleton/claude-lanzmann-ueber-shoah-das-unnennbare-benennen-13391716.html (zuletzt aufgerufen am 17.7.2020).

Im Kampf um Erinnerung und gegen das Vergessen spielte der Film von Anfang an eine Rolle, vielfach in Verbindung mit dem Ringen um angemessene Deutungen. Diese Angemessenheit versuchten Spielfilme mit unterschiedlichen Strategien zu erreichen, um Authentizität zu beweisen - Authentisierungsstrategien, die gegen den Zweifel an der Fiktion gerichtet waren. Sie verwendeten *Found Footage*, also inzwischen ikonisch gewordene und oftmals ihres Entstehungskontextes völlig beraubte dokumentarische Filmaufnahmen und Fotografien, oder orientierten sich in der filmischen Inszenierung ästhetisch an diesen dokumentarischen Aufnahmen. Prominentes Beispiel ist *Schindlers Liste* mit seinen Schwarzweiß-Bildern, die auf historisches Bildmaterial verweisen und dadurch eine (historische) Authentizität anstreben.[11]

Inzwischen sind einige Bilder der Vernichtungslager so ikonisch geworden, dass sie in unterschiedlichste Kontexte migrieren und schon durch leichte Andeutungen - ein skizzierter Wachturm mit Stacheldraht - Assoziationen auslösen können. Als Vexierbilder des Holocaust schreiben sie sich noch tiefer in diverse Kontexte der Populärkultur ein und werden in unterschiedlichen Sinnzusammenhängen verwendet.[12]

Aber es sind nicht nur Bilder der Shoah, die fest in den kollektiven Bilderkanon eingegangen sind. So zeigen Filme auch die tiefe kulturelle Verwurzelung antisemitischer Stereotype und Motive. Sie machen deutlich, was *nicht* vergessen wird, und auch wenn die Botschaften nicht unbedingt intendiert sein mögen, sind sie eben doch Teil des kollektiven Bildgedächtnisses. Neben Verzerrungen der historischen Ereignisse finden sich durchaus auch willentliche Umdeutungen. Was nicht vergessen werden kann oder darf, kann auf diese Weise um- und überschrieben werden. So lässt sich am Film auch ablesen, was Gesellschaften erinnern und vergessen,

11 Interessant ist der Vergleich mit dem Projekt „Faces of Auschwitz" der brasilianischen Künstlerin Marina Amaral, bei dem sie Schwarzweiß-Bilder, die unter anderem bei der Ankunft in Auschwitz von Häftlingen aufgenommen wurden, nachträglich kolorierte, um sie für die Betrachter*innen weniger historisch-distant wirken zu lassen und stattdessen in die Gegenwart hineinzuholen (https://facesofauschwitz.com/, zuletzt aufgerufen am 20.6.2020).

12 Florian Evers beschreibt eindrücklich eine Szene aus *Terminator* (USA 1984, R.: James Cameron), in der auf die Erfahrung in Vernichtungslagern und das Sprechen von Überlebenden verwiesen wird. Vgl. Florian Evers: Vexierbilder des Holocaust: Ein Versuch zum historischen Trauma in der Populärkultur, Berlin/Münster 2011, 5 f.

wann sie beginnen, sich zu erinnern, und was wir nicht willentlich vergessen können.

Film als Medium von Erinnerungsarbeit

Schließlich ist Film auch eine künstlerische Form der Erinnerungsarbeit für Filmemacher*innen. In Filmen wie *Pizza in Auschwitz* (Israel 2008, R.: Moshe Zimerman), *Schnee von gestern* (D/Israel 2014, R.: Yael Reuveny), *It takes a family* (DK 2019, R.: Susanne Kovács) oder *Displaced* (D 2020, R.: Sharon Ryba-Kahn) setzen sich die Filmemacher*innen mit ihrer Familiengeschichte im Kontext der Shoah und ihren Nachwirkungen auseinander. Sie zeigen einen Prozess der Auseinandersetzung mit Geschichte, mit der Gegenwärtigkeit des Vergangenen - oft anhand der eigenen Herkunft, die sie über eine filmische Spurensuche erschließen oder neu beleuchten. Das familienbiografische Erinnern und Vergessen, die innerfamiliären Narrative und die transgenerationelle Weitergabe sind hier zentrale Themen. Damit stehen nicht mehr die historischen Ereignisse im Zentrum, sondern ihr Fortwirken bis in die Gegenwart - allerdings innerhalb des Nukleus Familie. Es sind vielfach Filme der Zweiten oder Dritten Generation, also Perspektiven von Nachgeborenen, die ihren Umgang mit einer Vergangenheit suchen, die erst noch aufgedeckt (*Schnee von gestern* oder *Die Wohnung* [Israel/D 2011, R.: Arnon Goldfinger]), erzählt (*It takes a family*) oder entmythisiert (*Café Nagler* [D/Israel/CA/CH 2016, R.: Mor Kaplansky]) werden muss. Viele dieser Filme rücken Familiennarrative oder -geheimnisse in den Mittelpunkt, die dann einer genaueren Untersuchung unterzogen werden. Was wird darin erinnert, was wird ausgelassen? Was wird erzählt und was nonverbal tradiert? Mit Marianne Hirsch gesprochen, sind es Filme der Postmemory.[13]

Tritt die Generation der Überlebenden nicht selbst auf, wie in *Oma und Bella* (D/USA 2012, R.: Alexa Karolinski) oder *Pizza in Auschwitz*, spielen Fotografien als Objekte häufig eine zentrale Rolle, als Bildmaterial, auf das sich die Filme mit ihren Bildern der Gegenwart beziehen. Ihr Ausstellen als papierne Objekte wiederum lässt sie zu Dingen in der Gegenwart werden. Sie bezeugen weniger eine authentische Vergangenheit als vielmehr die

13 Marianne Hirsch: „The Generation of Postmemory“, in: Karen Beckman/Liliane Weissberg (Hg.): On Writing with Photography, Minneapolis u. a. 2013, 202-230.

Brüchigkeit dessen, was uns geblieben ist und woran sich der suchende Blick festmachen kann.

Ging es lange um die Ereignisse in der Vergangenheit, die trotz einer zeitlichen Distanz zugänglich gemacht werden sollte, so geht es in vielen dieser zeitgenössischen Produktionen eher um eine (Re-)Konstruktion der Vergangenheit in der Gegenwart. Daran zeigt sich auch, wie sich das Verständnis von „Vergangenheit" wandelt und dass wir in einer Zeit angelangt sind, in der Vergangenheit als wandelbare Konstruktion der Gegenwart verstanden wird. Aus diesem Verständnis heraus vermögen diese Filme, als reflexive Erinnerungsfilme, der Vergangenheit und den Nachwirkungen der Shoah gerecht zu werden und eine Auseinandersetzung damit fortzuschreiben.

Ulrike Jureit

Einsichten und Erkenntnisse

In einem Brief an Walter Benjamin vom 29. Februar 1940 verwies Theodor W. Adorno darauf, dass eine dialektische Theorie des Vergessens von einem Konzept ausgehen müsse, das Vergessen nicht als Negation begreift. Nur ein solches Verständnis entspreche den Bedingungen der Möglichkeit von Erfahrungsgewinn in der Moderne. Das Vergessen, so schrieb Adorno nach Paris, sei sowohl Grundlage für jede Erfahrung, die ein Mensch macht, als auch für die Reflexion über das, was geschehen sei. Oder mit den Worten Adornos: „Ob ein Mensch Erfahrungen machen kann oder nicht, ist in letzter Instanz davon abhängig, wie er vergißt."[1]

Greift man Adornos Gedanken auf und bringt sie mit dem hiesigen Thema des „Erinnerns und Vergessens" im Kontext der Überlebenden der Shoah und ihren Nachkommen in Verbindung, dann wäre in erster Linie nicht nach dem Ob, sondern nach dem Wie des Vergessens zu fragen. Wenn davon auszugehen ist, dass Vergessen jenseits unseres alltagssprachlichen Verständnisses nicht in der Bedeutung aufgeht, die hier mal verkürzt als Löschtaste bezeichnet werden soll, dann gilt es zur Kenntnis zu nehmen, dass das Verhältnis von Erinnern und Vergessen weitaus komplexer ist als gemeinhin angenommen. Ein Verständnis, das Erinnern und Vergessen nicht nur individuell, sondern auch kollektiv, sei es in der Familie, im Freundeskreis oder in unserer Gesellschaft, als gegenläufige und sich gegenseitig ausschließende Vorgänge begreift, übersieht historisch gesehen, dass selbst erinnerungsaffine und vergangenheitsfixierte Gesellschaften das Geschehene überaus selektiv wahrnehmen, dass also auch sie auf eine spezifische Art und Weise vergessen.[2] Denn zu erinnern bedeutet stets, das arbeiten auf die eine oder andere Weise die Beiträge von Kurt Grünberg, Tilmann Habermas und Salomon Korn heraus, aus der

1 Theodor W. Adorno - Walter Benjamin, Briefwechsel 1928-1940, hg. v. Henri Lonitz, Frankfurt a. M. 1994, 415-421, hier 417. Zu einer solchen „Theorie des Vergessens" vgl. Johann Kreuzer: „Über das Vergessen und Erinnern", in: Margrit Frölich/Ulrike Jureit/Christian Schneider (Hg.): Das Unbehagen an der Erinnerung - Wandlungsprozesse im Gedenken an den Holocaust, Frankfurt a. M. 2012, 67-82.

2 Vgl. hierzu ausführlicher: Ulrike Jureit/Christian Schneider: Gefühlte Opfer. Illusionen der Vergangenheitsbewältigung, Stuttgart 2010.

unendlichen Vielfalt des Geschehenen etwas auszuwählen, was notgedrungen dazu führt, dass die Aufmerksamkeit von dem, was fortan nicht im Vordergrund steht, abgezogen wird. Erinnern ist ein aktiver Prozess, der im Kern darum kreist, bestimmte Sachverhalte ein- und andere auszuschließen. Der Historiker Reinhart Koselleck hat diesen Mechanismus mit der griffigen Formel „Zeigen heißt verschweigen“ auf den Punkt gebracht.[3] Es liegt demnach in der inneren Logik einer jeden Erinnerungsleistung, dass sie manches hervorhebt und anderes verbirgt. Aber geht das eigentlich: Vergessen durch Erinnern?

Bezüglich der Merkwürdigkeiten dessen, was gemeinhin als Vergessen bezeichnet wird, gibt es eine eingängige Geschichte über den langjährigen Diener des Philosophen Immanuel Kant. Nachdem Kant seinen Diener Martin Lampe nach fast vierzigjähriger Tätigkeit im Januar 1802 entlassen hatte, nannte er dessen Nachfolger Johann Kaufmann aufgrund der jahrzehntelangen Routine weiterhin „Lampe“. Üblicherweise notiert man sich irgendwo, was man aus guten Gründen nicht vergessen möchte, Kant hingegen hielt in seinem Notizbuch den ebenso markanten wie bezeichnenden Satz fest: „Der Name Lampe muß nun völlig vergessen werden.“[4]

Beim Vergessen handelt es sich zweifellos um eine überaus komplizierte Angelegenheit. Auf die Frage, ob der Mensch wirklich etwas vergessen kann oder aber nur von Vergessen zu sprechen ist, wenn etwas gar nicht wahrgenommen wurde, verweist schon darauf, dass wir - wenn man genauer darüber nachdenkt - viele Formen des Verlusts von Vergangenheit kennen. Aus historiografischer Perspektive wäre an erster Stelle der Vergangenheitsverlust durch die Archivierung (und zugleich Tilgung) überlieferter Quellen zu nennen, dabei handelt es sich gewissermaßen um den fachlich klassischen Weg von Erinnern/Vergessen. Aber auch auf andere Weise realisiert sich das, was hier als Erinnern/Vergessen stets zusammen gedacht werden soll: beispielsweise durch Symbolbildung, wie in dem Beitrag von Salomon Korn über Denk- und Mahnmale veranschaulicht wird, oder wie Tilmann Habermas

3 Reinhart Koselleck: „Die Transformation der politischen Totenmale im 20. Jahrhundert“, in: *Transit* 22 (2002), 59-86.

4 Ehregott Andreas Christoph Wasianski: Immanuel Kant in seinen letzten Lebensjahren. Ein Beytrag zur Kenntniß seines Charakters und seines häuslichen Lebens aus dem täglichen Umgange mit ihm, Königsberg 1804, Nachdruck Bristol 2002, 36.

anhand narrativer Muster des autobiografischen Erzählens deutlich macht. Auch jede mediale Verarbeitung löst das Erinnerte aus seinem ursprünglichen Zusammenhang, transferiert es in einen anderen Kontext und verändert dadurch seine Gestalt. Und nicht zuletzt kennen wir zahlreiche Formen des Verdrängens, Überschreibens und Umarbeitens. Zudem gibt es auf die Frage, ob der Mensch wirklich vergisst oder sich das Geschehene nur an unzugänglichen Orten ablagert und durch spezifische Reize wie Gerüche, Stimmen, Atmosphären, visuelle Eindrücke, Sprachklänge oder szenische Verdichtungen mühsam wieder hervorgeholt werden muss, bis heute noch keine wirklich abschließende Antwort. Daher müssen wir weiter davon ausgehen, dass es sich beim Erinnern/Vergessen um ein und denselben Vorgang handelt.[5] Aber wie viel Vergessen ist unverzichtbar, um nicht verrückt zu werden, und wann dient es der Entlastung?

Geht es um die Aufarbeitung von Vergangenheiten, die für das gegenwärtige Selbstbild einer Gesellschaft, einer Gruppe oder eines Einzelnen relevant und daher oft strittig oder belastend sind, wird das als fehlend Identifizierte gern als Ausdruck des Verdrängens, Vergessens oder des Verschweigens interpretiert. Auf die Unterscheidung zwischen Schweigen und Verschweigen wird in den vorliegenden Beiträgen zu Recht mehrfach hingewiesen. Gleichzeitig kreisen die Überlegungen um dieses Verhältnis, vor allem um das Ineinandergreifen von Erinnern und Vergessen, aber auch um noch sehr viel mehr: Es öffnet sich ein Horizont, in dem es um das Erleben von unvorstellbarem Leid, von Gewalt, Angst und Zerstörung geht, um das Erinnern einer eben gerade deswegen traumatischen Vergangenheit, um das Erzählen oder eben Nicht-Erzählen dieser Erfahrungen sowie um die Erwartungen, die daran geknüpft sind, von den Zeitzeugen selbst, aber auch von ihrem sozialen Umfeld und von den Gesellschaften, in denen sie nach der Verfolgung leben oder gelebt haben. Darüber hinaus stehen jene erinnerten Erfahrungen im Mittelpunkt, die auf die eine oder eben andere Weise, aber doch individuell auf jeweils besondere Art, an Nachgeborene weitergegeben wurden und werden. Auch im Erinnerungskontext des Holocaust ist es Menschen nicht möglich oder nicht vergönnt, je nachdem wie man es sehen möchte, *nicht* zu kommunizieren, nur die Formen, wie sich das

5 Beispielhaft sei hier verwiesen auf den Ausstellungskatalog: Jasmin Alley/Kurt Wettengl (Hg.): Vergessen – Warum wir nicht alles erinnern, Frankfurt a. M. 2019.

Erlebte als Erinnertes äußert, über diese Formen wussten diejenigen, die manchmal hören und manchmal auch nichts hören wollten, lange Zeit eher wenig.

Wissenschaftlich haben wir uns weitgehend darauf geeinigt, von „Konstruktionen“ zu sprechen. Die generelle Annahme, dass unsere Erinnerungen an vergangene Ereignisse konstruiert seien, gehört mittlerweile nicht nur zur intellektuellen Grundausstattung, sie wird auch gern mit einem Zitat Friedrich Nietzsches dekoriert, das den gedächtnistheoretischen Konstruktivismus mit philosophischer Legitimität zu versorgen scheint: „‚Das habe ich getan‘, sagt mein Gedächtnis. ‚Das kann ich nicht getan haben‘, sagt mein Stolz und bleibt unerbittlich. Endlich - gibt das Gedächtnis nach.“[6] Dass sich der Prozess konstruierenden Erinnerns durchaus komplizierter darstellt, als Nietzsche es mit seiner Theorie des labilen Gedächtnisses nahelegte, liegt auf der Hand. Die Unzuverlässigkeit unseres Erinnerungsvermögens ist gewiss unbestreitbar, dabei handelt es sich aber nicht nur und nicht einmal in erster Linie um ein Aushandlungsproblem zwischen Gedächtnis und Stolz, wie Nietzsche glauben machen wollte, sondern hier fordert zunächst einmal die schlichte Differenz von Gegenwart und Vergangenheit ihren Preis. Das, was wir als zeitlich vergangen empfinden und daher als unsere Geschichte bezeichnen, existiert in keiner anderen Form als in den jeweils aktuellen Vergegenwärtigungen.[7] Diese Vergegenwärtigung kann verbal, nonverbal, assoziativ, narrativ, szenisch, symbolisch oder körperlich erfolgen, es handelt sich in jedem Fall um eine im Hier und Jetzt vollzogene Aktualisierung.

Während Nietzsche mit seiner Polemik den Eindruck erweckt, dass Vergangenes im Gedächtnis mehr oder weniger zuverlässig abgespeichert wird, um anschließend den unerbittlichen Stolzsemantiken unserer Selbstverliebtheit chancenlos zu erliegen, ist heute - bis auf wenige Ausnahmen, die im Fachjargon als Flashbacks bezeichnet werden - nicht mehr davon auszugehen, dass wir über unverarbeitete Erinnerungen verfügen, die man nur

6 Friedrich Nietzsche: Werke III - Jenseits von Gut und Böse, 6. Aufl., Frankfurt a. M. 1969, 625.

7 Vgl. Mathias Mertens (Hg.): Vergegenwärtigung (= Jahrbuch für Kulturwissenschaften und ästhetische Praxis 4), Tübingen 2010; Gerrit Walter: „‚Vergegenwärtigung‘. Forschung und Darstellung in der deutschen Historiographie des 19. Jahrhunderts“, in: Werner Freitag (Hg.): Halle und die deutsche Geschichtswissenschaft um 1900, 2., überarb. Aufl., Halle (Saale) 2004, 78-92.

möglichst geschickt, quasi am Stolz vorbei, hervorlocken müsste. Jeder kennt die Erfahrung, sich mit alten Freunden, mit seinen Geschwistern oder mit dem ersten Ehepartner, wenn überhaupt, so doch nicht ohne Kompromisse, auf eine gemeinsame Erzählversion des Erlebten einigen zu können. Aber nicht nur die Verständigung mit anderen scheitert an den individuellen Mustern des Wahrnehmens, Erinnerns und Erzählens, früher oder später führt auch kaum ein Weg an der Erkenntnis vorbei, dass beispielsweise die aktuell bevorzugte Version der eigenen Lebensgeschichte nur *eine* mögliche Variante ist, die sich aus der unendlichen Vielfalt des objektiv und subjektiv Geschehenen anfertigen ließe. Unterm Strich ist mit dieser Art der Vergangenheitsbetrachtung vermutlich nicht mehr Gewissheit zu erlangen als die allenfalls vage Behauptung: Ja, so könnte es gewesen sein.[8]

Der gängige Erinnerungsbegriff hängt indes weiterhin an der Vorstellung, durch die Verarbeitung von Erlebtem konstituiere sich im besten Falle ein konsistentes Selbstbild, das seine Stabilität aus der Dichte und Qualität interaktiver Anpassungs-, Umarbeitungs- und Sinnstiftungsleistungen gewinnt. Dabei spielt offenbar das, was wir über uns zu wissen vorgeben, eine mindestens ebenso zentrale Rolle wie das, was wir für weniger erinnerungswürdig halten und daher beiseiteschieben. Wenn Erinnern an die weiterhin anerkannte Vorstellung individueller Identität gebunden ist, die wir gemeinhin Ich nennen oder zumindest semantisch an diese drei Buchstaben knüpfen, dann ist die Aufforderung gegenüber Überlebenden der Shoah, die eigene Lebensgeschichte zu erzählen, ein im wahrsten Sinne des Wortes ungeheuerliches Ansinnen.[9]

Warum? Lebensgeschichtliches Erzählen ist ja von der Frage angeleitet: Wie bin ich zu dem Menschen geworden, der ich heute bin? Wer seine Lebensgeschichte erzählt, der orientiert sich in der Regel an bestimmten narrativen Mustern, die wir alle im Laufe

8 Literarisch hervorragend verarbeitet von: Julian Barnes: Vom Ende einer Geschichte. Roman, übers. a. d. Engl. v. Gertraude Krueger, Köln 2011.

9 Zum autobiografischen Erzählen im Kontext von Holocaust und Massenverfolgung hier nur der Hinweis auf: Ilka Quindeau: Trauma und Geschichte. Interpretationen autobiographischer Erzählungen von Überlebenden des Holocaust, Frankfurt a. M. 1995; Ulrike Jureit: Erinnerungsmuster. Zur Methodik lebensgeschichtlicher Interviews mit Überlebenden der Konzentrations- und Vernichtungslager, Hamburg 1999.

unseres Lebens erlernt haben. Es bestehen Zugzwänge des Erzählens, ohne die die Geschichte als Geschichte nicht verstanden werden kann. Die Chronologie zum Beispiel ist ein starkes Muster, und sie dient dazu, eine als sinnvoll erachtete Abfolge herzustellen. Das Narrativ erzeugt (verkürzt gesagt) die biografische Illusion, über die vielen Lebensjahre hinweg mit sich selbst identisch gewesen zu sein. Wir erkennen in biografischen Erzählungen somit nicht nur die Nachträglichkeit der Betrachtung, sondern zudem auch ihren komplexen Gegenwartsbezug.

Aber was bedeutet es, wenn jemand Erlebtes erinnert, das sich in diese Muster nicht einfügen lässt, das sich aufgrund dissoziativer Prozesse, wie Kurt Grünberg es eindrücklich und fachlich präzise darlegt, in üblicher Weise narrativ nicht harmonisieren lässt? Was bedeutet es, wenn die narrative Sinnstiftung nicht gelingt, oder besser: wenn sie gar nicht gelingen kann? Was passiert dann in einem narrativen Interview? Was passiert dann im alltäglichen Gespräch, in der sozialen Arbeit mit Überlebenden? Was bedeutet es für die Familien, für die Kinder, für die Enkel? Was bedeutet es im Alter, wenn sich die Lebensbilanz als narrative Herausforderung geradezu aufdrängt und vom sozialen Umfeld als normal empfunden wird? Was bedeuten Krankheit, Gebrechlichkeit, Demenz für Menschen, deren traumatische Erfahrung auch darin besteht, dass sie während ihrer Verfolgung auf keinen Fall Schwäche zeigen durften?

In Kreisen, die psychosoziale Arbeit mit Überlebenden der Shoah und ihren Nachkommen leisten, besteht nicht nur ein starkes Bedürfnis, sich über solche Fragen auszutauschen, sondern auch die Notwendigkeit, ein solches Erinnern/Vergessen im Erfahrungskontext des Holocaust besser zu verstehen. Dabei geht es um das Verhältnis der eigenen Erfahrungen zur „großen" Geschichte, den Wunsch nach einer Balance von Nähe und Distanz zur traumatischen Vergangenheit sowie um die Suche nach zukunftsfähigen Konzepten der Vergegenwärtigung, der Weitergabe, der Vermittlung, der Aufbewahrung und der Tradierung. Während die Zeitzeugen das Erlebte allein durch ihre Präsenz und durch ihre erzählten oder anderweitig vermittelten Erfahrungen authentifizieren, brauchen die, die ihnen nachfolgen, spezifische Hilfsmittel, um sich der Geschichte anzunähern. Darin liegt die zentrale Funktion der sich ständig wandelnden medialen Vermittlung. Und das ist exakt der Übergang, den wir aktuell erleben. Diese Suche rekurriert und basiert ja letztlich darauf, sich als Individuum, als Gemeinde, als Gruppe oder Gesellschaft in einem Übergang zu verorten, in einem Übergang, der wissenschaftlich eher unzureichend als Schritt vom kommunikativen zum kollektiven Gedächtnis oder in einem anderen Sprachspiel als unvermeidlicher Prozess der Historisierung bezeichnet wird.

Dieser Übergang kann auch generationell betrachtet und interpretiert werden. Welche Konsequenzen hat das? Auf die Problematiken des Generationenkonzepts, auf das darin eingelagerte Ordnungsversprechen und die damit verbundene Homogenisierungstendenz kann und soll hier nur stichwortartig verwiesen werden,[10] expliziter gilt es indes deutlich zu machen, was eine generationelle Perspektive auf Geschichte generell beinhaltet. Der Phänomenologe Edmund Husserl hat das überaus anschaulich, wenn auch komprimiert beschrieben: „[I]ch weiß mich faktisch in einem generativen Zusammenhang, im Einheitsstrom einer Geschichtlichkeit, in der diese Gegenwart die menschheitliche und die ihr bewusste Welt historische Gegenwart einer historischen Vergangenheit und einer historischen Zukunft ist."[11] Zwei Gesichtspunkte sind daran aufschlussreich: Zum einen steht nach diesem Verständnis jeder Einzelne also nicht nur in einem generativen Zusammenhang, sondern er oder sie *weiß* sich dort auch, was hervorhebt, dass es im weitesten Sinne um die Spannung zwischen Sein und Wissen geht. Zum anderen kann Generation vor diesem Hintergrund als eine Selbstthematisierungs- und Aneignungsform verstanden werden, mit der ich mich zu dem, was war,

---

10 Zum Generationenbegriff hier nur der Verweis auf: Manfred Riedel: „Generation", in: Joachim Ritter (Hg.): Historisches Wörterbuch der Philosophie, Bd. 3, Basel 1974, Sp. 274-277; Sigrid Weigel: „Generation, Genealogie, Geschlecht. Zur Geschichte des Generationskonzepts und seiner wissenschaftlichen Konzeptualisierung seit Ende des 18. Jahrhunderts", in: Lutz Musner/Gotthart Wunberg (Hg.): Kulturwissenschaften: Forschung - Praxis - Positionen, Wien 2002, 161-190; Bernd Weisbrod: „Generation und Generationalität in der neueren Geschichte", in: *Aus Politik und Zeitgeschichte*, B 8/2005, 3-9; Ohad Parnes/Ulrike Vedder/Sigrid Weigel (Hg.): Generation. Zur Genealogie des Konzepts - Konzepte von Genealogie, Paderborn/München 2005; Ulrike Jureit/Michael Wildt (Hg.): Generationen. Zur Relevanz eines wissenschaftlichen Grundbegriffs, Hamburg 2005; Ulrike Jureit: Generationenforschung, Göttingen 2006.

11 Edmund Husserl: Die Krisis der europäischen Wissenschaften und die transzendentale Phänomenologie. Eine Einleitung in die phänomenologische Philosophie (= Husserliana, Bd. 6), 2. Aufl., Den Haag 1976, 256.

und zu dem, was ist oder sein wird, in Beziehung setze. Generation lässt sich auch als einen erinnerungskulturellen Ort denken, an dem sich das Verhältnis von Vergangenem und Zukünftigem, von *Erinnerung* und *Hoffnung*, nicht nur irgendwie artikuliert, sondern an dem sich historische Erfahrungen in generationelle Beziehungen übersetzen. Tradierung von Vergangenheit ist kein magisches Zauberwerk, sondern die gelebte und erlebte Beziehung dessen, was historisch gewesen ist.[12] Und ob die nächste Generation mit dem, was ihre Eltern erleben mussten, eine andere Erfahrung macht, hängt - und ich komme zu dem Anfangszitat von Theodor W. Adorno zurück - in letzter Instanz davon ab, wie sie vergisst.

12 Vgl. Ulrike Jureit: „Generation", in: Mathias Berek et al. (Hg.): Handbuch sozialwissenschaftliche Gedächtnisforschung, 2 Bde., Wiesbaden (erscheinen voraussichtl. im Dezember 2020).

Herausgeber*innen und Autor*innen

Katja von Auer
Ausgebildete Erzieherin und Sozialarbeiterin (BA). Derzeit studiert sie im Master Diversität und Inklusion. Sie ist Lehrbeauftragte an der Frankfurt University of Applied Sciences im Fachbereich Soziale Arbeit und Gesundheit und arbeitet in den Schwerpunkten Antidiskriminierung, Intersektionalität und prekäre Lebenslagen.

Prof. Dr. Julia Bernstein
Professorin für soziale Ungleichheiten und Diskriminierungserfahrungen im Fach Soziale Arbeit an der Frankfurt University of Applied Sciences. Ihre Forschungsschwerpunkte sind: Antisemitismus, Fremdenfeindlichkeiten und Rassismen in den Institutionen und im Alltag, Migrationsprozesse, Interkulturalitätsfragen sowie jüdische Identität im gesellschaftlichen Wandel. In ihrer Arbeit kombiniert sie qualitative Forschungsmethoden mit alternativen Kunstmedien.

Prof. Dr. Jackie Feldman
Außerordentlicher Professor für Anthropologie an der Ben-Gurion-Universität des Negev, Leiter des Rabb Center for Holocaust Studies und Gastdozent an der Universität Tübingen. Seine Forschungsgebiete sind Pilgerfahrt und Tourismus, Religionsanthropologie, kollektives Gedächtnis, Holocaust-Gedenken und ethnografisches Schreiben. Er hat zwei Bücher veröffentlicht: *Above the Death-pits, beneath the Flag: Youth Voyages to Poland and the Performance of Israeli National Identity* (2008) und *A Jewish Guide in the Holy Land: How Christian Pilgrims made me Israeli* (2016). Sein aktuelles Forschungsprojekt „Memorial, museum, smartphone: Transmitting Holocaust memory in a digital generation" wird durch die Israel Science Foundation gefördert.

Dr. Kurt Grünberg
Dipl.-Psych., Dipl.-Päd., Psychoanalytiker (DPV, IPA). Wissenschaftlicher Mitarbeiter am Sigmund-Freud-Institut, Frankfurt am Main (seit 1990), niedergelassen in eigener Praxis, Gründungsmitglied des „Treffpunkts für Überlebende der Shoah" in Frankfurt, 2002 bis 2010 Wissenschaftlicher Leiter des Jüdischen Psychotherapeutischen Beratungszentrums Frankfurt am Main für Kinder, Jugendliche und Erwachsene, außerdem Mitglied der „Initiative 9. November". Publikationen mit den Forschungsschwerpunkten Transgenerationale Trauma-Tradierung im postnationalsozialistischen Deutschland und Szenisches Erinnern der Shoah.

Prof. Dr. Tilmann Habermas
Studierte Psychologie in Hamburg und Heidelberg sowie Erziehungswissenschaften in Harvard; eine psychoanalytische Ausbildung ab-

solvierte er in Berlin. Nach ersten Jahren an der Psychosomatischen Uniklinik Heidelberg arbeitete er in der Medizinpsychologie der FU Berlin. Seit 2002 lehrt er Psychoanalyse und Klinische Psychologie an der Goethe-Universität Frankfurt. Nach Arbeiten zur Klinik und Geschichte von Magersucht und Bulimie sowie zur Psychologie von geliebten Dingen forscht er seit 2003 zu Lebenserzählungen in der MainLife-Studie, zur Rolle des Erzählens beim Bewältigen von Emotionen und zur Rolle von Ko-Narrationen in Sozialisation und Psychotherapie.

Dr. Jens Hoppe
Studierte Geschichte, Politikwissenschaft und Volkskunde/Europäische Ethnologie an den Universitäten Regensburg und Münster und wurde an der Universität Münster mit einer Dissertation über „Jüdische Geschichte und Kultur in Museen. Zur nichtjüdischen Museologie des Jüdischen" 2001 promoviert. Er arbeitet seit 2001 als Historiker in Frankfurt am Main für die Conference on Jewish Material Claims Against Germany Inc., Office for Germany. Er forscht und publiziert vor allem zur Zwangsarbeit und Judenverfolgung während des Nationalsozialismus, zu Jüdischem in Museen und zum Einsatzstab Reichsleiter Rosenberg, der zentralen NS-Organisation zum Kulturgutraub im besetzten Europa.

Dr. Ulrike Jureit
Seit 2000 Historikerin in der Hamburger Stiftung zur Förderung von Wissenschaft und Kultur, assoziiert am Hamburger Institut für Sozialforschung. Forschungsschwerpunkte: Sozial- und Kulturgeschichte des 19. und 20. Jahrhunderts, unter anderem Historische Biografie- und Lebenslaufforschung, Erinnerungs- und Gedächtniskultur, Generationenforschung, Historische Gewaltforschung, Räumliche Ordnungen globaler Macht. Thematisch relevante Veröffentlichungen: *Das Unbehagen an der Erinnerung - Wandlungsprozesse im Gedenken an den Holocaust* (Mitherausgeberin, 2012), *Gefühlte Opfer. Illusionen der Vergangenheitsbewältigung* (zus. mit Christian Schneider, 2010), *Erinnerungsmuster. Zur Methodik lebensgeschichtlicher Interviews mit Überlebenden der Konzentrations- und Vernichtungslager* (1999).

Prof. Dr. Doron Kiesel
Ist in Ramat Gan (Israel) und Frankfurt am Main aufgewachsen. Nach dem Abitur studierte er Soziologie und Erziehungswissenschaften in Jerusalem, Frankfurt am Main und Heidelberg. 1998 wurde er zum Professor für Interkulturelle und internationale Pädagogik in Erfurt berufen und ist seit 2016 wissenschaftlicher Direktor der Bildungsabteilung des Zentralrats der Juden in Deutschland. Zahlreiche Veröffentlichungen zu Migration und Integration ethnisch-kultureller Minderheiten in Deutschland. For-

schungsschwerpunkte: migrationstheoretische Aspekte der russischsprachigen jüdischen Zuwanderer in Deutschland, diversitätstheoretische Ansätze in der Migrationsforschung.

Prof. Dr. Salomon Korn
Architekt, Professor Dr. phil., geboren in Lublin (Polen); studierte Architektur und Soziologie in Berlin und Darmstadt. Seit 1999 ist er Vorstandsvorsitzender der Jüdischen Gemeinde Frankfurt am Main und war 2003 bis 2014 Vizepräsident des Zentralrats der Juden in Deutschland. 1986 wurde das von ihm entworfene Jüdische Gemeindezentrum Frankfurt am Main eröffnet - unter dem von ihm geprägten Spruch: „Wer ein Haus baut, will bleiben, und wer bleiben will, erhofft sich Sicherheit." 2003 bis 2015 war er Kuratoriumsvorsitzender der Hochschule für Jüdische Studien Heidelberg. 2005 wurde ihm der CICERO-Rednerpreis für die „Beste rhetorische Leistung im Bereich Politik" verliehen; seit 2006 ist er Ehrensenator der Universität Heidelberg; 2009 erhielt er den Hessischen Kulturpreis und 2017 die Wilhelm Leuschner-Medaille des Landes Hessen. Zu seinen wichtigsten Veröffentlichungen zählen: *Geteilte Erinnerung - Beiträge zur deutsch-jüdischen Gegenwart* (1999) und *Die fragile Grundlage - Auf der Suche nach der deutsch-jüdischen „Normalität"* (2003).

Norma Musih PhD
Postdoktorandin am Fachbereich Soziologie und Anthropologie der Ben-Gurion-Universität des Negev. Ihre Forschungsschwerpunkte sind visuelle Kultur, digitale Medien, Erinnerung und Imagination. Derzeit arbeitet sie an einem Buchprojekt („Deliberative imagination - visualizing a common citizenship for Palestinians and Israelis"); darin sucht sie nach der Verbindung zwischen Bildern und Vorstellungskraft, indem sie Archivfotos, Aufnahmen von Aktivist*innen und digitale Bilder analysiert, um Praktiken vorzuschlagen, mit denen sich die Vorstellungskraft trainieren lässt. Der Schwerpunkt ihrer aktuellen Forschung liegt auf digitaler Holocaust-Erinnerung.

M.S.W. Miriam Victory Spiegel
Seit 1994 selbständige Paar- und Familientherapeutin in Zürich. 1998 Gründerin und bis 2014 Mitarbeiterin von Tamach, der psychosozialen Beratungsstelle für Holocaust-Überlebende und ihre Angehörigen in der Schweiz.

Dr. Noemi Staszewski
Sozialpädagogin und Psychotherapeutin, leitete von 2002 bis 2013 den Frankfurter „Treffpunkt für Überlebende der Shoah" und ist Projektleiterin psychosozialer Programme für Überlebende der Shoah und ihre Angehörigen der Zentralwohlfahrtsstelle der Juden in Deutschland (ZWST). Ihr Arbeitsschwerpunkt

liegt in der Konzeption und Umsetzung von Modellen psychosozialer Begleitungen von komplex Traumatisierten in diversen Arbeitsbereichen sozialer Arbeit sowie in der Weiterbildung von Pflegekräften, Mitarbeiter*innen psychosozialer Einrichtungen und Ehrenamtlichen. Ihre Erkenntnisse und Erfahrungen finden ihren Niederschlag in ihrer Dissertation zum Themenfeld „Trauma und Alter". Sie ist Mitglied des Kuratoriums der Margit-Horváth-Stiftung sowie Vorstandsmitglied der LevShalem Stiftung.

Gabriel Strenger
Klinischer Psychologe und Lehrbeauftragter für Psychotherapie an der Hebräischen Universität in Jerusalem. Im deutschen Sprachraum ist er unter anderem im Rahmen der „Stiftung Stuttgarter Lehrhaus für interreligiösen Dialog" als Referent für Hebräische Bibel, jüdische Mystik, Chassidismus sowie jüdische Meditation tätig und im interreligiösen Dialog engagiert. Seine Publikationen erscheinen in hebräischer und deutscher Sprache, zuletzt auf Deutsch: *Jüdische Spiritualität* (2016) und *Die Kunst des Betens* (2019).

Moshe Teller
Wurde in Santiago, Chile, geboren und wanderte im Alter von acht Jahren nach Israel aus, wo er in einem Kibbuz lebte und ausgebildet wurde. Nach Militärdienst und Weltreise studierte er Bildende Kunst in Israel und England und schloss 1988 am Goldsmith College als Kunsttherapeut ab. Er arbeitet seit 1988 bei Jewish Care in London und ist auf psychische Gesundheit und Holocaust-bezogene Arbeit spezialisiert. Er hat verschiedene Workshops, Supervisionen und Präsentationen im Rahmen von Jewish Care Großbritannien und Europa durchgeführt.

Ricarda Theiss
Absolvierte ihren Master in Frankfurt am Main in Diversität und Inklusion. 2018 war sie wissenschaftliche Mitarbeiterin an der Frankfurt University of Applied Sciences im Team des Forschungsprojektes „Mach mal keine Judenaktion! Herausforderungen und Lösungsansätze in der professionellen Bildungs- und Sozialarbeit gegen Antisemitismus". Überdies ist sie freie Mitarbeiterin im Museum Judengasse/Jüdisches Museum Frankfurt und leitet Workshops zum Thema Judentum und Präventionsmaßnahmen gegen Antisemitismus. Seit 2019 hat sie einen Lehrauftrag an der Frankfurt University of Applied Sciences und ist im Sozialreferat der ZWST tätig.

Dr. Susanne Urban
Studierte Geschichte und Germanistik und promovierte am Moses Mendelssohn Zentrum in Potsdam in Jüdischen Studien. 1990-2004 und 2007-2009 war sie in mehreren Abteilungen des Jüdischen Museums Frankfurt am Main tä-

tig, 1994-2004 Co-Redakteurin der jüdischen Zeitschrift *Tribüne*. 2009-2015 Leiterin der Abteilung Forschung und Bildung im Internationalen Suchdienst (heute Arolsen Archives - International Center on Nazi Persecution), seit Ende 2015 Geschäftsführerin des SchUM-Städte Speyer, Worms, Mainz e.V., und Mitarbeiterin am UNESCO-Welterbeantrag der SchUM-Stätten. Veröffentlichungen zur Jugend-Aliyah, Kindern als Überlebenden, den Todesmärschen, Displaced Persons, frühen Erinnerungen und Antisemitismus. Finalistin des Yad-Vashem-Buchpreises 2019 mit ihrer neuesten Publikation: *„Mein einziges Dokument ist die Nummer auf der Hand ..." - Aussagen Überlebender der NS-Verfolgung im International Tracing Service* (2018).

M. Sc. Lukas Welz
Seit 2012 ehrenamtlicher Vorsitzender von AMCHA Deutschland. In dieser Funktion initiierte er den transnationalen Dialog PresentPast zur Wirkung der Vergangenheit auf die Gegenwart aus psychosozialer und konflikttransformativer Sicht, der bisher in Deutschland, Israel und der Ukraine durchgeführt wurde, und kuratierte die Ausstellung „Leben nach dem Überleben". Hauptamtlich unterstützt er zivilgesellschaftliche Initiativen und Selbstorganisationen von Sinti/Roma und begleitet als Referent der Claims Conference strategische Prozesse. Zudem ist er Reporter des Kuratoriums der Berghof Foundation. Welz studierte Geschichte, Politik, Verwaltung und Governance Reform in Potsdam, Heidelberg und an der britischen Verteidigungsakademie. Er entwickelte pädagogische Programme für die Gedenkstätte Buchenwald in Zusammenarbeit mit der Europäischen Jugendbildungsstätte Weimar und der Klassik Stiftung.

Dr. Lea Wohl von Haselberg
Hat Theater-, Film- und Medienwissenschaften in Frankfurt am Main studiert und in Hamburg und Haifa im Bereich Medienwissenschaften zum Thema „Und nach dem Holocaust? Jüdische Spielfilmfiguren im (west-)deutschen Film und Fernsehen" (2016) promoviert. Seit 2017 arbeitet sie an einem Forschungsprojekt zu deutsch-jüdischer Filmgeschichte an der Filmuniversität Babelsberg Konrad Wolf und ist Mitherausgeberin des Magazins *Jalta. Positionen zur jüdischen Gegenwart*. Sie forscht und schreibt zu zeitgenössischen jüdischen Themen in Deutschland, zu Erinnerungskultur und Film.